명화, 그것은 역사의 보고다

큰글자책 1쇄 발행 2021년 5월 31일

[큰글자책] 명화, 그것은 역사의 보고다

지은이 고종환
펴낸이 한봉숙
펴낸곳 푸른사상사

주간 맹문재 | 편집 지순이 | 교정 김수란
등록 1999년 7월 8일 제2-2876호
주소 경기도 파주시 회동길 337-16
전화 031) 955-9111-2
팩스 031) 955-9114
전자우편 prun21c@hanmail.net
홈페이지 http://www.prun21c.com

공급 및 판매처
제작 : 부건애드
주문 : 한국출판협동조합 kbook.biz 플랫폼
전화 : 070-7119-1791, 070-7119-1789
팩스 : 02-716-6769

ISBN 979-11-308-1789-7 03300
정가 42,000원
* 본 도서는 한국출판협동조합(kbook.biz)을 통해서만 구입이 가능합니다

* 본 로고는 문화체육관광부/한국도서관협회의 사용 허락을 받았습니다.
* 본 도서는 〈큰글자책 유통 활성화 사업〉 일환으로 출판사, 한국출판협동조합(kbook.biz), 제작처가 공동으로 협력해 제작합니다.

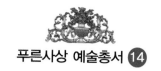

푸른사상 예술총서 14

명화, 그것은 역사의 보고다

고종환

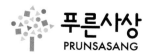

푸른사상
PRUNSASANG

명화가 비로소 진정한 명화가 되려면

그동안은 오페라와 서양 연극 그리고 다문화에 대한 책을 썼는데 이번에는 그림, 그중에서도 우리가 흔히 '명화'라고 부르는 일명 누구나 알 만한 유명한 그림을 소재로 삼았습니다. 좋은 오페라나 뮤지컬, 영화, 조각도 그렇지만 좋은 그림 한 점만큼 우리에게 많은 것들을 알려주는 도구도 흔하지 않다고 생각합니다. 그중에서도 명작의 반열에 들어갈 만큼 유명한 그림들은 정말 다양한 이야깃거리들을 가지고 있습니다. 그런데 여기에는 한 가지 전제조건이 있습니다. 흔히 '보는 만큼 아는 것이 아니고 아는 만큼 보인다'라는 말을 하는데 그림이야말로 정말 얼마나 많은 것을 알고 있느냐에 따라 그 의미가 다르게 다가오는 가장 대표적인 소재일 것입니다.

1991년 10월 첫째 주에 느꼈던 두 번의 벅찬 감정을 저는 평생 기억하는데, 이날이 바로 제가 태어나서 처음 유럽행 비행기를 타본 날이었습니다. 친구 한 명을 설득해서 함께 두 달간의 유럽 배낭여행을 떠난 날이었는데 해외여행 자유화가 시작된 지 그리 오래되지 않았던 때라 함께 출발한 일행들 모두 감격해했던 기억이 있습니다. 유럽행 비행기가 이륙할 때 느꼈던 벅찬 감정이 첫 번째였다면, 두 번째 벅찬 감정은 파리에서 느꼈던 감정입니다. 루브르박물관, 특히 프랑스어를 배웠던 제게 파리와 루브르박물관은 매우 특별했습니다. 먼저는 박물관의 엄청난 규모에 압도됐고, 다음에는 그동안 중·고교 미술 교과서에서만 보던 엄청난 그림들이 다 있다는 사실에 놀랐습니다. 그러나 정작 저를 가장 놀라게 했던 것은 너무도 부끄러운 고백이지만 그 유명한 그림들이 당시에는 제게 아무런 감흥을 주지 못했다는 것입니다. 당시 제게 그 유명한 그림들은 단지 인증샷을 위한 멋진 그림 이상도 이하도 아니었습니다. 저는 왜 그렇게 유명한 그림들을 보면서도 아무런 감동을 느끼지 못했을까요? 이유는 단 한 가지, 그런 명화들에 대한 아무런 인문학적 지식이 없었기 때문이었습니다. 학교에서 시험을 보느라 제목과 화가의 이름은 외웠지만, 단지 그게 다였기 때문에 명화가 전혀 명화 역할을 할 수가 없었던 것이죠.

그 이후 대학을 졸업하고 파리에서 공부를 하면서 루브르박물관을 자주 다니게 되었고 명화를 보는 눈과 지식을 아주 조금씩 쌓을 수 있었습니다.

이 책은 그런 의미에서 제게는 명화에 대해 너무도 무지했었던 저의 젊은 날에 대한 반성이자 새로운 도약이라는 의미가 있습니다.

명화에 대한 아무런 인문학적 지식 없이 그저 가이드의 설명에만 의존했던 저의 젊은 시절과 비교하면, 조금의 지식을 쌓은 지금 보는 그림들은 분명 똑같은 그림들이지만 그 의미는 하늘과 땅 차이만큼이나 다릅니다. 아무런 지식 없이 그냥 본 그림들이 단지 인증샷을 위한 하나의 멋진 그림이었다면, 인문학적 지식을 갖고 바라보는 그림들은 비로소 '명화’가 되어 다가오는 것입니다. 바라기는, 부족하지만 이 책이 ‘명화’를 단지 하나의 그림이 아니고 진정한 ‘명화’로 보기 원하는 사람들에게 작은 도움이 된다면 너무도 감사할 것입니다.

그래서 이 책은 젊은 시절 제가 겪었던 그런 실수(명화를 그냥 인증샷을 위한 그림으로 보는)들을 하지 말았으면 하는 바람을 담아 기술했고, 하나의 명화에 담긴 다양한 이야기를 최대한 많이 넣으려고 했습니다. 우리가 보는 대부분의 그림들은 서양미술에 속하는데 이 책에서 중요시한 것은 미술이 아니고 서양에 관한 부분입니다. 미술에 방점을 둔다면 다양한 화가의 기법이나 색조, 사조 등에 관한 설명이 많겠지만 이 책에서는 서양에 방점을 두었기 때문에 명화와 그런 명화를 만든 화가와 관련된 다양한 인문학적 이야기들을 썼습니다. 어떤 명화가 나오게 된 데는 반드시 그 시대와 관련된 중요한 역사가 있습니다. 그래서 ‘시대가 유명한 작품을 만든다’라는 말이 있는 거겠죠.

문학도 철학도 역사도 혹은 회화를 포함한 모든 예술도 모두 시대의 산물입니다. 또한 세상 모든 것들은 다 연결되어 있어서 정치, 사회, 문화, 역사, 사상, 미술 등은 모두 그 시대의 모습을 가장 잘 반영하는 하나의 도구라는 것이죠. 예를 들어 프랑스의 유명 화가였던 다비드가 그린 〈마라의 죽음〉이나 밀레의 〈만종〉 등은 단지 멋진 그림이 아닌 것입니다. 그 그림 속에는 누구보다도 치열하게 그 시대를 온몸으로 겪었던 화가의 역사와 삶, 정치, 사상 등이 모두 녹아 있는 것이죠. 그러므로 그런 그림을 잘 이해하기 위해서는 그림 자체 의미는 물론이고 그런 그림이 나오게 된 다양한 역사와 의미들을 반드시 알아야 한다는 것입니다. 그런 것들을 제대로 이해해야만 그런 명화가 왜 그렇게 유명해진 것인지를 이해하게 됩니다. 그럴 때 우리가 아는 유명한 그림들은 비로소 명화가 될 수 있겠지요. 그래서 이 책은 미술만 따로 얘기하는 것이 아니라, 역사, 철학, 사상, 문화, 신화 등 인문학과 관련된 전반적인 모든 것들을 가지고 명화를 바라봅니다.

또 한 가지, 이 책에 나오는 명화들은 제가 지방의 국립대에서 '프랑스 문화와 예술'이라는 과목으로 전공선택 과목을 강의할 때 선택했었던 그림들이기도 합니다. 당시 함께 수업을 했었던 학생들이 명화들을 보면서 보여주었던 열정적인 토론과 좋은 반응들이 이 책을 쓰게 만든 동기가 되기도 합니다. 이 자리를 빌려 당시 학생들에게도 고마움을 표합니다.

지난번 『오페라로 배우는 역사와 문화』 『오페라, 역사를 노래하다』에 이어 이번에도 변함없이 뛰어난 장인정신을 바탕으로 좋은 책을 만들기 위해 수고를 아끼지 않으신 푸른사상사의 모든 분들께도 감사의 말씀을 전합니다. 항상 그렇듯이 이분들 덕분에 평범한 원고가 멋진 책으로 나올 수 있었습니다. 또한 아들이 대학에서 강의를 하고, 좋아하는 책을 마음껏 쓸 수 있도록 늘 변함없이 새벽예배부터 저녁 가정예배까지 눈물로 기도하시며 든든한 버팀목이 되어주시는 사랑하고 존경하는 어머니와 아버지 그리고 이모님의 기도와 은혜를 잊을 수 없습니다. 또한 부족한 남편을 늘 부족함 없다고 말하며 돕는 배필로서의 역할을 충실히 감당하는 사랑하는 아내 최선재와 삶과 웃음의 원천이 되어주는 사랑스런 두 딸 혜린, 혜진이 있어 감사하고 행복합니다. 마지막으로 나의 나 된 것은 다 하나님의 은혜임을 고백합니다.

2017년 7월

고종환

차례

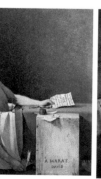
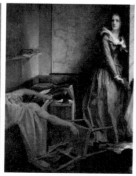
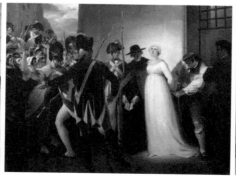
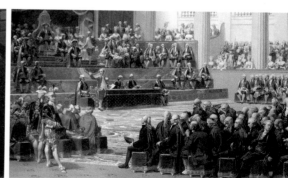

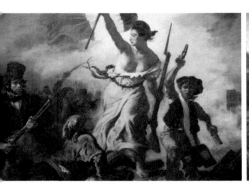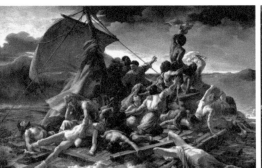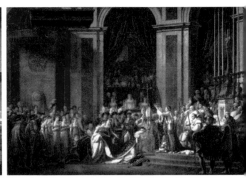

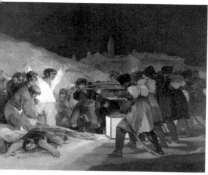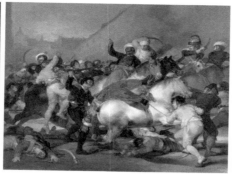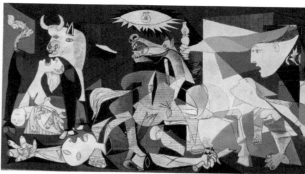

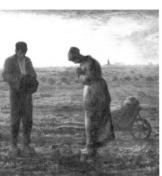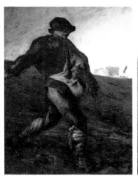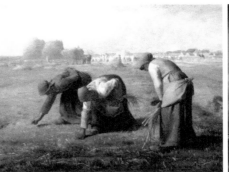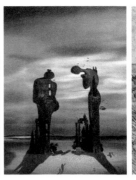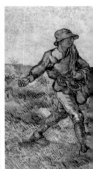

제6장 평화로운 농촌, 슬픈 농부들의 〈만종〉

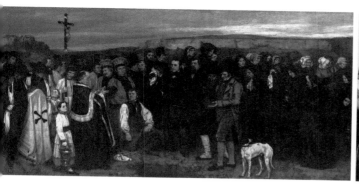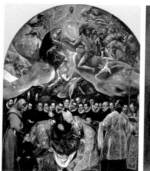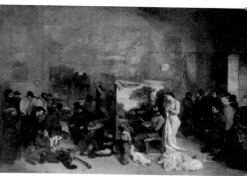

제7장 새로운 시대를 연 그림, 〈오르낭의 매장〉

제1장
〈마라의 죽음〉과 프랑스대혁명

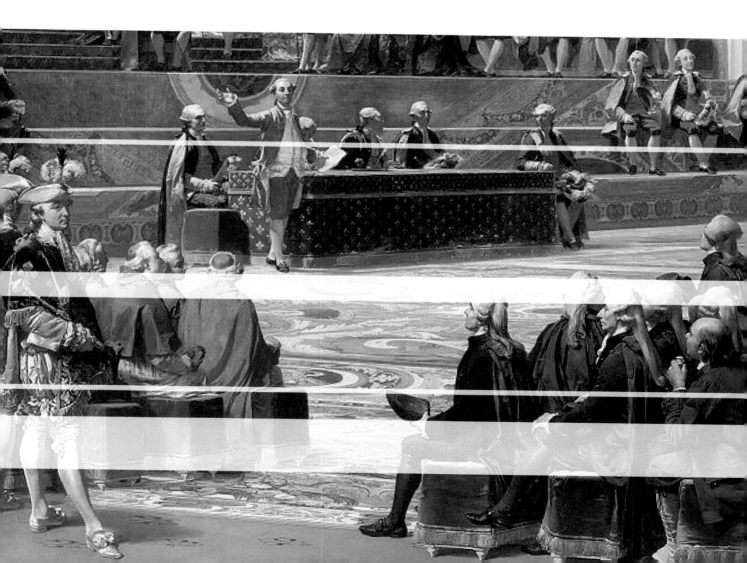

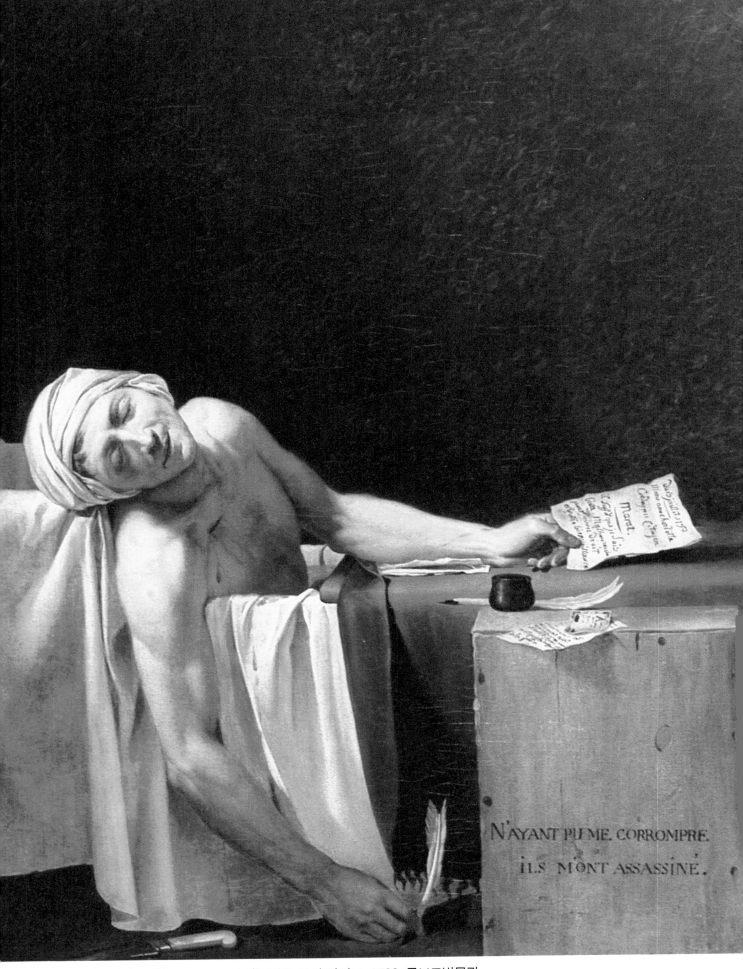

〈마라의 죽음(Marat assassiné)〉, 자크 루이 다비드, 1793, 루브르박물관

1. 혁명 시대 프랑스 화단의 실력자, 다비드

자크 루이 다비드(Jacques-Louis David, 1748~1825)는 프랑스 고전주의 회화의 대표자이자 간판스타이다. 살아생전 화가로서는 물론이고 정치가로서도 나폴레옹의 후광에 힘입어 프랑스 정계에서 막강한 영향력을 행사했었던 사람이었다. 왕립 아카데미에서 그림을 배웠고 프랑수아 부셰와 조제프 마리 비앙에게서 사사했다. 1774년 그림으로 '로마대상'을 수상한 후에 1775년부터 1780년까지 로마에 유학했으며 유학 중 볼로냐, 피렌체 등을 여행하면서 경험한 이탈리아 르네상스 회화에 깊은

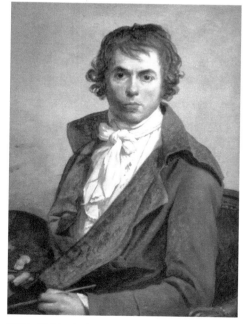

자크 루이 다비드

감명을 받아 그리스-로마 문화와 그림에 관심을 갖게 되었고 결국 신고전주의[1]를 탐구하게 되었다.

1789년 프랑스대혁명 때는 극렬 좌파 정치인들이 주류를 형성했던 자코뱅파[2]의 일원이 되어 활동했으며 결국 대혁명 4년 후인 1793년 자코뱅당의 리더 장 폴 마라(Jean Paul Marat, 1743~1793)[3]의 암살에 큰 충격

---

1) **신고전주의(Néo-classicisme)** : 로코코와 후기 바로크에 반발하고 고전에 대한 새로운 관심과 함께 18세기 중·후반부터 19세기 후반에 걸쳐 당시 문화와 예술의 중심이던 프랑스를 중심으로 유럽 전역에 걸쳐 등장했던 예술 사조를 지칭한다. 고전적인 모티브를 많이 사용하고 고고학적 정확성을 중시하며 합리주의적 미학에 그 바탕을 둔다. 신고전주의 예술은 형식의 정연한 통일과 조화, 표현의 정확성, 형식과 내용의 균형을 중요하게 여기며, 특히 회화에서는 엄격하고 균형 잡힌 구도와 명확한 윤곽, 그리고 입체적인 형태의 완성 등을 중시했다. 당시 문화예술인들의 고대에 대한 지대한 관심은 18세기 중반에 이루어진 폼페이와 헤라클레네움 등의 고대 건축의 발굴과 동방 여행에 의한 그리스-로마 문화의 재발견 등이 계기가 되었으며, 프랑스혁명 전후 고대사회에 대한 동경이 프랑스를 위시한 유럽 사회 전반을 지배하였다. 특히 프랑스에서의 신고전주의 운동은 로코코 양식의 번잡스러움에 대한 반발, 루이 14세 시대의 영광에 대한 향수, 푸생(N. Poussin)의 고전주의에 대한 회귀 등이 복합적으로 나타났다. 대표 화가로는 자크 루이 다비드가 있으며 다비드의 성과는 앵그르(Ingres, 1780~1867)에게 계승되어 프랑스 회화의 큰 흐름을 형성하게 된다.

2) **자코뱅파(Jacobins)** : 1789년 프랑스대혁명을 급진적으로 이끌었던 정치 분파로서 1793년 6월부터 1794년 7월까지 혁명정부를 주도했다. 유명한 공포정치로 국내외의 반혁명 기도에 맞섰으나, 1794년 7월 27일 테르미도르 반동으로 몰락했던 정치 그룹이다. 이들은 프랑스 혁명기 중산적 부르주아와 소생산자층에 기반을 두고 중앙집권적 공화정을 주장했던 급진파를 일컫는다. 이에 맞서던 정치 그룹으로는 지롱드파(Girondins)가 있었으며 이들은 부유한 부르주아를 대변하며 지방분권적인 연방 공화정을 주장한 온건파였다. 프랑스대혁명 후 이 두 정치 그룹은 심각히 대립했는데, 특히 국왕 루이 16세의 신병 처리 문제를 놓고 첨예하게 맞섰다. 단순한 신병 구금 정도를 원했던 지롱드파와 달리 급진파였던 자코뱅파는 국왕의 공개적인 처형을 강력히 주장했다. 결국 급진파인 자코뱅파와 리더인 로베스피에르의 주장대로 국왕 루이 16세와 왕비 마리 앙투아네트가 반혁명을 기도했다는 죄목으로 단두대에서 공개적으로 처형되고, 이어서 지롱드파를 국민공회에서 아예 추방시킴으로서 권력을 독점하고 단두대를 활용한 공포정치를 펼치게 된다.

3) **장 폴 마라(Jean Paul Marat, 1743~1793)** : 좌파 정치인을 상징하던 프랑스의 혁명가이자『인민의 벗(Ami du Peuple)』이라는 잡지를 만든 발행인이기도 한 마라는 프랑스대혁명을 인민의 처지에서 감시하면서, 특히 인민들의 적극적인 정치 참여를 강조했

을 받고 이 그림 〈마라의 죽음〉(1793)을 통해 날카로운 현실 참여 의식을 표현한 것이다. 사실 좌파 정치 리더였던 마라와 다비드는 매우 친한 친구였기 때문에 마라의 암살은 당시 프랑스의 좌파 정치인들은 물론이고 다비드에게까지 상당한 충격을 주고도 남는 일이었다.

정치 의식이 명확한 그림을 많이 그렸던 다비드는 또 하나의 유명한 그림인 〈나폴레옹의 대관식〉을 그리게 됐고, 결국 프랑스대혁명 후 실질적인 프랑스의 최고 지도자였던 나폴레옹의 총애를 받게 된다. 최고 실력자의 후원과 총애를 등에 업은 다비드는 어렵지 않게 당시 프랑스 미술계에 많은 영향을 끼치는 실력자가 되기에 이른다. 다비드의 영향 아래에서 프랑스 미술계에는 일명 '고전파 화가'들이 대거 등장하게 되었고, 다비드는 더욱 막강한 영향력과 정치력을 겸비한 화가로 성장하며 그의 인생에 전성기를 구가한다. 하지만 권불십년 혹은 화무십일홍이라고 영원할 것 같던 다비드의 후원자 나폴레옹의 정치력이 생명을 다하게 되자 다비드의 인생에도 큰 변화가 불가피해졌다. 결국 나폴레옹의 실각 후 당대 최고 화가로 군림했던 다비드는 프랑스를 떠나 1816년 이후 벨기에 브뤼셀로 정치적 망명을 하게 된다. 그리고 망명 10년 만인 1825년, 브뤼셀에서 파란만장했던 삶을 마감한다.

었다. 프랑스 사람들 중 특히 가난한 사람들에게 관심이 많았으며 농민이나 소시민들의 생활권 보장을 중시했다. 또한 많은 특권을 가진 기득권 계층과 기생 계급의 혁파를 주장했었다. 기득권 세력들이 보기에 다소 과격한 발언들이 많았기 때문에 그에 대한 암살 시도는 오랫동안 계속되었다. 『노예제도의 사슬』이라는 주요 저술이 있으며 암살 당시에도 자신의 처지가 너무 불쌍하고 위험하니 자신을 보호해달라는 의문의 편지를 받고 나서 아내인 시몬 에브라르의 반대를 무릅쓰고 편지의 주인공을 직접 자택에서 접견하게 되고 결국 샤를로트 코르데(Charlotte de Corday, 1768~1793)라는 이름의 가녀린 여인의 비수에 너무도 허망한 죽음을 맞게 된다.

2. 〈마라의 죽음〉인가 〈암살된 마라〉인가

자크 루이 다비드의 〈마라의 죽음〉은 그의 나이 45세였던 1793년, 162×130cm의 크기로 캔버스에 유채화로 그려졌다. 파리 루브르박물 관'에서 소장하고 있으며, 워낙 유명한 작품이기에 벨기에 브뤼셀 왕립 미술관에도 걸려 있다. 이 작품의 진본에 관한 다양한 이야기들이 있었 지만 브뤼셀에 있는 그림이 원본이고 프랑스에 있는 나머지 그림들은 원 본을 보고 그린 그림으로 알려져 있다.

나폴레옹의 정치적 실각 이후 나폴레옹과 친밀한 관계를 맺으며 권력 에 밀착했던 다비드도 더 이상 프랑스에 머물 수가 없게 되었다. 결국 정 치적인 이유로 인해 다비드는 조국 프랑스를 떠나 이웃 나라 벨기에 브 뤼셀로 정치적 망명을 떠나야만 했던 것이다. 후에 다비드의 계승자들에 게 이 그림의 원본이 넘어가게 되었고, 그들은 다비드의 조국 프랑스가 아닌 말년의 다비드를 받아준 벨기에에 원본을 넘기게 된다. 그래서 이 그림의 원본이 프랑스의 루브르가 아닌 벨기에의 브뤼셀 왕립미술관에 걸리게 된 것이다. 마라의 충격적인 암살 이후 큰 타격을 받은 자코뱅당 의 정치인들은 평소 마라와도 가까웠고 예술적으로도 뛰어났었던 다비 드에게 마라의 죽음을 영웅적으로 묘사할 그림을 부탁했다. 그렇게 해서 정치인 마라를 나름 멋지게 묘사한 그림이 만들어지게 됐고 나중에는 다 비드의 입회하에 파리의 아틀리에[4]에서 많은 모조 그림들이 만들어지게 되었다. 이런 이유로 이 작품은 원본과 함께 많은 모작들이 탄생하게 됐

---

4) **아틀리에(Atelier) :** 그림이나 조각 등을 배우고 익히던 일종의 공방으로 프랑스의 파리 가 문화와 예술의 도시라는 명성을 쌓게 된 데는 프랑스 전역에 걸쳐 활발하게 만들어 지고 운영됐던 아틀리에의 공이 컸다.

으며 이것이 결국은 진본에 대한 논란거리를 제공하기도 했던 것이다.

〈마라의 죽음〉은 18세기 말인 1789년 프랑스대혁명 이후 매우 혼란했었던 프랑스 정치계의 단면을 보여주는 그림이다. 요약하면 대혁명 이후 프랑스 정치계는 혁명을 주도하고 지지했던 좌파, 특히 '자코뱅파'와 이를 반대하던 우파,[5] 즉 '지롱드파'로 나뉘어져 치열한 공방을 벌이고 있었다. 흔히 말하는 좌파 계열 정치인들은 급진적인 개혁을 주장했으며, 우파 계열 정치인들은 시간을 갖고 천천히 개혁을 하자는 사람들이었다.

혁명 당시 사람들의 관심을 끌었던 것 중 하나는 당시 프랑스 국왕이었던 루이 16세와 왕비 마리 앙투아네트의 처형 문제였는데 이 부분에서도 좌파와 우파는 정반대의 생각을 갖고 있었다. 좌파에서는 왕과 왕비의 공개적인 처형을 주장했고, 우파에서는 공개 처형은 곤란하며 감옥에 가두는 것으로 마무리하자는 의견이었다. 결국 급진 좌파들의 의견이 대세가 되면서 루이 16세와 마리 앙투아네트는 공개 처형을 당하게 된다. 1793년 1월 21일 지금의 파리 콩코드광장(당시는 혁명광장)에서 오전 10시경 루이 16세의 머리가 기요틴에 의해 잘려서 단두대를 둘러싼 수많은 사람들이 하늘 높이 솟은 국왕의 잘린 머리를 보게 된다.

이와 같은 정치적인 대립이 끊임없이 발생하는 동안 당통, 로베스피

---

5) **우파 :** 당시 의회에서 우측에는 주로 온건한 우파인 '지롱드파'가 앉았다. 그래서 당시 우파라고 하면 지롱드파를 지칭하는 용어였다. 프랑스혁명 당시의 입법의회와 국민공회의 당파 중 하나로서 1791년 10월의 입법의회 때 자코뱅파에서 추방당한 다소 온건적인 개혁 성향을 가진 사람들이 형성한 일종의 당파이다. 국민공회를 무대로 해서 사사건건 과격하고도 급진적인 개혁을 주장하던 자코뱅파와 대립했으며 격심한 당쟁을 전개했다. 자코뱅파와 마찬가지로 공화정을 주장한 것에는 일치했지만 세부적인 부칙에서는 대립했다. 특히 지롱드파는 온화한 의회주의와 개인의 소유권과 재산권에 대해 옹호했다. 국가가 통제하고 지배하는 경제구조에 대한 반대로 부르주아 위주의 정책과 기득권에 대한 옹호 등으로 급진파인 자코뱅파의 비판을 받으며 대립했다.

에르[6]와 더불어 혁명의 리더로 활동했던 마라의 심신에 문제가 생기게 된다. 특히 오랫동안 그를 괴롭혔던 고질병이 있었으니 바로 온몸에 있는 습진이었다. 루이 16세가 처형된 지 약 6개월 후인 1793년 7월 13일의 더운 여름날, 평소처럼 고질적인 습진을 달래고자 목욕탕에서 휴식을 취하던 마라는 자신을 도와달라는 편지를 수차례 보내며 도움을 청하던 한 젊은 여인[7]을 맞이하게 된다. 암살의 위험이 있고 신분이 확실치 않

---

6) **로베스피에르(Robespierre, 1758~1794)** : 당통, 마라와 더불어 프랑스대혁명 후 공포정치를 상징했던 급진 좌파 자코뱅파의 리더. 로베스피에르만큼 다양한 별명으로 불린 사람도 없을 것이다. '자유와 인민의 벗', '가난하고 빈곤한 사람들의 옹호자' 등의 찬사와 함께 '공포정치의 대명사', '흡혈귀', '냉혈 동물', '독재자' 등의 악명도 존재하기 때문이다. 특히 프랑스대혁명 후 국왕 루이 16세의 단두대 처형을 강력히 주장, 관철시켰으며 이후에는 단두대를 활용해서 반대파들을 제거하는 데 앞장섰던 정치인이다. 이런 이유로 공포정치의 대명사로 불리게 됐던 것이다. 로베스피에르가 앞장서서 제거했던 루이 16세와의 재미난 일화가 있는데, 이 두 사람의 인연은 로베스피에르가 학생이었던 시절까지 거슬러 올라간다. 로베스피에르가 파리의 최고 명문인 루이 르 그랑 고등학교의 장학생이던 시절, 랭스 교회에서 축성을 받고 대관식을 올린 루이 16세가 파리로 돌아와 생트준비에브 교회로 가다가 루이 르 그랑 고등학교 앞에서 발걸음을 멈추게 된다. 그날 마침 억수 같은 장대비가 퍼붓고 있었는데 빗속에서 땅바닥에 엎드려 루이 16세에 대한 환영사를 읽은 학생대표가 바로 로베스피에르였다. 당시 그는 17세, 루이 16세는 21세였는데, 루이 16세는 장대비를 무릅쓰고 환영사를 읽고 있던 로베스피에르에게 따스한 말 한마디 남기지 않고 루이 16세가 그냥 무심하게 떠났던 것이다. 이 당시 일이 그에게 어떤 인상을 남겼는지는 모르지만 후일 권력을 잡은 로베스피에르가 루이 16세의 처형을 강력히 주장했던 것을 보면 참 아이러니한 일이 아닐 수 없다.

7) **마리 안 샤를로트 코르데(Marie-Anne Charlotte de Corday d'Armont, 1768~1793)** : 이 그림 〈마라의 죽음〉에서는 잘 알려져 있지 않지만 정치인 마라를 죽인 샤를로트 코르데는 유명한 가문의 자손이었다. 프랑스 17세기 신고전주의 최고의 희극 작가였던 피에르 코르네유의 후손으로 노르망디 지방에서 가난한 귀족의 딸로 출생했다. 어릴 때 어머니를 여의고 13세 때 수도원에 들어갔는데 혁명정부가 수도원을 폐쇄하면서 그녀의 행복했던 수도원 생활도 막을 내리게 된다. 이 일이 어린 샤를로트에게 깊이 각인되었고 자신의 삶을 빼앗았다고 생각한 혁명정부와 혁명을 급진적으로 과격하게 추진하려는 좌파, 즉 자코뱅파를 비롯해서 좌파의 핵심 정치인들 또한 증오하기에 이른다. 프랑스 남부의 칸(Cannes)에 체류하는 동안 온건파 정치인들인 지롱드파 의원들과 교류할 기회를 얻었고 결국 급진 좌파의 리더인 마라를 암살할 계획을 모의하게 된다. 1793년 7월 9일 칸의 고모 집을 떠나 파리로 단신 상경한 샤를로트는 운명의 7

아서 위험하다는 아내의 만류에도 불구하고 평소 가난한 민중들의 문제에 관심이 많았던 마라는 그 여인을 만나게 되고 그 여인이 전해준 편지를 읽던 도중 여인이 자신의 품에서 꺼낸 날카로운 칼에 의해 허망한 죽음을 맞게 된 것이다. 그러므로 이 그림은 너무도 많은 정치적 의미를 함축하고 있는 그림인데도 불구하고 제목에서부터 화가의 의도를 충분히 반영하지 못하고 있다.

우리에게 친숙한 제목인 '마라의 죽음'은 'The Death of Marat'처럼 영어권에서 가져온 이름이다. 이처럼 '마라의 죽음'이라는 평범한 제목은 이 그림을 통해 보여주고자 하는 당시 다비드의 충격적인 상태를 제대로 표현하지 못하고 있다. 다비드가 이 그림을 그릴 당시 상당한 충격을 받았다는 것은 너무도 자명한 사실이다. 그 이유는 첫째, 다비드는 위에서도 설명했듯이 단순히 그림만 그리던 일개 화가가 아니었고 매우 정치적인 사람이었다는 것이다. 프랑스대혁명 이후에 본격적으로 정치에 관여하고 본인 스스로도 좌파 정치인들이 주류였던 자코뱅당의 일원으로 활동했다. 둘째, 당시 좌파 정치인의 리더 중 한 명이었던 마라와도 매우 친밀한 관계를 유지하고 있었다. 나이도 마라가 암살당한 연도 기준으로 마라가 50세, 다비드가 45세로 큰 차이가 없었다. 때문에 다비드와 마라는 때로는 친구 같은, 때로는 형과 동생 같은 친밀함을 나눌 수 있었던 것이다. 셋째, 마라는 비록 조금은 과격한 사상(루이 16세와 왕비 마리 앙투아네트의 공개 처형)을 가진 좌파 정치인 중 한 명이었지만 그는 정

월 13일 가난한 인민들을 자주 만났던 마라의 집을 방문한다. 마라는 고질적인 습진으로 인해 뜨거운 욕조에 앉아서 샤를로트가 가져온 편지를 읽고 있었고, 그녀는 마라의 심장에 숨겨온 식칼을 꽂는 데 성공한다. 샤를로트는 마라 암살 현장에서 즉각 체포되었고 암살 단 4일 만인 7월 17일 혁명 재판소에서 사형을 선고받게 되고 결국 단두대의 이슬로 사라지게 된다.

말로 일반 백성들과 가난한 민중들에게 관심이 많았고, 무엇보다 탐욕스런 정치인들과는 달리 매우 청렴했다. 넷째, 특히 다비드에게 마라의 암살이 엄청난 충격일 수밖에 없는 가장 큰 이유는 바로 마라가 암살당하기 하루 전날에도 다비드는 마라의 모습을 직접 봤다는 사실이다.

훗날 다비드는 "그날도 평소처럼 마라가 따뜻한 물을 받은 욕조에 있는 모습을 봤다."고 증언하기까지 했다. 그의 암살 후 마라의 장례식을 실질적으로 지휘하고 주재했던 것도 친구이자 정치적 동지였던 다비드였다. 이처럼 매우 밀접한 관련이 있던 정치인이 일개 힘없는 젊은 여인에게 너무도 어이없이 죽음을 당한 것을 알게 된 다비드가 받았을 정신적인 충격을 짐작하는 것은 그리 어려운 일이 아니다. 그래서 다비드는 이 그림을 그린 후에 제목을 프랑스어로 '마라의 죽음'이라고 평범하게 번역될 'La mort de Marat'라고 하지 않고 좀 더 직설적인 용어인 '암살된 마라'라고 번역될 'Marat assassiné'라고 했던 것이다.

지극히 평범한 단어인 '죽음'과 특별한 단어 '암살'은 단어의 의미와 뉘앙스에서 엄청난 차이가 있다. '마라의 죽음'이라는 제목에서는 당시 마라가 어떤 상태로 죽음을 맞이하게 됐는지가 분명하지 않지만, 그림을 그렸던 다비드가 원래 썼었던 '암살된 마라'라는 제목에서는 여러 가지 충격적인 요소들을 충분히 짐작할 수 있다는 것이다.

자, 그렇다면 이제 '마라의 죽음'과 '암살된 마라'라는 이 두 가지 제목을 놓고 다시 한 번 그림을 감상해보자. 이전과는 상당히 다른 느낌으로 작품을 감상하게 될 것이다. 왼쪽 그림은 1860년에 폴 자크 에메보드리가 그린 그림으로 현재 프랑스 낭트 미술박물관에 소장되어 있는데 특이하게도 그림의 제목이 우리에게 익숙한 〈마라의 죽음〉이 아닌 〈마라의 암살〉이다. 오른쪽 그림은 프랑스 루브르가 아닌 벨기에 브뤼셀 왕립미술관에

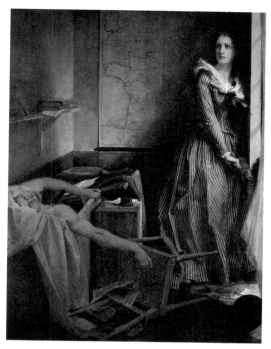 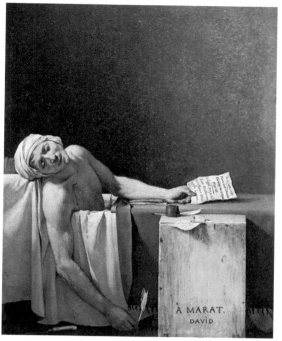

〈마라의 암살〉, 폴 자크 에메보드리, 1860, 낭트 미술박물관

〈마라의 죽음〉, 다비드, 브뤼셀 왕립미술관

있는 그림인데 두 그림의 차이는 마라 앞에 놓인 나무 상자에 쓰여 있는 글 귀에서 차이를 보인다. 브뤼셀 버전의 그림에서는 나무 상자에 프랑스어로 '아 마라 다비드(A MARAT, DAVID)'라고, 다비드가 마라에게 바치는 경의의 의미를 새겨놓았다.

3. 지롱드파와 자코뱅파 그리고 국왕 부부의 처형

프랑스대혁명 이후 국민공회는 상대적으로 온건하고 중도적인 지롱드파와, 소수이지만 좀 더 급진적이고 개혁적인 자코뱅파로 나뉘었다.

두 파의 차이점을 보면, 우선 지롱드파는 부유한 대부르주아의 이익을 대변하여 경제적 자유주의와 각 지방에 많은 권한을 이양하는 일종의 연방주의를 주장하였다. 반면 자코뱅파는 소부르주아와 중간 부르주아의 이익을 대변하는 데 상대적으로 더 치중했고 현실에서의 어려움과 위기를 타개하기 위해 국가 통제경제와 강력한 중앙집권주의를 주장하였다.

프랑스대혁명 2년 후인 1791년 10월 입법의회가 소집됐는데 의외로 중도파가 340석으로 절대 다수를 차지했고, 온건한 지롱드파가 240석 그리고 상대적으로 급진적이고 강성이었던 자코뱅파가 130석을 차지하게 된다. 이 입법의회에서 온건파였던 중도파와 지롱드파가 의회에 입장하면서 주로 오른쪽에 자리 잡게 되었고 급진파인 자코뱅파는 좌측에 자리하게 되었다. 이로 인해 정치계에서 사용하는 우파와 좌파라는 용어가 널리 쓰이게 되고 온건한 세력을 우파, 상대적으로 급진적인 세력을 좌파라고 부르는 일종의 관행이 생긴 것이다. 대부분 나라의 정치계도 비슷하지만 이 당시 프랑스의 입법의회에서도 급진파인 자코뱅파는 겨우 130석으로 가장 소수였지만 의회의 주도권을 장악하고 있었다.

급진파와 온건파는 정치적인 여러 부분에서 서로 대립하고 의견 충돌을 보였지만 이 당시 프랑스에서는 특히 결정적으로 두 파가 갈라지는 계기가 있었는데 그것이 바로 위에서 언급했었던 국왕 루이 16세와 왕비 마리 앙투아네트의 처리 문제였다. 급진 좌파인 자코뱅파가 루이 16세의 빠르고도 공개적인 처형을 요구했던 것에 반해 우파인 지롱드파는 공개처형을 반대하고 감옥에 수감하는 선에서 타협을 시도하려고 했었기 때문이었다. 대부르주아와 기성 정치인들 그리고 기득권들에 대한 원성이 하늘을 찔렀기 때문에 펄펄 끓는 민심을 가라앉히기 위해서라도 구체제와 기성 체제의 상징이었던 루이 16세의 정치적인 단죄에는 지롱드파나 자코뱅파 모두 동의했지만 단죄의 방식에서 큰 이견을 보였던 것이다. 지롱드파의 입장에서는 한때 자신들이 섬겼던 국왕과 왕비를 일반 민중들이 모두 보는 데서 공개적으로 수치스런 처형을 하는 것만은 받아들이기 힘들었다. 이미 모든 권력과 힘을 상실한 국왕이니 굳이 죽이지 않더라도, 평생을 차디찬 감옥에서 보내게 하는 것이 더 큰 단죄가 된다는 입장이었는 데 반해, 급진파인 자코뱅파에서는 모든 혁명의 단초를 제공했고 더구나 국왕임에도 불구하고 왕실 가족들과 함께 해외로 도피까지 하려 했다는 점을 지적하며 가장 극단적이고도 충격적인 결과를 원했던 것이다.

1791년 6월 20일은 국왕과 왕비에게 그리고 프랑스 국민들에게도 결코 잊을 수 없는 치욕적인 날이었다. 바로 국왕 부부가 파리의 튈르리궁을 몰래 빠져나와서 해외로 탈출을 시도한 날이었기 때문이다. 루이 16세와 마리 앙투아네트가 왕비의 친정인 오스트리아로 도피하려다가 국경 근방인 바렌(Varennes) 지역에서 붙잡힌 이 사건은 프랑스 국민들에게 상당히 큰 충격을 주었다. 일국의 국왕과 왕비가 자신들의 안위를 위해서 조국과 국민들을 버리고 치욕스런 도망을 하려 했다는 것은 프랑스 국민들의 자긍심을 손상시켰고, 이 일은 국민들의 큰 분노를 불러일으킨 사건이 되었다.

도피 당시 국왕과 왕비는 무명의 역장 아들의 밀고로 체포되었고 파리로 강제 압송을 당하게 된다. 압송되어 파리로 들어서는 국왕 부부를 바라보는 시민들의 눈에서는 이미 어떠한 동정의 눈빛도 찾을 수 없었다. 오히려 국민과 조국을 버리려 했던 국왕 부부에 대한 분노의 눈길만이 가득할 뿐이었다.

한편 국왕 루이 16세와 왕비 마리 앙투아네트가 체포되어 강제로 파

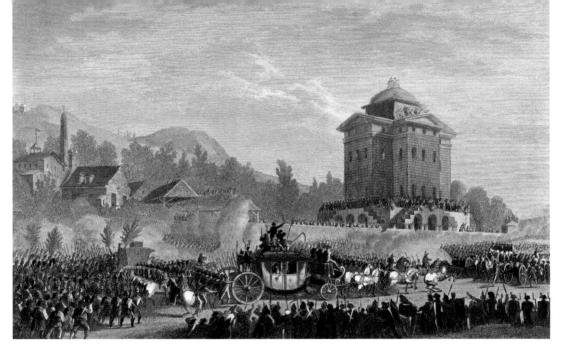

바렌에서 체포, 파리로 압송되는 루이 16세 일행의 마차

리로 압송되는 사건은 왕비의 친정인 오스트리아를 자극하기에 충분했다. 신변이 불안했던 딸을 구하기 위해 오스트리아의 합스부르크 왕가가 나서게 된다. 오스트리아는 막강한 군사력을 등에 업고 프랑스를 압박하는데 특히 딸인 마리 앙투아네트를 비롯한 프랑스 왕가를 죽이면 결코 좌시하지 않겠다는 '필니츠 선언'[8]을 발표하기에 이른다. 그러나 오스

---

8) **필니츠 선언** : 프랑스대혁명을 예의 주시하고 있던 주변 국가 중 특히 루이 16세의 부인 마리 앙투아네트의 친정인 오스트리아와 프로이센이 주축이 되어 프랑스 왕실 일가를 보호하기 위한 선언을 한 것이 바로 필니츠 선언이다. 혁명 당시 프랑스 주변 국가들은 혁명의 불길이 자국에까지 영향을 줄까 봐 걱정하고 있었다. 특히 마리 앙투아네트의 친정인 오스트리아가 적극 개입했는데 그중에서도 루이 16세의 처남, 즉 마리 앙투아네트의 오빠인 레오폴트 2세가 가장 적극적이어서 처음에는 동생을 구하기 위해 군사 행동까지 계획했었다. 그러던 중 1791년 8월 24일, 프로이센의 프리드리히 빌헬름 2세와 작센의 필니츠성에서 회동하여 폴란드 분할에 대해 논의하던 중 루이 16세의 동생 아르투아 백작에게 설득당해 이런 선언을 하게 됐던 것이다. 이 선언의 요지는 '프랑스 국왕 일가의 문제는 유럽 군주 전체의 공통 관심사이며, 프랑스 국왕 일가를 온전하게 자유로운 상태로 만들기 위해 오스트리아와 프로이센 양국은 필요한 무력을 사용하여 즉시 필요한 모든 조치를 하겠다'는 내용이었다. 이후 1792년 2월에는 대(對) 프랑스 동맹을 체결하면서 프랑스혁명 세력을 압박했지만 이들 나라의 필니츠 선언은 단지 외교적인 압박에 불과하였고 직접적인 무력 행사로까지는 이어지지 못했다.

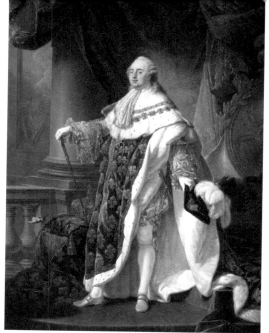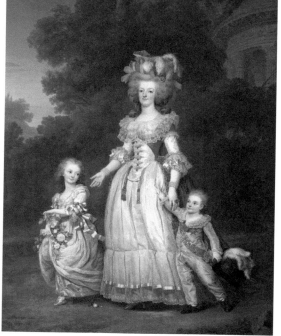

루이 16세(왼쪽)와 마리 앙투아네트, 마리 테레즈 공주, 루이 왕자

트리아의 기대와는 달리 프랑스 국민들의 분노에 찬 함성은 수그러들지 않았다. 오히려 국왕 부부에 대한 여론은 더욱 격화되고 악화일로를 걷는다. 프랑스 국민들은 자국의 내정에 압력을 가하는 오스트리아를 보면서, 오히려 국왕과 왕비가 적국인 오스트리아와 내통하고 있었다고 생각하기에 이르며, 이런 생각은 돌이킬 수 없는 결과를 초래한다. 결국 프랑스 국민들의 뜨거운 분노를 등에 업은 혁명 주도 세력은 국왕 루이 16세의 왕권을 공식적으로 정지시키고, 왕실 일가를 탕플탑에 유폐하기로 결정한다.[9]

프랑스 국민들에게 큰 실망과 분노를 안겨준 국왕과 왕비를 그냥 살

---

9) **프랑스 왕권 정지 사건 :** 다른 말로는 '1792년 8월 사건'이라고도 한다. 1792년 8월 10일, 국왕 루이 16세를 비롯한 왕실 일가가 혁명을 피해 목숨을 부지하고 훗날을 도모하기 위해 왕비 마리 앙투아네트의 친정이 있는 오스트리아로 정치적 망명을 하려다가 국경 근처인 바렌 지역에서 발각, 체포된 후 파리로 압송되어 탕플탑(Temple)에 유배된 사건이다. 국왕 일가가 유배됐던 탕플탑은 한때 템플 기사단이 소유한 옛 수도원의 일부였던 중세 시대 건물로 큰 탑과 작은 탑으로 구성되어 있었다. 바스티유에서 그리 멀지 않은 곳에 위치하였고, 당시 루이 16세의 동생 아르투아 백작 소유의 건물이었지만, 혁명 기간 동안 루이 16세 일가가 수감된 감옥으로 이용되었고, 이후 나폴레옹은 이곳이 신성화되는 것을 막기 위해 건물을 아예 철거해버렸다.

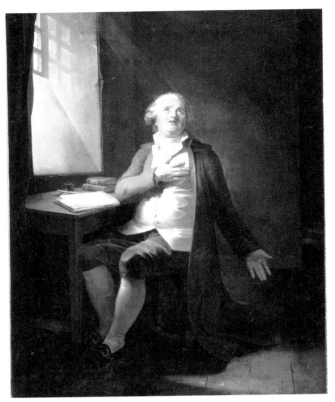

탕플탑에 유폐되어 아들에게 유언장을 쓰는
루이 16세

려둔다는 것은 혁명의 완수를 위해서나 프랑스인들의 분노를 잠재운다는 측면에서 도저히 받아들이기 어려웠던 게 당시 급진파인 자코뱅파의 생각이었다. 결국 의석 수에서는 소수였지만 좀더 과격파였던 자코뱅파의 의견이 우세해지면서 전격적으로 국왕과 왕비의 공개적인 처형이 결정되었다.

루이 16세와 마리 앙투아네트의 처분을 놓고 당시 국민공회에서 벌어졌던 투표는 한마디로 드라마틱한 결과물을 만들어냈다. 1793년 1월 15일, 721명의 대표들로 구성된 국민공회에서의 투표에는 모든 의원들이 참가했는데 결과는 절묘하게도 361명 대 360명, 단 한 명 차이로 루이 16세의 전격적인 처형이 결정됐던 것이다. 많은 우여곡절을 겪었지만 결국은 단 한 명 차이로 인해 1793년 1월 21일, 수많은 인파들이 운집한 가운데 혁명광장에 설치된 기요틴에 의해 국왕의 목이 떨어지는 엄청난 일이 벌어진다.

드디어 구체제의 상징과도 같았던 루이 16세를 전격적으로 처형한 급진 자코뱅파는 왕비 마리 앙투아네트의 처형도 서두른다. 국왕이 처형되고도 9개월가량을 형무소에 수감되어 있었던 마리 앙투아네트에게 드디어 같은 해 10월 15일 처형 선고가 떨어진다. 그 다음 날 속전속결로 왕비의 처형도 이루어졌다. 왕비답게 아름답고 길었던 그녀의 머리카락은 형무소에서 기요틴이 있는 혁명 광장에 나올 때까지 볼품없이 아무렇게나 최대한 짧게 깎이고 양 손은 뒤로 묶인 채로 마차도 아닌 거름통을 실어 나르던 초라하고 지저분한 수레에 실려서 끌려오게 된다.

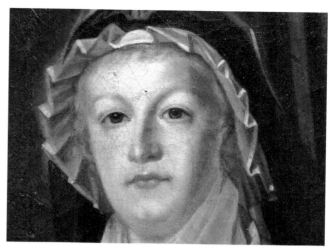

남편 루이 16세의 처형 소식을 듣고 검은 상복을 입고 있는 마리 앙투아네트

루이 16세가 비록 기요틴에 의해 목이 잘렸지만 그는 일국의 국왕다운 예우를 받아서 나름 기품 있는 초록색 마차를 타고 처형장까지 왔고 손이 묶이는 수모도 당하지 않았던 것에 비하면, 마리 앙투아네트에 대한 처분은 왕비에 대한 예우가 전혀 없었던 것이다. 게다가 처형 직전 프랑스 국민들에게 마지막 연설[10]을 할 수 있는 기회를 얻었던 루이 16세에 비해, 왕비가 프랑스 국민들에게 남긴 최후의 말은 너무도 하찮은 것이었다. 수레에서 내려서 끌려 나오던 그녀는 사형집행인의 발을 밟고 나서 "미안해요. 일부러 밟은 게 아니에요."라고 했는데 이 말이 그녀의 마지막 말로 알려져 있다.[11]

---

10) 루이 16세는 타고 온 초록색 마차에서 내려서 손이 묶이지도 않은 채로 처형대까지 올라간다. 마지막 연설 기회를 잡은 그는 국왕답게 비장한 최후의 연설을 한다.
   "국민들이여! 당신들의 국왕이 지금 이 순간 당신들을 위해 죽으려 한다. 나의 피가 당신들의 행복을 확고히 할 수 있도록 나는 죄 없이 죽노라! 나는 나에게 뒤집어씌워진 모든 죄에 대해서 무죄하다. 나의 죽음에 관련된 모든 사람들을 용서하노라. 그들이 뿌리는 피가 다시는 프랑스에 돌아오지 않도록 하나님께 기도드리노라."

11) 마리 앙투아네트가 마지막으로 했다는 말에 대한 진위 여부는 불분명하다. 프랑스 국민들의 분노를 감안한 혁명정부 사람들이 만들어낸 이야기일 수도 있는데 마치 혁명 시작 직전 배가 너무도 고픈 프랑스 여인들, 특히 왕궁이 있던 베르사유 근방에 기거하던 수많은 여인들이 매일 흥청망청 파티를 벌이던 베르사유궁으로 쳐들어가서 빵

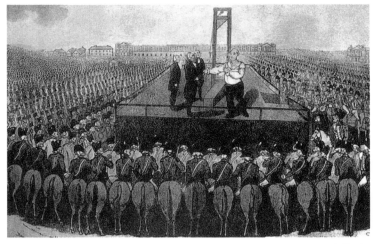

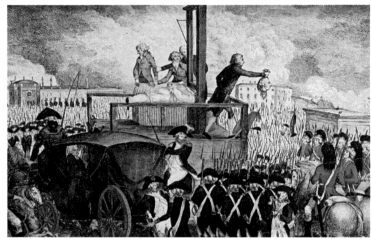

처형 직전 마지막
연설을 하는 루이 16세(위).
처형 후 대중에게 공개되는
루이 16세의 잘린 머리.
단두대 아래에 그가 타고 온
마차가 보인다.

일국의 왕비에게 가해진 혁명 세력의 처사가 너무도 가혹했고 왕비에
대한 예우라고는 전혀 찾아볼 수 없었는데 이것을 보면 친정인 오스트리
아의 세력을 등에 업고 국왕을 부추겨서 해외 탈출을 하도록 만들었다는
의심을 받은 그녀에 대한 프랑스 국민들과 혁명 세력의 반감이 얼마나

이 아니면 죽음을 달라고 했는데 거기에 대고 "흥, 빵이 없으면 케이크를 먹으라고 해
요."라고 했다는 말과 비슷하다. 비록 루이 16세의 사랑을 잃고 사치에 깊이 몰두했던
마리 앙투아네트지만 그녀는 결혼 전부터 최고의 교육을 받은 오스트리아 합스부르
크 왕가의 여자였고 결혼 후에는 나름대로 정치 감각을 갖고 있던 여인이었다. 그런
그녀가 그렇게 상황에 맞지 않는 초라하고 철없는 말을 했다는 것은 쉽게 납득하기 힘
든 게 사실이다.

컸었는지를 짐작할 수 있다. 결국 루이 16세와 마찬가지로 마리 앙투아네트도 기요틴에 목이 잘리는 처형을 받았는데 특이한 것이 한 가지 있었다. 기요틴의 모양을 보면 알겠지만 일반적으로 참수를 앞둔 죄수들은 엎드리는 자세를 취하므로 위에서 떨어지는 무시무시한 칼날을 볼 수가 없는 상태에서 죽음을 맞는다. 그런데 무슨 이유에서였는지는 모르지만 처형 당시 마리 앙투아네트는 엎드린 자세가 아닌 누워서 위를 쳐다보는 자세에서 처형된 것으로 알려져 있다. 목이 잘린다는 생각만으로도 인간이 느낄 수 있는 최고의 공포감을 느꼈을 텐데 자신의 목을 향해 떨어지는 시퍼런 칼날을 그대로 보면서 죽음을 맞이했을 마리 앙투아네트의 공포심이 어땠을지 짐작할 수 있다.

4. 기요틴은 평등의 산물이다?

아무리 혁명이라지만 일국의 국왕과 왕비를 단두대로 불리는 기요틴으로 공개 처형을 했다는 것은 너무도 잔혹한 처사가 아니었을까? 수면제를 과다 복용시키거나 아니면 좀 더 편안한 죽음으로 국왕을 예우할 수도 있지 않았을까? 기요틴(guillotine)이 무엇인가? 삼각형 모양의 서슬 퍼런 칼날이 4미터가 넘는 높이에서 수직 낙하해서 사람의 머리를 단번에 자르는 것이니 이 얼마나 끔찍하고 무서운 처형 방법인가. 그러나 아이러니하게도 기요틴에 의한 처형 방법이야말로 가장 이상적인 평등의 산물이라고 할 수 있다.

기요틴은 본래 자유와 평등의 이상이 팽배하던 혁명의 낙관적인 분위기 속에서 만들어졌다. 기요틴의 탄생에 관한 이야기는 조제프 기요틴

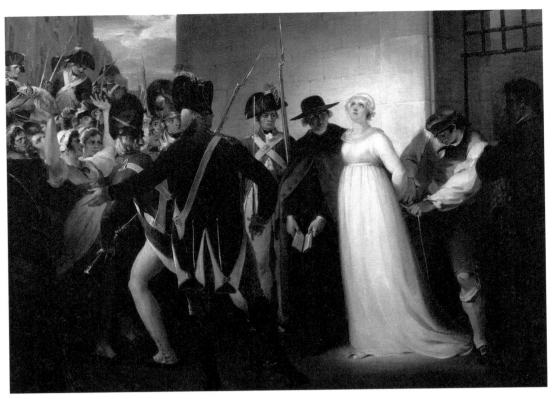
형장으로 끌려가는 마리 앙투아네트

(Joseph Guillotine)과 함께 등장한다. 실력이 뛰어난 의사이자 인류애가 투철한 51세의 의원이었던 그는 1789년 10월 10일 국민의회에 의견서 하나를 제출했다. 동일한 범죄에 대해서는 동일하게 처벌해야 한다는 내용이었다. 이전까지는 동일한 죄목으로 사형 판결을 받아도 신분과 계급에 따라 처형 방법이 달랐다. 이 같은 차별은 인간 평등의 정신에 어긋난다는 것이 그의 주장이었다. 기존의 참수나 화형, 교수형, 수레바퀴형 그리고 능지처참형 등이 죄수들에게 너무도 많은 고통을 주므로 그들의 고통을 덜어주고자 하는 고민에서 나온 것이 바로 기요틴이었던 것이다. 명칭은 만든 당사자인 기요틴 박사의 이름을 따서 붙여졌다.

기요틴은 알다시피 순식간에 죄수의 목을 절단하는 장치이기 때문에 목이 잘리는 순간 당연히 엄청난 피가 솟아오른다. 당시 처형대 주위에

운집해서 구경했던 군중들이나 혹은 이 장면을 상상하는 현대인들의 입장에서는 더없이 잔인하게 보이겠지만 이 처형 도구를 만든 기요틴 박사의 의도는 지극히 인도적이었다. 어떻게 단칼에 사람의 목을 잘라서 피가 분수처럼 솟구치게 하는 방법이 평등 정신에 합당하고 인권을 존중하는 것인지를 보려면 먼저 1789년 8월 26일에 채택된 '인권선언(Déclaration des Droits de l'Homme et du Citoyen)'을 살펴봐야 한다.

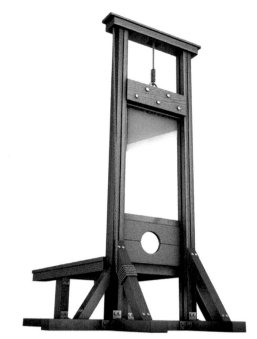

당시 기요틴의 모습(잘린 머리가 통속으로 들어간다)

　인권선언 제1조는 이렇게 시작한다. "인간은 태어나면서부터 자유와 평등한 권리를 가진다." 그리고 제6조는 "모든 시민은 법 앞에 평등하며 그들의 품성이나 능력을 제외하고는 아무런 차별 없이 능력에 따라 직업을 택하고 공직을 맡고 지위를 얻을 수 있는 동등한 자격이 있다."라고 언급하고 있다.

　혁명이 일어나기 전에는 국가의 중요 사항을 결정할 때, 우선적으로 귀족들이 중심이 되어 논의가 되고 마지막에 국왕이 결재를 하면 시행되는 방식이었다. 그러나 인권선언 이후에는 국가 정책의 결정은 반드시 의회의 논의를 거쳐야만 했다. 이런 엄청난 변화는 비단 국가 정책에만 한정된 것이 아니어서 죄수들을 사형시키는 방법에도 변화를 가져왔다. 대혁명 이전에는 같은 죄목으로 사형 판결을 받았다고 해도 계급과 신분에 따라 차별적인 사형 방법이 쓰였다. 즉 신분에 따라 동일한 죄목이어도 예를 들면 귀족에게는 참수형, 일반인에게는 교수형으로 사형을 집행하는 등 차별이 있었다는 것이다. 이것은 법률에서 보장하는 평등의 원칙에 위배되는 행동이었지만 신분제 사회에서는 일반적인 현상이었다.

그러므로 기요틴은 얼핏 보기에는 매우 잔인한 방법처럼 보일지 모르지만 실상은 법으로 인간의 평등이 선언된 이상 신분이나 계급의 차이를 불문하고 처형 방법은 동일해야 한다는 평등적이고도 긍휼적인 생각에서 나온 것이다. 즉 모든 사람에게는 동일한 사형 방법이 필요하고 과거의 야만스럽고 잔인한 방법은 인도적 방법으로 바뀌어야 한다는 것이었다. 기요틴 박사의 생각에는 사형수의 고통을 최소화하는 것이 곧 인도적 방법이었다.

과거처럼 사형집행인이 칼을 써서 죄수의 목을 자르면 변수가 많았다. 사실 과거의 사람들은 '참수'가 인간의 고통을 가장 최소화하고 단번에 처형을 끝내는 가장 인도적인 방법이라고 생각했다. 그렇기 때문에 아무 죄수에게나 참수를 허용할 수 없었던 것이다. 이처럼 가장 인도적이고 죄수에게도 편한 처형이 참수라고 생각했기에 신분제 사회에서는 귀족 이상의 지위 높은 사람들에게만 참수가 허용됐던 것이다.

또한 프랑스에서는 교수형을 당한 죄수의 가족들은 세상 사람들의 천대와 멸시를 받아야 했지만, 참수형으로 처형당한 죄수의 가족들은 세상의 멸시를 받지 않았다. 그러니 모든 죄수들이 자신의 죽음이 참수형으로 결정되기를 바랐지만 그런 특혜는 특권층만 누릴 수 있었다. 그러나 이 처형 방법에도 중요한 변수가 있었으니 바로 사형집행인의 컨디션에 따라 혹은 죄수가 몸을 얼마나 움직이느냐의 여부에 따라 단칼에 목을 자르지 못하는 경우가 있었다는 것이다. 이런 경우 죄수의 고통은 극에 달하게 되는데 이것이 바로 비인도적이고 야만스러운 것이었다. 게다가 또 다른 변수가 있었으니 바로 처형대 근처에서 처형을 구경하는 사람들이었다. 이들은 처음에는 죄수를 욕하고 손가락질하지만 사형집행인이 단번에 죄수의 목을 자르지 못해서 죄수가 끔찍한 고통에 몸부림치게 되면 죄수에게 향했던 분노와 비난이 사형집행인에게 가게 되고 결국은 사형을 선고한 당국에게까지 향하기 때문에 무엇보다 사형집행인의 처형 기술이 중요했다. 처형대 근처에 모이는 사람들 가운데에는 죄수를 미워하는 사람들도 있고, 죄수를 동정하는 사람들도 있었기 때문이었다.

실제로 미숙했던 사형집행인으로 인해 리옹(Lyon)에서 반란이 발생하기도 했다. 1793년 7월 17일, 리옹에서는 파리 중앙정부에 반기를 들었던 혁명 지도자 조제프 샬리에(Joseph Chalier)의 처형이 있었다. 사형집행인 리펠이 단칼에 목을 자르지 못해서 세 차례나 칼을 휘둘렀고 채 목이 완전히 잘리지 않은 샬리에는 인간이 낼 수 있는 가장 처참한 비명을 지르며 괴로워했다고 한다. 이걸 지켜보던 군중 중 샬리에를 따르던 사람들이 흥분하기 시작했고 결국 이날 군중들의 흥분은 소요 사태로 번지게 됐던 것이다. 이와 같은 이유로 당국에서는 사형집행인이나 죄수의 상태에 따라 생길 수 있는 변수를 없앨 필요가 있다는 생각을 하게 되었다. 변수를 없애기 위해서는 사람이 아닌 기계에 의한 사형 집행이 필요했다.

이와 같은 인간의 평등과 죄수의 인권을 생각한 필요성과 논리에 의해서 등장한 것이 바로 기요틴이었던 것이다. 기요틴을 이용해서 죄수의 목을 단번에 깨끗하게 자른 다음부터는 죄수의 잘린 머리를 군중들 앞에 높이 들어 보여주는 새로운 관례가 생겨나기도 했다. 그러므로 기요틴이야말로 보기와는 달리 대혁명의 산물인 인권선언과 특히 선언 제1조와

제6조의 핵심인 '모든 인간은 법 앞에 평등하다'는 기본 정신에 가장 잘 부합하는 처형 방법이라고 할 수 있는 것이다.

5. 기요틴을 만든 사람은 기요틴인가?

평등 정신을 실현하고 프랑스의 인권선언에도 잘 부합하는 인도주의적인 처형 방식이 뜻밖에도 기요틴으로 죄수의 목을 단번에 자르는 것이라고 했는데 그렇다면 정말 의사이자 정치인이었던 기요틴이 금속을 이용해서 직접 만들었던 것인가? 흔히 기요틴은 그것을 만든 사람인 기요틴의 이름을 따서 지었다고 알려져 있는데 정말 그러한가? 결론부터 말하면 인도주의적인 처형 기계인 기요틴을 직접 만든 사람은 기요틴이 아닌 다른 사람이었고, 기요틴은 단지 아이디어를 낸 사람에 불과했다. 마치 프랑스의 에펠탑을 실제로 만든 사람은 따로 있지만 당시 탑을 만드는 회사 대표가 귀스타브 에펠이어서 그의 이름을 붙인 것과 같은 케이스다.

기요틴이 만들어지게 된 데는 당시 파리에서 가장 유명한 사형집행인이었던 샤를 앙리 상송(Charles-Henri Sanson, 1739~1806)의 공로도 한몫했다. 상송은 6대에 걸쳐 사형집행인을 담당한 상송 가문의 4대 사형집행인이었다.

앞서 언급했듯이 잔혹한 처형 방법에 분노한 기요틴이 국민의회에 처형 방법 개선에 대한 의견서를 제출한 것이 1789년 10월 10일이었는데 처음에는 아무런 결과를 얻을 수 없었다. 결국 두 달 뒤인 12월 1일 기요틴은 이번에는 아예 국민의회의 연단에 올라가서 잔혹한 처형 방법의 개선을 촉구하는 연설을 했다. 연설의 요지는 현재 시행되고 있는 참수형이나 교수형 혹은 수레바퀴형이나 능지처참형은 너무 잔혹한 반인도주의적이니 처형 방법도 인도주의에 입각해서 바꾸어야 한다는 것이었다.

기요틴이 주장하는 인도주의적인 방법은 신속하고 확실하게 최대한 빠른 시간에 처형해서 사형수의 고통을 최소화해야 한다는 것이었다. 그래서 기요틴이 제안했던 것이 바로 사형집행인이나 사형수의 상태에 따른 변수가 전혀 없는 정밀한 기계에 의한 처형 방법이다. 기계를 이용해서 사람의 목을 절단하는 방법은 고대로부터 이탈리아, 독일 그리고 이웃 영국에서도 사용됐기 때문에 기요틴은 그것을 응용한 새로운 단두대를 제안했던 것이다.

결국 기요틴의 한 차례의 의견서와 이어지는 의회에서의 직접 연설에 힘입어 1790년 1월 21일 의회는 기요틴의 제안에 따라 "동일 범죄의 경우 사형수의 신분, 계급을 막론하고 동일한 종류의 처형 방법으로 처벌한다."는 결정을 내리게 된다. 하지만 죄수의 목을 단번에 자르는 기계에 대해서는 선뜻 결정을 내리지 못하고 2년의 세월을 보낸다. 이 2년의 세월 동안 새로운 논쟁거리가 등장하는데 참수형으로 할지 아니면 교수형으로 할지에 대한 논쟁이었다. 그중에서도 참수형보다는 차라리 교수형으로 통일하자는 의견들이 대두됐는데 그 이유는 모든 죄수들을 참수할 경우 그들의 신분을 마치 귀족처럼 높여주는 것이 되니 차라리 교수형으로 해서 모든 죄수들의 신분을 평민처럼 하자는 이유였다.

한편 프랑스 국민의회를 중심으로 아예 이 기회에 비인도적인 사형제를 폐지하자는 움직임이 일어나기도 했는데 대혁명 이전인 1764년 이탈리아 법학자 베카리아가 『범죄와 형벌』을 저술한 이후부터였다. 또한 국민의회 내의 일부 정치인들을 중심으로 처형 방법을 개선하는 것보다 아

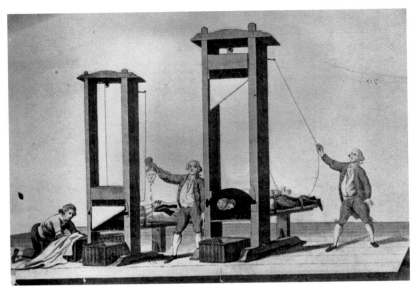

단두대에서 처형당하는 자크 펠리티에(1792).
오랫동안 귀족들을 폭행, 금품을 빼앗은 죄로 단두대에서
처형당했다.

예 처형 자체를 없애는 게 좋겠다는 의견이 나오기도 했는데 그중 대표적인 인물이 바로 프랑스대혁명 후 공포정치의 대명사로 군림하던 로베스피에르였다. 공포정치 기간 동안 엄청난 사람들을 단두대의 이슬로 사라지게 했던 장본인이 바로 로베스피에르였는데 그런 그가 사형제 폐지에 앞장섰던 사람이라니 참으로 역사의 아이러니가 아닐 수 없다.

1791년 5월 30일, 로베스피에르는 의회에서 사형제의 폐지를 주장하는 연설을 하기도 했다. 그의 사형제 폐지에 동조하는 의원들은 소수였지만 훗날 혁명정부의 3대 지도자들이 되는 당통(Danton)과 마라도 포함되어 있었다. 참으로 역사에서 아이러니한 것이 바로 이러한 부분이다. 이 당시 사형제 폐지가 받아들여졌다면 아마도 로베스피에르를 비롯한 혁명정부의 공포정치도 없었을 것이고 만일 그랬다면 아마도 마라도 그처럼 허무하게 이름 없는 한 여인의 손에 죽임을 당하지는 않았을 것이다. 결과적으로 이 당시 로베스피에르와 당통 그리고 마라 같은 훗날의 혁명정부의 리더가 될 사람들의 사형제 폐지론은 지지자가 소수였기에 당연히 부결될 수밖에 없었다.

사형제 폐지론이 부결되자 결국 남은 것은 이제 최대한 인도적인 사

형 방법을 도입하는 것이었다. 루이 16세도 인도적인 사형 방법을 지지하게 되면서 다양한 논의가 이어졌고, 결국은 참수형이 가장 인도적인 처형 방법이라는 결론에 도달하게 된다. 드디어 1791년 6월 3일, 새로운 형법 제3조를 채택했는데 그 내용은 "앞으로 모든 사형수들은 신분과 지위에 상관없이 참수형으로만 처형한다."는 것이었다. 그런데 이때 아무도 예상치 못했던 일종의 돌발 변수가 등장하게 됐는데 바로 앞에서 언급했었던 유명 사형집행인 샤를 앙리 상송의 등장이었다.

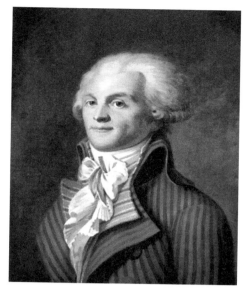

로베스피에르

모든 사형수를 참수형으로만 처형한다는 새로운 형법 제3조는 상송에게는 엄청난 부담이었다. 우선 사형 횟수가 급속히 늘어날 것이고, 그러다 보면 몸이 힘들어져 단칼에 목

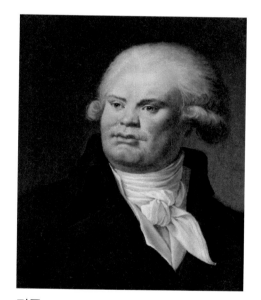

당통

을 자르는 인도적인 참수를 할 수 없다. 결국 고민하던 상송은 당시 법무장관에게 의견서를 제출하기에 이른다. 결국 사형집행인 상송의 의견으로 인해 기요틴이라는 처형 도구가 나오게 된 것이다. 의견서의 내용은 대략 이러했다. 사형수가 증가하면 집행인의 몸에도 무리가 오고 그러면 단칼에 목을 자르지 못한다. 단칼에 목을 자르지 못하면 사형수의 고통

은 하늘을 찌를 것이고 사형수는 더욱 날뛰게 된다. 그런 사형수의 목을 자르는 것은 불가능하고 이것은 인도적인 처형 방법과는 거리가 멀다. 게다가 목이 완전히 떨어지지 않은 사형수의 울부짖음을 바라보는 군중의 심리에도 동요가 일어날 것이고 결국 새로운 소요 사태가 일어날 수도 있다. 그러므로 반드시 필요한 것이 사형수의 몸을 절대 움직이지 못하도록 완벽하게 제압할 수 있는 강력한 도구이다. 이와 같은 사형집행인의 타당성 있는 의견은 법무장관을 통해 국민의회에 정식으로 제출됐고 이에 힘입어 결국 의회에서는 확실하게 사형수들의 머리를 자를 수 있는 도구를 만들자는 의견이 제기됐던 것이다. 그래서 의회에서는 논의 끝에 69세의 나이에 자타가 인정하는 당시 프랑스 최고의 과학자이자 외과의사였던 앙투안 루이(Antoine Louis)에게 이런 도구의 의뢰를 맡겼고, 루이 박사는 1792년 3월 17일에 의회에 정식 보고서를 제출한다.

이런 과정을 거쳐서 결국 인도주의적이고도 평등 사상에도 부합되는 참수 도구인 기요틴의 원형이 만들어지게 된다. 루이 박사는 특히 영국에서 사용되는 도구를 참고했으며 그 기계는 그의 이름을 따서 '루이종 (louison)' 또는 '루이제트(louisette)'라고 불렸지만 결국 최종적인 이름은 이 도구의 아이디어를 처음 제공했고 직접 의회에서 연설까지 했던 기요틴의 이름을 따서 '기요틴'으로 불리게 되었다.

사형집행인 상송이 없었더라면 어쩌면 기요틴은 그냥 설계도상으로만 존재했을 수도 있다. 비용 문제 때문이었다. 새로운 참수 도구의 제작이 결정되고 그 제작을 맡은 루이 박사는 아는 목공업자에게 제작을 의뢰한다. 그런데 루이 박사가 가져온 견적이 문제였다. 비용이 당시 화폐로 약 5,660리브르였는데 이것은 당시 시세로도 너무 비쌌던 것이다. 결국 재무장관이 이런 막대한 비용을 거부했고, 그러자 상송이 직접 나선다. 상송은 평소 악기를 구입하면서 친분을 쌓았던 독일인 악기 제조업자에게 기요틴의 견적을 의뢰하여 비용을 대폭 절감한다. 처음 나왔던 5,660리브르에서 단돈 960리브르로 비용을 낮추자 결국 재무장관도 승인을 하고, 드디어 기요틴의 제작 발주가 이루어질 수 있었던 것이다.

6. 마라는 암살 당시 무엇을 읽고 있었나?

다비드의 그림 〈마라의 죽음〉을 보고 있으면 자연스럽게 생기는 의문점이 몇 가지 있다. 그중 하나가, 마라가 손에 들고 있던 편지는 무엇이고 또 그 편지에 적혀 있는 내용은 무엇일까? 하는 것이다. 고질적인 습진을 가라앉히기 위해 뜨거운 물을 받은 욕조에서 쉬고 있던 마라는 샤를로트 코르데의 칼에 급소인 가슴을 찔려서 사망하는데 죽음의 순간까지 손에서 편지를 놓지 않았던 걸로 보아 칼을 맞은 즉시 절명한 듯 보인다. 또한 사망하면서도 손에서 편지를 놓지 않고 있었다는 사실에서 짐작할 수 있는 것은 암살이 순식간에 이뤄졌으리라는 것이다. 사람의 호흡이 점진적으로 멎는다면 의식이 희미해지면서 손에 들고 있던 것들을 의식적으로 내려놓든지 혹은 힘이 다해서 떨어뜨리는 게 정상이라고들 하기 때문이다.

그렇다면 삶의 마지막 순간에도 마라의 손에 들려 있었던 것은 무엇인가? 마라가 삶의 마지막 순간에 읽고 있던 편지는 바로 그를 암살한 코르데가 보낸 편지였다. 그림을 보면 마라의 손에 들린 편지에는 뭔가 빼곡한 글씨가 많이 써져 있다. 그렇다면 코르데가 보낸 편지의 내용은 도대체 무엇이었을까? 그 편지의 내용이 무엇이기에 마라는 암살을 걱정해서 코르데와의 만남을 막고자 한 아내의 요청까지 뿌리치며 그녀를 욕실로 들어오게 했던 것일까?

1793년 7월 13일 오전, 마라 암살의 임무를 띠고 남프랑스의 칸에서 온 코르데는 마라의 집을 직접 찾았으나 그를 만나지 못하자 한 통의 편지를 남긴다. 그 짧막한 편지에는 정치인으로 국민공회의 대표적인 의원이었던 마라가 정치적인 관심을 가질 만한 내용이 있었다. "저는 칸에서 왔습니다. 당신은 누구보다 애국심이 투철하신 분이니 지금 이 나라 프랑스에서 어떤 음모들이 진행되고 있는지 궁금하실 겁니다. 당신의 회신을 기다립니다." 어떠한가. 이 정도의 글이면 투철한 애국심으로 무장한 정치인 마라의 호기심을 자극할 만하지 않은가? 하지만 아쉽게도 코르데에게는 마라의 어떠한 답신도 도착하지 않았다. 결국 코르데는 첫번 편지보다 좀 더 호기심을 자극할 만한 내용으로 두 번째 편지를 남긴다.

"오늘 아침 저는 당신에게 편지를 남겼습니다. 마라, 혹시 제 편지를 받으셨나요? 저는 당신과 잠깐의 면담을 바랍니다. 제 편지를 받으셨다면 그것이 얼마나 흥미로운 일인지 아셨을 겁니다. 그리고 저의 면담을 거절하지 않으시리라 믿습니다. 저는 지금 너무도 불행합니다. 저를 보호해주시길 부탁합니다." 마라가 코르데의 이 편지를 직접 받아서 읽었는지는 확실하지 않지만 만약 그녀의 편지를 읽었다면 절대로 그녀와의 면담을 거절하지 않았을 것이다. 왜냐하면 마라는 국민공회의 삼인방 중 한 명으로 급진적이고도 과격한 정책들을 추구하는 정치인이었지만 기본적으로 가난한 사람들과 핍박받는 사람들에 대한 애정이 많았기 때문이다. 마라가 발행을 맡은 잡지의 이름도 그래서 『인민의 벗(ami du peuple)』이었다. 그런 마라의 평소 성격을 볼 때 코르데의 편지를 직접 읽었다면 분명히 그녀와 면담을 했으리라는 짐작을 하기는 어렵지 않다.

두 번째 편지까지 남긴 코르데는 그날 저녁 드디어 마라를 직접 만나기 위해서 그의 집을 방문한다. 이날 코르데의 방문과 마라의 암살에는 뭔가 석연치 않은 것이 있다. 대혁명 이후 프랑스의 정세는 그 어느 때보다 혼란스러웠는데 주 요인 중 하나가 바로 우파인 지롱드파와 좌파인 자코뱅파의 대립이었다. 혁명 후 새로운 프랑스를 만들기 위한 여러 가지 정책을 놓고 지롱드파와 자코뱅파는 사사건건 대립했고, 특히 기득권의 상징이었던 루이 16세와 마리 앙투아네트의 처분을 놓고도 심각히 분열했다. 그 자코뱅파의 열성 정치인으로서 국민공회에서 로베스피에르, 당통과 더불어 삼두마차를 형성할 만큼 비중이 있던 마라였는데, 어떻게 전문 암살 교육을 받지도 않은 여인이 그를 그토록 허무하고도 쉽게 암살할 수 있었을까 하는 것이다.

국민공회에서도 특히 반혁명분자들을 단두대로 보내 처단하는 일을 주로 세 사람이 도맡았기 때문에 당통이나 로베스피에르도 그렇지만 마라에게도 많은 적이 있었으리라는 것은 쉽게 생각할 수 있는 일이었다. 그런데 그런 마라의 집에 흔히 말하는 경호원들이 한 명도 없었는지, 아니면 있었는데도 불구하고 품속에 칼을 숨겨 온 코르데를 검문도 없이 마라와 대면하게 했는지 등등 의심스런 구석이 있다. 어찌됐든 마라는 아내인 시몬 에블라르(Simone Evlare)의 반대를 뿌리치고 생전 처음 보는 여인을 직접 욕실에서 만나고, 그녀가 건네주는 새로운 편지를 읽는 중에 결국 기습을 받아 절명하게 됐던 것으로 보인다. 코르데가 품에 숨겨 들어와서 마라의 가슴에 박은 칼은 약 15센티미터 정도의 길이로 조리를 할 때 사용하는 흔한 칼이었다. 코르데가 휘두른 칼은 마라의 첫 번째와 두 번째 갈비뼈 사이를 지나 정확히 폐를 찌른 것으로 알려졌고 그래서 마라는 현장에서 절명했다고 한다. 물론 마라를 살해한 코르데는 도망치

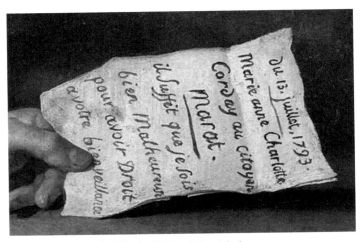
마라의 왼손에 쥐어져 있는 편지

지 않고 현장에서 검거되어 나흘 후에 결국 단두대에서 처형되었다. 무명의 젊은 아가씨 코르데에 의한 국민공회의 거물 정치인 마라의 암살은 프랑스는 물론이고 주변 국가들에게까지 알려져서 당시 유럽을 발칵 뒤집어 놓은 일명 세기의 스캔들이 되었다.

그림을 보면 욕조 안에 앉아 있던 마라는 왼손으로는 코르데가 준 것으로 보이는 편지를 들고 있고, 오른손에는 무엇인가를 쓰다 만 펜을 쥐고 있다. 그렇다면 암살 당시 마라는 펜으로 무엇을 쓰고 있었을까? 코르데는 마라의 환심을 사기 위해서 거짓 정보를 제공했는데 자신이 사는 칸 지방에서 혁명정부에 반발하는 시위가 열렸다는 내용이었다. 그래서 마라는 그들 시위자들을 모두 체포해서 단두대로 처형하겠다고 하면서 코르데가 불러주는 가짜 시위 주동자들의 이름을 적고 있던 중이었던 것으로 알려졌다. 그런 이유로 그림에서 마라의 시신을 보면 오른손에 펜이 쥐어져 있고 욕실 바닥에는 마라의 가슴을 찌르고 나서 뽑은 칼이 보이는 것이다.

그렇다면 마라가 죽음의 순간에도 손에서 놓지 못하고 있던 편지에는 도대체 무슨 내용이 그리고 얼마나 중요한 내용의 글이 적혀 있었는지 살펴보도록 하자. 마라의 왼손에 있던 편지의 글을 확대해보면 이런 글이 적혀 있다.

du13 juillet 1793.	1793년 7월 13일
Marie anne Charlotte	마리 안 샤를로트
Corday au citoyen	코르데가 시민
Marat	마라에게
il suffit que je sois	저는 당연히 당신의
bien malheureuse	자비를 받아야 할
pour avoir Droit	정도로 너무도
a votre bienveillance.	불행합니다.

　결국 마라는 코르데가 건네준 편지를 읽으면서 오른손으로는 그녀가 알려주는 거짓 정보(칸에서 혁명정부를 반대하는 시위가 열렸다는 정보)를 바탕으로 불순분자들을 모두 단두대로 보내겠다며 명단을 작성하던 중이었던 것이다. 이렇게 필요 없는 명단을 작성하고 별 내용도 없는 한 여인의 편지를 읽는 동안 코르데의 날카로운 칼이 마라의 심장을 파고들며 그를 암살하는 엄청난 스캔들을 만들어냈던 것이다.

　사실 마라의 그림에 등장하는 두 통의 편지 중에서 왼손에 들고 있는 편지의 내용은 별 이견이 없는 데 반해, 오른쪽 테이블 위에 놓여 있던 편지의 내용에 대해서는 또 다른 의견이 있다. 하나는 위에 언급했듯이 칸에서 소요를 일으킨 불순분자들의 명단에 관한 것이라는 이야기이고, 다른 하나는 혁명의 와중에 남편을 잃고 다섯 명의 자녀들을 혼자 키워야만 하는 불쌍한 과부에게 돈을 전해달라는 내용이라는 것이다. 그래서 테이블 위에 혁명정부가 발행했던 프랑스 화폐인 '아시냐(assignat) 지폐'[12]가 놓여 있다는 의견이다. 테이블 위에 지폐가 놓여 있고 또한 평소

---

12)　**아시냐 지폐** : 프랑스대혁명이 발발한 1789년부터 1797년까지 발행됐던 불환지폐. 국가의 심각했던 재정난을 타개하기 위해서 발행했으나 너무 남발한 끝에 경제계의 대

가난한 사람들에 대한 마음이 남달랐던 마라의 일상과 이날도 이름 없는 가난한 여인이었던 코르데를 직접 면담한 것을 생각해보면 두 번째 이야기에 마음이 갈 수도 있을 것이다.

7. 아시냐 지폐와 프랑스의 재정 파탄

그림을 보면 마라가 죽을 때까지 왼손에 쥐고 있던 편지와 함께 욕조 테이블 위에 놓여 있던 또 하나의 편지가 있다. 그러나 이들 두 개의 편지 외에도 우리의 시선을 끄는 것이 있는데 그것이 바로 테이블 위, 편지 옆에 덩그러니 놓여 있는 한 장의 지폐이다. 위에서도 언급했듯이 마라는 욕조에 들어가 있는 동안 코르데의 방문을 받고 그녀가 건네준 한 통의 편지를 읽고 있었으며 오른손으로는 이 지폐와 관련된 편지를 작성 중에 코르데의 불의의 일격으로 죽음을 맞이했다. 그러므로 이 한 장의 지폐는 그림을 보는 우리의 시선과 호기심을 자극하기에 충분한 것이다.

〈마라의 죽음〉에서 나무 테이블 위에 있는 작은 편지 외에 좀 더 작은 종이를 확대하면 아시냐 지폐가 보인다. 아시냐 지폐 옆에 있는 작은 종이에는 마라가 "이 지폐를 혁명 중에 남편을 잃고 홀로 다섯 자녀를 키우는 가난한 여인에게 주시오. 그녀의 남편은 조국을 위해서 죽었다오."라는 글을 썼다고 한다. 사실 화가 다비드는 시민들의 애국심을 고취시키기 위해서 〈마라의 죽음〉을 그렸기에 최대한 인간 마라의 긍휼하고도 영웅적인 모습을 부각시키려고 했었다. 그래서 위의 그림에서도 죽음의 순

혼란과 가치 폭락으로 인해 오히려 프랑스 사회 전반적인 문제가 대두되고 혼란해지는 것을 염려한 결과 1796년 들어 집정정부에서 전격적으로 폐지했던 옛날 화폐였다.

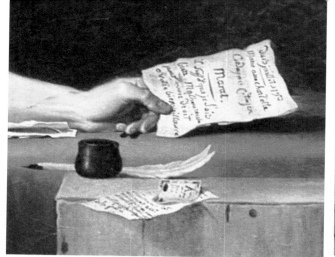
테이블 위에 지폐 한 장이 있다.

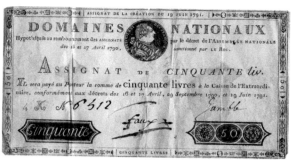
혁명 당시의 아시냐 지폐

간까지 가난한 여인을 위해 한 통의 편지와 함께 자신이 가진 돈을 전해주려는 혁명정부의 청렴결백한 리더의 모습으로 마라를 묘사했던 것이다.

재미있는 것은 원본이라고 할 수 있는 벨기에 브뤼셀 미술관에 있는 〈마라의 죽음〉과 프랑스 루브르박물관에 전시된 〈마라의 죽음〉, 이 두 작품에 미묘한 차이가 있다는 것이다. 원본인 브뤼셀 미술관 버전에는 나무 테이블 위에 평소 마라를 존경하던 다비드의 마음을 담아 "다비드가 마라에게(À MARAT, DAVID)"라고 적혀 있는데, 루브르 버전에는 원본과는 달리, "그들은 나를 타락시킬 수 없어서 암살했다(N'AYANT PU ME CORROMPRE, ILS M"ONT ASSASSINÉ)."라고 적혀 있다.

자, 그렇다면 아시냐 지폐는 구체적으로 무슨 지폐이고 어떤 상황에서 사용됐던 지폐이기에 마라가 죽는 순간까지 테이블 위에 놓인 지폐를 남편을 잃은 가난한 여인에게 주길 원했던 것일까? 먼저 우리가 일상에서 늘 사용하는 '지폐'에 대해서 간략히 알아보자. 지폐 즉 은행권(Bank note)이라는 것은 사실은 진짜 돈이 아니다. 진짜 가치가 있는 돈을 은행에 맡겨두고 받은 일종의 영수증 개념이 바로 지폐의 본래 의미이다. 진짜 값이 나가는 돈은 당연히 옛날부터 금(gold)이었는데 진짜 금은 무게

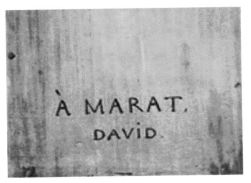

벨기에 브뤼셀 미술관 버전

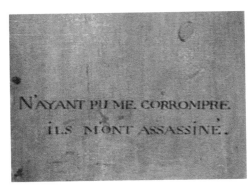

프랑스 루브르박물관 버전

도 무겁고 자꾸 유통시키다 보면 조금씩 마모되니까 대신 영수증을 들고 은행에 가면 진짜 돈으로 바꿀 수 있다며 유통시킨 것이 바로 지폐인 것이다.

아시냐 지폐는 프랑스혁명기의 토지 채권으로 1789년부터 1796년 사이에 거의 파산한 프랑스 재정 위기를 타개하기 위해 발행된 것이다. 나중에 지폐화되었고 정부에서 갖고 있는 토지의 가치보다 훨씬 많은 아시냐 지폐를 발행하다 보니 결국에는 화폐가치가 하락하고 이어서 인플레이션을 야기하게 된다. 종국에는 프랑스 경제를 더욱 어려운 수렁으로 몰고 가면서 국민들의 생활을 피폐하게 만들었다. 결국 아시냐 지폐는 더 이상의 가치를 갖지 못하게 되었다. 좀 더 자세히 살펴보면 아시냐 지폐는 귀족들과 사제들에게서 몰수하여 국유화한 교회 재산의 토지를 담보로 발행되었다. 그 이후 불환지폐로 증쇄가 너무 남발되어 신용이 추락했으며 경제적 혼란을 야기한 원인이 되기도 했다.

그렇다면 여기서 갑자기 드는 의문점이 있는데 왜 프랑스의 재정은 그토록 갑자기 나빠지게 된 것일까? 하는 것이다. 프랑스의 재정 상태만 양호했었더라면 아시냐 지폐를 발행할 이유도 없었을 것이고 인플레이션이 발생해서 프랑스 국민들을 더욱 피폐하게 만드는 일도 없을 테니 말이다. 이 의문점에 대한 답을 찾기 위해서는 좀 더 프랑스 역사를 거슬러 올라갈 필요가 있다.

프랑스대혁명의 여파로 직접적인 피해를 당한 국왕과 왕비는 루이 16세와 마리 앙투아네트였지만 이 모든 재정적인 어려움의 시작은 사실상 루이 14세 시절부터라고 보아야 한다. 프랑스대혁명의 원인을 이야기 하려면 여러 가지가 있는데 그중에서도 특히 빼놓을 수 없는 것이 있으니 바로 18세기부터 프랑스를 비롯한 전 유럽에서 광풍처럼 일어났던 계몽주의를 꼽을 수 있다. 다른 하나는 프랑스의 재정난이었는데 '태양왕'이라고 불리며 17세기 프랑스에서 절대왕정의 상징이자 강력한 군주로 군림했던 그는 유명한 말 "짐이 곧 국가다(L'état c'est moi)."라는 엄청난 말을 남겼을 정도로 강력한 국왕이었다. 그가 군림하던 시절 프랑스의 국력이 하늘을 찔렀던 것도 사실이고, 그 덕분에 프랑스의 위상이 유럽에서 절정을 구가한 것도 사실이었다. 하지만 그 이면에는 어려운 점도 있었으니 그것이 바로 돈이 부족하다는 것이었다. 즉 루이 14세는 프랑스에 강력한 왕권으로 쌓은 찬란한 명성과 함께 재정 부족도 남겼다.

프랑스에 이토록 돈이 부족하게 된 가장 큰 원인은 베르사유 궁전으로 상징되는 화려한 궁중 생활도 있지만 그보다 더 심각했던 것은 루이 14세가 너무도 많은 전쟁을 했다는 것이었다. 전쟁만큼 국가의 재정을 파탄 내는 것은 없을 것인데 프랑스 내부의 문제는 물론이고 이웃 나라인 네덜란드 전쟁, 플랑드르 전쟁, 에스파냐 왕위 계승권 전쟁, 아우크스부르크 동맹 등 유럽의 많은 전쟁에 개입했으니 프랑스의 재정이 바닥을 드러내는 것은 시간문제였던 것이다. 또한 루이 14세 이후에 왕위를 이었던 루이 15세도 마찬가지여서 그동안 영국에게 당한 것을 갚아준다는 호기 속에 끼어들었던 미국 독립전쟁은 비틀거리던 프랑스의 재정 상황

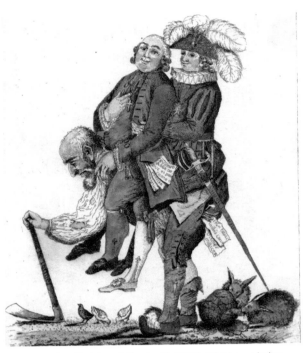

사제와 귀족을 업고 있는 늙은 평민. 당시 노쇠하고 병들고 부패했던 프랑스 경제를 상징한다.

을 그로기 상태로 몰아가게 된다.

이처럼 돈이 없는 프랑스를 물려받은 사람이 바로 루이 16세였으니 어떤 면에서 루이 16세는 불행한 국왕이었다. 바닥을 드러낸 프랑스의 재정 상태를 회복시키기 위해서는 뭔가 획기적인 조치가 필요했는데 정부에서 선택한 방법이 바로 세금을 늘리자는 것이었다. 당시 재무장관 네케르(Jacques Nacker)를 앞세워서 증세를 하려고 했는데 눈치 빠른 귀족들이 평민들은 가난해서 돈이 없으니 결국은 자신들에게 세금을 더 받을 것이라는 생각에 반발하게 된다. 이러한 귀족들의 반발에 동조했던 왕비 마리 앙투아네트에 의해 재무장관 네케르가 퇴출되면서 프랑스의 재정 상태는 점점 더 파국을 향하게 되었다.

경제가 너무도 힘들어지자 1788년 결국 루이 16세는 쫓아냈던 네케르를 다시 불러들이고, 평민들은 자신들의 입장을 대변한다고 여겼던 그를 환영한다. 평민들의 환영에 호응하듯이 네케르는 1789년 사제, 귀족 그리고 평민 계급들이 중심이 된 삼부회[13]를 소집하는데 이를 통해 증세

---

13) **삼부회(État généraux)** : 프랑스의 세 신분(사제, 귀족, 평민)의 대표자들이 모여 국가 중요 의제에 대하여 토론하던 장으로서 중세부터 근대에 이르기 까지 존재했었던 신분제 의회를 말한다. 14세기 초인 1302년 프랑스 국왕 필리프 4세가 당시 교황 보니

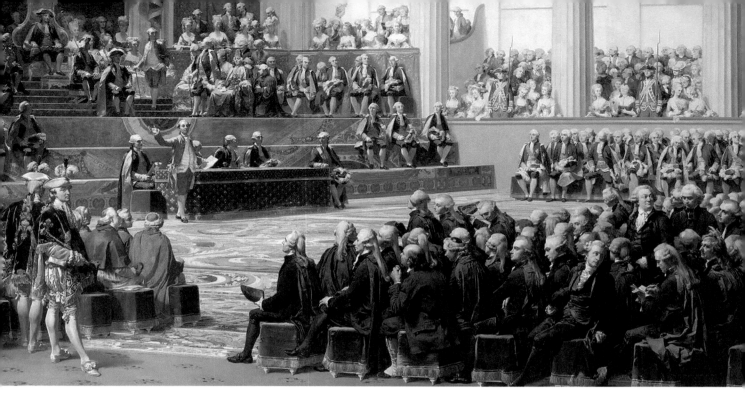

1789년, 루이 16세에 의해 파리의 노트르담 대성당에서 무려 175년 만에 삼부회가 개최되었다.

의 필요성을 이해시키고 설득하고자 했다. 특히 평민 계급의 호응을 받은 것은 평민 계급의 대표자 숫자를 두 배로 늘려준 것이었다. 늘어난 대표자 수만큼 의결권도 늘어날 것으로 여겼던 평민 계급의 기대와는 달리 의결권은 예전과 마찬가지로 각 계급 당 한 표씩 행사하게 됐는데 이에 평민들의 분노가 커진다. 결국 부족한 재정을 메우기 위해 세금을 더 늘리려는 목적으로 소집됐던 삼부회가 발단이 되어 대혁명의 소용돌이에 휘말리게 된 것이다.

프랑스대혁명의 결과, 루이 16세와 마리 앙투아네트는 단두대에서 목이 잘리게 됐지만 이후에도 프랑스의 재정 상태는 크게 나아지지 않았다. 대혁명을 주도하고 새로운 정권을 일으킨 주동 세력이었던 부르주아

파시오 8세와의 대결에서 필요했던 국민들의 지지를 얻을 수 있도록 파리에 있는 노트르담 대성당에 각 신분의 대표들을 소집했던 것이 그 효시로 꼽힌다. 1614년 이후 무려 175년 동안이나 삼부회가 열리지 않았는데 1789년 프랑스의 재정 상태가 심각해지자 결국 루이 16세에 의해 다시 열리게 되었다. 하지만 제3계급인 부르주아 평민 대표들이 머릿수에 따른 표결을 주장하게 되면서 삼부회는 사실상 무산된다.

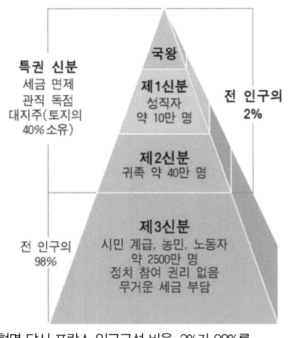

특권 신분
세금 면제
관직 독점
대지주(토지의
40%소유)

국왕

제1신분
성직자
약 10만 명

전 인구의
2%

제2신분
귀족 약 40만 명

제3신분
시민 계급, 농민, 노동자
약 2500만 명
정치 참여 권리 없음
무거운 세금 부담

전 인구의
98%

혁명 당시 프랑스 인구구성 비율. 2%가 98%를 지배했다.

계급은 이런 재정의 어려움을 극복하기 위해 새로운 시도를 하게 된다.

1계급인 사제나 2계급인 귀족들에게는 광대한 땅이 있었다. 이런 토지를 몰수해서 국가 소유로 만든 후, 이것을 다시 대중에게 매각하여 국가의 수입을 늘리고, 국가 재정을 양호하게 하자는 것이었다. 이런 일을 하기 위해서는 새로운 돈이 필요했는데 이때 사용된 것이 바로 아시냐 지폐였다.

금을 맡기고 그것을 담보로 해서 일종의 영수증 개념으로 주고받은 것이 지폐였다고 앞에서도 말했지만, 이제는 금 대신 토지를 담보로 해서 지폐를 주게 된 것이다. 이처럼 시작은 괜찮았는데 문제는 아시냐 지폐를 너무 많이 찍어낸 것이었다. 정부가 사제나 귀족들에게 몰수한 토지의 가치보다 더 많은 돈을 발행했으니 당연히 시간이 갈수록 아시냐 지폐의 가치가 폭락하게 되었다. 결국 아시냐 지폐의 발행과 사용은 사회적으로 인플레이션을 유발하게 됐고 이로 인해 사회의 혼란은 가중되었다. 이것이 아시냐 지폐가 대혁명 후 등장하게 된 간략한 이유였던 것이다.

제2장
〈민중을 이끄는 자유〉, 그리고 자유 · 평등 · 박애

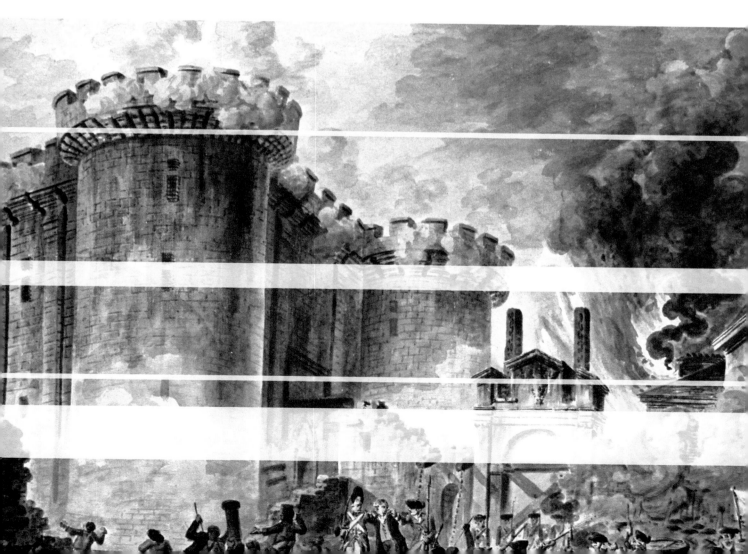

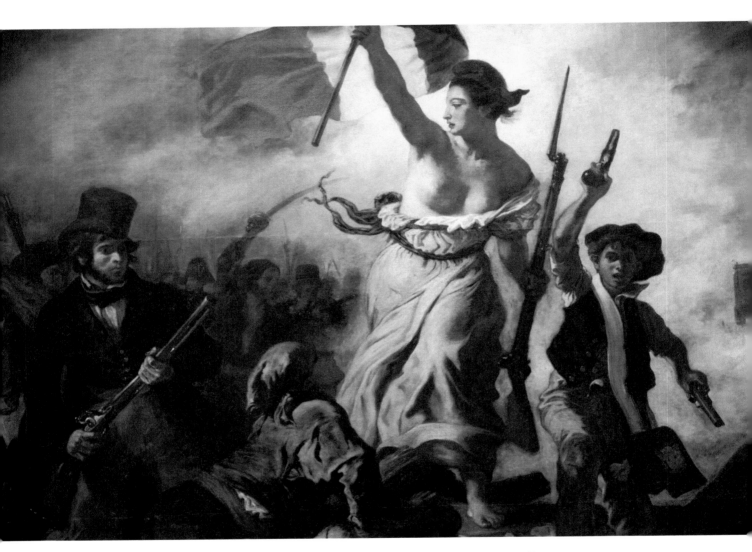

〈민중을 이끄는 자유, 1830년 7월 28일(Le 28 juillet 1830, La libertéguidant le peuple)〉.
페르디낭 빅토르 외젠 들라크루아, 1830, 파리 루브르박물관

1. 낭만주의 화가, 들라크루아

들라크루아(F.V. Eugène Delacroix, 1798~1863)라는 화가를 모르는 사람은 있어도 아마도 그의 일생의 역작인 〈민중을 이끄는 자유〉를 모르는 사람은 없을 것이다. 인간의 원초적인 자유에 대한 강렬한 열망을 상징하는 이 그림에 대부분의 사람들은 친숙한 느낌을 받는다. 한눈에 봐도 '아름답다'는 소리를 하기 힘든 이 그림이 그토록 많은 사람들에게 친숙하게 느껴지는 이유는 무엇인가. 이 그림은 우리의 어린 시절 대부분의 중·고등학교 역사 교과서 혹은 미술 교과서의 한 페

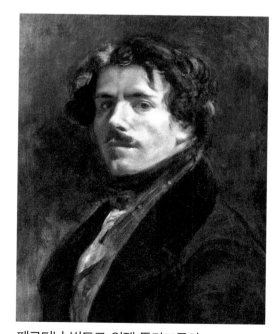

페르디낭 빅토르 외젠 들라크루아

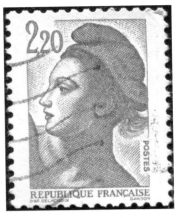

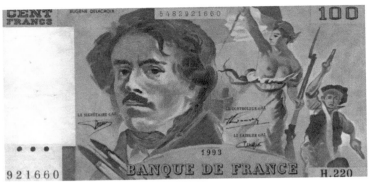

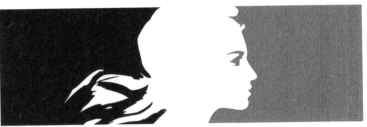

〈민중을 이끄는 자유〉를
활용한 프랑스의 우표, 지폐,
프랑스 정부 로고

이지를 장식했다. 또한 프랑스에서 이 그림은 우표와 지폐의 도안으로도
사용된다. 최근에는 전 세계적인 인기를 끌어서 뮤지컬에 이어 영화로도
만들어진 〈레 미제라블〉에도 이 그림이 등장한다. 게다가 프랑스 정부의
공식 로고에서 자유, 평등, 박애를 상징하는 삼색기 위에 있는 여인의 그
림이 바로 이 그림의 여주인공이니, 〈민중을 이끄는 자유〉만큼 유명해서
여기저기 많이 응용되는 그림도 흔치 않을 것이다.

　어째든 이토록 유명한 그림을 그렸던 들라크루아는 뜻밖에도 예술가
가 아닌 외교관의 집안에서 태어난 상류 부르주아 출신이다. 파리 근교
의 샤렁통-생 모리스 출신으로 16세 때부터 고전파 화가인 게랭(Guér-
rain)에게 그림을 배우고 18세 때 국립미술학교에 입학하면서 본격적인
화가의 길로 들어섰다. 특히 19세기 프랑스 낭만주의[1] 회화의 창시자로

---

1)　**낭만주의 회화** : 19세기 초에 발생해서 자크 루이 다비드로 대표됐던 신고전주의 회화
　　에 대항하는 것으로 알려진 낭만주의는 화가의 상상력을 동원하여 화가 자신의 느낌

〈메두사호의 뗏목〉이라는 유명한 그림으로 잘 알려진 테오도르 제리코 (Thédore Géricault, 1791~1824)와 교류하고 루브르박물관에 매일 드나들면서 그림에 관한 많은 것을 배웠다.

특히 그림을 그리는 데 있어 현실 묘사에 특별한 재능을 보였던 제리코에게서 많은 영향을 받았다. 당시 프랑스 미술계를 풍미하던 자크 루이 다비드의 신고전주의[2] 회화에 대항하여 자유로운 선의 리듬과 유려

과 감성을 표현하는 것을 중시한다. 낭만주의 화가들은 현실에서 직접 겪은 사건을 그림에 나타내지 않고 자신의 주관적인 감정을 화폭에 그리는 것을 좋아한다. 들라크루아의 〈민중을 이끄는 자유〉도 대표적인 낭만주의 화풍의 그림으로 실제로 들라크루아 자신이 직접 1830년 7월혁명에 참여해서 목격한 것을 그린 것이 아니라 친구에게 전해 들은 혁명 이야기에 큰 감명을 받아서 3~4일 만에 그렸다고 알려져 있다. 들라크루아에게 영향을 준 또 다른 유명 화가인 제리코(Géricault, 1791~1824)가 프랑스 군함 메두사호의 난파 사건을 모티브로 해서 그린 〈메두사호의 뗏목〉도 낭만주의의 이런 특징을 잘 보여주는 그림이다. 들라크루아나 제리코의 이런 그림들은 작가의 개성과 감수성, 상상력을 잘 드러내고 인상적인 주제를 대담한 색채와 강렬한 붓 터치로 표현하여 화가의 열정을 잘 보여주고 있다. 하지만 이들 낭만주의 화가와 회화에 대한 비판도 있었는데 이들 낭만주의 화가들이 당대의 실제 현실에는 별다른 관심이 없고 그저 상상력을 동원해서 그림을 그린다는 것이었다. 〈민중을 이끄는 자유〉의 경우에도 들라크루아는 정치적 의미에는 큰 관심이 없고 단지 정말 역동적으로 작품 속 대상을 표현했을 뿐이라고 했다. 이런 미술계의 비판을 의식했는지 들라크루아는 〈민중을 이끄는 자유〉를 그리면서 자유의 여신 옆에서 긴 총을 들고 여신의 인도에 맞춰 진격하려는 남성의 모습으로 자신을 슬쩍 집어넣기도 했다. 이처럼 현실을 외면하는 듯한 낭만주의 회화에 대항해서 자신들이 살고 있는 당대의 현실을 있는 그대로 그리려는 사실주의 회화가 뒤를 이었다.

2) **신고전주의(Néo-Classicisme) 회화** : 신고전주의 회화는 18세기 중반에서 19세기 전반, 유럽계를 풍미한 예술 양식으로서 매너리즘에 빠진 바로크, 로코코의 인습에 반발하여 고대 그리스와 로마 양식으로의 복귀 경향을 보여준다. 1789년 프랑스대혁명을 전후하여 시민들은 그리스와 로마에 대한 관심이 많았고, 프랑스 문화에 그리스, 로마풍의 장려함과 복고 취향적인 취미를 반영하고자 하였다. 또한 신고전주의는 합리주의 미학을 바탕으로 고대 예술의 특징인 형태의 이성적인 단순화를 선호하였는데 이러한 명징성과 질서, 이성은 계몽의 시대인 당시의 문화 양상과도 궤를 같이 하는 것이었다. 특히 신고전주의가 유럽 미술계에 신선한 활력이 된 것은 그림의 주제가 역사와 신화에 한정되지 않고 당대의 유명한 사건들을 다루는 등 자유롭게 주제를 선택할 수 있었기 때문이었다. 혁명정부는 명석하고 절제된 표현이 자신들이 추구하는 이상과 잘 맞아 떨어진다고 판단, 신고전주의를 적극적으로 후원하게 된다. 대표작가

한 색채로 새로운 회화의 영역을 개척했으며 〈키오스섬의 학살〉〈사르다나파르의 죽음〉 등을 발표하여 낭만파 화가로서의 인기와 명성을 확립했다. 그의 나이 26세 때인 1824년 〈키오스섬의 학살〉을 발표했을 때만 하더라도 '회화의 학살'이라는 혹평을 받았지만 힘찬 율동과 격정적인 표현은 그의 낭만주의를 확실하게 만들기도 했다. 신고전주의에 맞서는 그림을 그리는 데 있어서 들라크루아가 중시했던 것이 무엇인지는 그의 말을 보면 알 수 있다. "진정한 예술가란 격정과 열정을 증폭시켜야 한다. 모든 것이 그림의 주제다. 그리고 주된 주제는 너 자신이다. 주제는 자연 앞에서 받는 너의 인상, 너의 감정이다."[3] 이처럼 어떤 특정 사물, 특정 사건을 통한 화가 개인의 감정에 상상력을 첨가해서 그리는 방식이 바로 들라크루아가 원했던 낭만주의 화법이었다. 그는 프랑스는 물론이고 영국의 화가들과도 많은 교류를 했는데 특히 컨스터블, 보닝턴, 로렌스 등의 영향을 받아 주로 밝은 색채와 명도, 심도가 있는 작품을 구사했다.

들라크루아는 1830년, 나이 32세에 발표했던 〈민중을 이끄는 자유〉가 엄청난 인기를 끌면서 화가로서 확고한 인기와 지위를 누리게 되었다. 1832년에는 모로코와 알제리 등 북아프리카를 여행하고 돌아온 뒤에 〈알제리의 여인들〉이라는 작품으로 동방의 이국적인 모습을 담기도 했다. 특히 들라크루아는 그림을 화폭에만 그리던 것에서 벗어나 공공건물의 장식이나 판화 등을 시도하기도 했다. 미술은 물론이고 음악과 문학에도 대단한 학식이 있어서『예술론』등의 저작을 남기기도 했다.

로는 혁명정부가 공식적으로 내세웠던 자크 루이 다비드를 비롯하여 신고전주의를 완성했다는 평가를 받는 앵그르 등이 있었다.
3) 파트리시아 프리드라카라사,『회화의 거장들』, 자음과모음, 2011.

2. 바리케이드로 민중을 이끄는 자유

자크 루이 다비드의 명작 〈마라의 죽음〉도 많이 알려진 그 제목이 이 사건 당시 받았던 다비드의 충격을 제대로 표현하지 못해서 조금 아쉬운데, 들라크루아의 그림 역시 원래 작가의 의도와는 조금 다르게 알려졌다. 이 그림의 제목은 미술사 책이나 서양사 책을 보면 두 가지로 표기되어 있는 경우가 많다. 하나는 〈민중을 이끄는 자유의 여신〉이고 다른 하나는 〈민중을 이끄는 자유〉이다.

들라크루아가 〈밀로의 비너스〉에서 영감을 받아 그림의 주인공을 그렸다는 것을 감안해서 그런지, 아니면 주인공이 아름다운 여신처럼 보여서 그런지는 모르지만 일반인에게는 〈민중을 이끄는 자유의 여신〉이 좀 더 친숙할 것이다. 들라크루아가 붙인 프랑스어 제목은 'La libertéguidant le peuple'이고 영어 제목은 'Liberty Leading the People'인데 여기서 불어의 'La liberté'는 영어의 'Liberty'로서 우리가 아는 '자유'이다. 이 자유라는 단어에 '여신'의 의미가 있다고 보는 것은 의미의 과도한 확장일 수 있다. 물론 상징적인 차원에서는 가능하지만 사전적 의미로는 자유가 맞을 것이다. 그런 의미에서 이 그림을 본다면 주인공은 비록 자유의 여신이지만 그럼에도 불구하고 〈민중을 이끄는 자유의 여신〉보다는 〈민중을 이끄는 자유〉가 좀 더 직접적으로 의미를 전달하는 제목이 될 것이다.

여기서 한 가지 의문이 드는데 바로 목적지가 어디냐 하는 것이다. 맨 앞에서 민중을 이끌고 있는 자유의 여신과 어린 소년은 도대체 민중들을 어디로 이끌고 있느냐 하는 궁금증인 것이다. 이런 궁금증을 해결하기 위해서는 그림을 좀 더 자세히 봐야 한다. 유심히 보면 자유의 여신과 어린 소년 옆에 나무 기둥처럼 생긴 것들이 보일 것이다. 특히 소년의 왼쪽 다리 옆에 이런 나무 조각 혹은 나무 기둥들이 세워져 있거나 쓰러져 있고, 이런 나무 기둥 위에 지금 소년과 자유의 여신이 서 있다. 무슨 공사장에서나 볼 수 있을 것 같은 나무들이 몇 개 세워져 있는데 이들 나무 기둥들이 바로 원래의 제목과 관련이 있다. 쓰러져 있는 나무 기둥들의 정체는 바로 샤를 10세 정부의 군인들이 노동자와 시민들이 왕궁으로 쳐들어오는 것을 막기 위해 노트르담 성당 부근과 파리의 마레 지역에 집중적으로 설치했던 바리케이드였던 것이다.

새로운 혁명을 꿈꾸는 시민군들이 샤를 10세가 거주하는 왕궁으로 가기 위해서는 반드시 이 지역을 지나야 했고, 그래서 정부군은 집중적인 바리케이드를 설치해서 시민군들의 행군을 막았던 것이다. 즉 이 바리케이드는 무너져가던 샤를 10세 정부를 상징하는 것이고 자유의 여신과 소년이 주축이 된 시민군들이 바리케이드를 무너뜨리고 밟고 서 있는 것은 시민군들이 승리할 것이라는 일종의 암시 내지는 들라크루아의 희망이었다. 게다가 자유를 상징하는 여신이 자유, 평등, 박애를 상징하는 삼색기를 들고 왼발을 앞으로 힘껏 내딛으며 전진하는 그 발밑을 보라. 그녀와 어린 소년이 밟고 있는 것은 바로 죽은 시신들인데 특히 훈장을 걸고 화려한 옷차림을 한 채 죽어 있는 사람이 있다. 이 남자는 당시 왕정 복고를 꾀하던 샤를 10세를 지지하는 기득권의 상징인 귀족이다. 이런 귀족을 밟고 진격하려 한다는 것은 바로 낡은 봉건 체제 혹은 왕정 복고의 종말을 의미하는 것이다.

바리케이드가 무너졌다는 것은 다시 말해 수비하던 세력들이 패배했다는 의미이다. 그러므로 비록 혁명의 일선에서 총을 들고 싸우지는 않았지만 누구보다 혁명의 대의와 정신에 동조했던 들라크루아가 이 그림으로 보여주고자 하는 것은 너무도 확실하다. 그것은 정부군이 굳게 세워놓은 바리케이드가 있는 곳, 즉 샤를 10세 정부의 요충지까지 시민군이 진출하는 것이었다. 그래서 화가는 자유의 여신과 소년이 민중을 이끌고 왕궁 앞에 세워놓은 바리케이드까지 인도하는 그림을 그렸던 것이다. 그래서 원래 제목은 바로 〈바리케이드로 민중을 이끄는 자유〉였다.

앞에서도 언급했지만 들라크루아가 직접 1830년 7월, 이 3일간의 혁명의 선두에서 직접 싸운 것은 아니었다. 하지만 그는 시민혁명의 살아 있는 증인이었고 주변 지인들을 통해 이날의 상황을 생생하게 들었던 것이다. 혁명의 대의에 동감하고 절대왕정으로의 회귀에 심정적으로 분노하던 들라크루아의 결의는 조카에게 보낸 편지에도 잘 드러나 있다. "여기저기서 전투가 벌어져 포탄과 총탄이 난무하는 가운데 사흘을 보냈다. 나 같은 평범한 산책자도 충동적으로 적을 향해 돌진하는 영웅과 똑같이 총에 맞을 수 있었지."[4] 이처럼 혁명의 대의에 동조하고 전투에도 직접 참여할 수 있다는 결의에 찬 들라크루아는 생생히 전해 들은 혁명 당시의 상황을 낭만주의의 대가답게 상상력을 덧붙여 인상적인 장면으로 그렸고 제목에 '바리케이드'라는 단어를 넣었던 것이다. 이후에 들라크루아는 1830년 10월 28일 형에게 다음과 같은 짧은 내용의 편지를 보낸다. "나는 근대적 주제인 바리케이드를 그리기 시작했다. 비록 내가 부당한 정권에 맞서 직접 싸우고 승리하지는 못했지만 적어도 국가를 위해서 그림을 그릴 것이다."

들라크루아의 명작 〈민중을 이끄는 자유〉는 그의 나이 32세인 1830년에 그린 그림이다. 그는 특히 당시 파리(마레 구역, 현재는 퐁피두센터

---

4)   장 페에르 윈터 · 알렉상드르 파브르, 『명작은 왜 명작인가』, 이숲, 2010.

근처)에서 발생했었던 1830년 7월혁명을 작품의 소재로 삼고 있다. 많은 사람들은 이 유명한 그림 속 자유의 여신이 혁명의 상징인 청색, 백색, 적색의 삼색기를 높이 들고 있는 것을 보고 1789년의 프랑스대혁명을 상징하는 그림으로 잘못 알고 있는데 이 그림은 대혁명 41년 후인 1830년에 벌어졌던 또 다른 혁명을 시대적 배경으로 하고 있다.

들라크루아는 사실 혁명의 현장에는 직접 참가하지 않았지만 혁명의 정신을 기리기 위해 이 그림을 그렸고, 7월혁명 발발 1년 후인 1831년에 파리의 살롱[5]전(미술 전시회)에 출품한다. 처음 출품됐을 때는 그림 한복판 젊은 여인의 가슴을 다 드러낸 옷차림으로 인해 많은 비평가들의 입

---

5) **살롱(Salon)** : 유럽의 살롱은 당시 사회에 큰 영향력을 끼친 장소였다. 당시 살롱은 귀족 부인들이 정해진 날에 자기 집 거실을 문화예술계에 종사하는 사람들에게 개방해서 다과를 나누면서 새로운 작품이나 사상에 대한 자유로운 토론, 낭독, 비평을 나누던 자리였다. 많은 지식인이나 예술가는 귀족 부인들이 주최하는 살롱에 가서 자신들의 작품을 보여주면서 인정받는 걸 중요하게 여겼다. 간혹 권력자의 눈 밖에 나서 더 이상 공연이나 연주를 할 수 없을 때에도 살롱에서 인정받으면 재기하는 게 매우 수월하기도 했다. 그렇게 재기한 대표적인 작품이 바로 유명한 희극 〈피가로의 결혼〉이다. 이 작품은 루이 16세의 면전에서 먼저 공연되었으나 작가인 보마르셰가 교묘하게 신분제를 무력화시키고 귀족들을 바람둥이로 묘사하려는 불순한 의도가 있다고 여긴 루이 16세에 의해 공연이 금지되었다. 극장을 잃은 보마르셰는 살롱에서 비공식적으로 공연하여 여기서 인기를 얻은 끝에 다시 극장으로 복귀할 수 있었고, 〈피가로의 결혼〉은 최고의 인기작으로 거듭나게 됐던 것이다. 이것이 바로 살롱의 영향력이었다. 살롱은 17~18세기 인기를 많이 얻었지만 프랑스에서 처음 살롱이 시작된 것은 16세기, '낭트 칙령'을 반포함으로서 구교와 신교 간의 극심했던 종교 갈등을 봉합한 앙리 4세 시대이다. 오랜 내전을 치르면서 피폐해진 프랑스 국민들의 심성을 정화하기 위해서 아름다운 여성들과의 교제와 대화로 부드럽게 하고 교양인다운 말투와 예절을 익히게 할 목적으로 처음 궁전 안에 살롱을 만들었던 것이다. 역사상 최초의 살롱은 고대 그리스까지 거슬러 올라가는데 기원전 5세기 그리스의 지도자였던 페리클레스의 아내였던 아스파시아가 자신의 집에서 예술, 문학, 철학을 하는 사람들을 모아서 함께 토론하던 것을 살롱의 시초로 보고 있다. 플라톤과 소크라테스 그리고 그의 제자들도 철학을 논하기 위해 그녀의 집을 드나들었다는 기록이 있는 데서 알 수 있듯이 문학적, 철학적 소양이 넘치고 외적으로도 아름다운 아스파시아의 매력에 빠진 그리스 지도자 페리클레스가 노예 출신임에도 불구하고 그녀를 아내로 맞이했던 것이다.

방아에 올랐다. 신성한 혁명을 그린 그림에 불경하게 옷 벗은 거리의 여인을 주인공으로 그렸다는 이유로 당시 살롱전을 큰 충격으로 몰아넣는다. 결국 이 그림과 들라크루아로 인해 살롱전이 너무 시끄러워지자 그림의 배경인 7월혁명으로 인해 왕위에 오른 루이 필리프가 이 그림을 사들인다. 이후 정권의 부침에 따라 전시되거나 창고에 보관되기를 반복하다가 1863년 룩셈부르크박물관으로 넘어간다. 10년의 세월을 다른 나라에 있다가 1874년 루브르박물관으로 돌아오면서 드디어 이 그림은 대중들의 새로운 평가를 받으며 들라크루아의 명작으로 남게 되었다.

그림의 소재가 된 7월혁명은 1830년 7월 28일부터 30일까지 3일 동안 파리에서 일어났던 혁명으로 3일간 천하를 흔들었다고 해서 일명 '영광의 3일(trois glorieuses)'[6]로도 불리는 사건이었다. 대혁명 후 혜성같이 등장해서 전 유럽을 벌벌 떨게 했던 나폴레옹이 1815년 역사의 무대에서 사라진 후 프랑스의 왕위는 루이 16세의 동생 루이 18세의 10년 천하 (1814~1824)로 넘어간다. 루이 18세의 뒤를 이어서 등장한 샤를 10세는 대혁명의 정신에 반하는 반동 정책을 편다. 이에 대항해서 파리의 시민들과 학생들 그리고 노동자들이 중심이 되어 파리를 점령하고, 결국 샤

---

6) **영광의 3일(Trois Glorieuses)** : 프랑스혁명 때 처형당한 루이 16세의 동생 루이 18세에 이어 민중의 힘으로 왕위에 오른 샤를 10세가 뜻밖에도 민중들의 요구를 외면한 채 다시 왕정 시대로 돌아가려는 왕정 복고를 추진하고 있었다. 이에 불만을 품은 부르주아를 비롯한 노동자, 학생 등 민주의 저항이 거세졌고 이어지는 경제 위기로 인해 민중들의 불만은 극에 달한다. 1830년 5월 총선거에서 국왕을 지지하는 하지 반대 세력이 대거 하원에 진출하자 샤를 10세는 의회 해산에 이어 재선거를 실시한다. 그러나 또다시 반대 세력이 많아지는 결과가 되자 다양한 방식으로 탄압을 가하고 이런 반동 정책에 대항해서 혁명이 발발한다. 결국 민중의 승리, 정부의 패배로 끝나고 샤를 10세는 영국으로 망명한다. 민중의 지지에 힘입은 오를레앙 가문의 루이 필리프가 왕위를 잇는다. 이때 혁명이 최고조에 다했던 7월 27, 28, 29일, 이 3일을 가리켜 영광의 3일이라 부르게 되었다.

를 10세의 퇴위를 이끌어냈는데 바로 이 3일간의 사건을 그린 그림인 것이다. 샤를 10세의 왕정 복고 시도를 물리치기 위해 일어난 7월혁명은 특히 7월 26, 27, 28일 3일 동안 가장 격렬한 양상을 보였고 그래서 이 3일을 프랑스 역사에서는 '영광의 3일'로 부르고 있으며 파리 바스티유 광장에는 이 혁명을 기념하는 47미터 높이의 탑이 세워져 있다.

결국 7월혁명은 샤를 10세의 실권과 망명이라는 성과를 거뒀지만 민중이 원하는 진정한 공화국을 세우지는 못했고 대신 입헌군주 루이 필리프의 7월왕정이 들어서게 된다. 하지만 민중의 힘에 의해 왕위에 오른 루이 필리프는 민중의 혁명이나 시위를 두려워한 나머지 이 그림을 구입해서는 오랫동안 창고에 보관만 하게 했다. 이 그림이 자유의 여신과 소년을 통해 민중의 혁명이나 시위를 선동할 수 있다는 정치적인 이유로 오랜 기간 일반인들에게 공개를 하지 않았던 것이다. 민중이 일으킨 혁명의 기운으로 인해 왕위에 오른 루이 필리프가 오히려 민중의 힘을 두려워했다는 것이 역사의 아이러니라고 할 수 있다.

한편 들라크루아의 상징이 된 이 그림은 실상 당대 프랑스 미술계의 여러 사조, 즉 낭만주의와 사실주의를 함께 보여주는 그림이기도 하다. 들라크루아는 알려졌다시피 낭만주의를 대표하는 화가였지만 이 그림에서는 사실주의도 볼 수 있다. 특히 자유의 여신 발밑에 있는 여러 구의 시신들이 그렇다. 그림 전경에 쓰러져 있는 시신들은 지극히 사실적인 묘사로 당시의 처참했던 상황을 잘 보여주고 있다. 이처럼 처참한 시신들을 그림의 전면에 확대해서 사실적으로 배치하는 구성은 앞에서도 언급했던 또 다른 낭만주의 화가이며 들라크루아에게도 영향을 주었던 테오도르 제리코의 〈메두사의 뗏목〉에서 이미 쓰였던 구도다. 즉 들라크루아는 제리코의 그림에서 비슷한 구도를 차용한 것으로 볼 수 있다.

3. 자유의 여신, 소년 그리고 들라크루아

그림을 보면 웃옷을 벗은 젊고 아름다운 여인이 프랑스를 상징하는 트리콜로(삼색기)를 높이 치켜들고 뒤를 따르는 사람들을 진두지휘하고 있다. 사실 이 그림의 첫인상은 웃옷을 벗어 가슴을 다 드러낸 아름다운 여인과 양 손에 권총을 든 어린 소년으로 인해 매우 강렬하다. 그림을 바라보는 사람들 눈에는 자연스럽게 몇 사람의 모습이 들어온다. 자유의 여신, 그 옆에서 어린 나이에 걸맞지 않게 권총을 쥔 오른손을 높이 치켜든 소년, 그리고 자유의 여신 우측에서 소총을 들고 어울리지 않는 높은 모자를 쓰고 있는 남자이다. 물론 자유의 여신과 소년의 발밑에 즐비하게 쌓여 있는 시신들의 처참한 모습도 눈에 들어오지만 우선적으로 이들 세 사람의 모습이 너무도 강렬한 것이 사실이다. 그러므로 이 그림을 깊이 있게 이해하려면 강렬한 이미지를 심어주는 인물 중심으로 살펴보는 통찰력이 필요할 것이다. 이 그림에 나오는 핵심적인 세 인물의 공통점은 바로 이런 전쟁 혹은 혁명과는 직접적으로 어울리지 않는 사람들이라는 것이다.

전투의 최전방에서 웃옷을 벗고 있는 여인이나 어린 소년, 그리고 이런 혁명의 와중에 마치 귀족처럼 크라운이 높은 모자를 쓴 사람 역시 일반적인 혁명이나 전쟁 상황과 어울리지 않아 보이기는 매한가지다. 그렇다면 도대체 이처럼 상황과 어울리지 않는 사람들은 누구이고 들라크루아는 왜 이처럼 상황에 어울리지 않는 이상한 모습의 인물들을 그림의 한복판에 그려 넣은 것인가? 자유의 여신과 소년의 발밑에는 엄청난 수의 시신들이 나뒹굴고 있어서 이 그림을 보는 사람들은 당시에 얼마나 처참하고 격렬한 싸움이 벌어졌는지 바로 알 수 있다. 때문에 이런 생사가 엇갈리는 현장에 아름다운 여인이 소년과 함께 무리를 지휘하는 모습은 쉽게 이해되지 않는다.

그렇다면 연기 자욱한 포화 속에서 들려오는 함성과 포성으로 온 땅이 진동하고 바닥에는 처참한 시신들이 널려 있으며 방어벽을 쌓고 저항하는 시민군을 정부군이 공격하고 있는 최악의 상황에 최고의 아름다움을 상징하는 여인을 등장시킨 들라크루아의 의도가 있을 것이다. 시신의 모습을 보면 이들이 누구인지 대략 짐작할 수 있는데 이들 시민군은 대부분 가난해서 정상적인 삶을 영위하기 힘든 사람들이었다. 특히 이 혁명에 가장 앞장섰던 계층은 노동자들이었다. 게다가 샤를 10세 정부의 언론 탄압에 의해 삶의 터전을 심각하게 위협당하던 지식인들도 많았고 미래 프랑스의 주역이 될 젊은 학생들도 이 혁명에 열심히 가담했었다. 특히 가난한 노동자들은 어차피 열심히 일해도 나아질 기미조차 보이지 않는 삶에 미련이 없었기에 혁명에 온몸을 던졌고 사회의 근본적인 개혁을 요구했다. 한마디로 1870년 7월혁명은 노동자 계급이 주동이 되고 젊은 학생들, 지식인 그룹이 동조했으며 특히 시민들의 뜨거운 호응으로 인해 결실을 보게 됐던 것이다.

이 그림의 주요 인물들을 한 사람씩 살펴보도록 하자. 먼저 그림의 주인공이라고 할 수 있는 자유의 여신은 누구이고 이 여인은 왜 웃옷을 풀어헤치게 됐을까? 이 여인은 먼저 현재 수탉과 함께 프랑스의 여러 가지 상징 중 하나인 조국의 어머니 '마리안(Marianne)'[7]의 원형이다.

---

7)   **마리안(Marianne)** : 19세기와 20세기 프랑스 동전에 자주 옆모습이 들어갔고 현재 프랑스 정부의 공식 로고에도 마리안의 얼굴이 들어가 있다. 마리안의 흉상을 주요 공공기관 건물에 장식하기도 하는데, 이때 그 시대에 가장 유명한 여배우나 가수들이 모델이 되곤 한다. 프랑스를 상징하는 여인이라는 상징성을 두고 실존 인물이었던 잔 다르크와 비교되기도 한다. 마리안은 주로 혁명과 공화국을 상징하는 만큼 진보 좌파를 대표하고, 잔 다르크는 왕국과 교회를 상징하는 만큼 보수 우파를 대표하기도 한다.

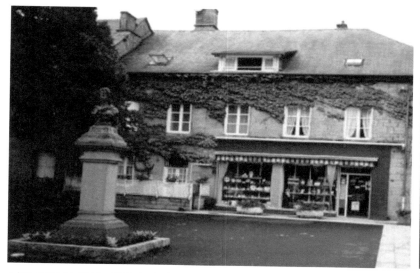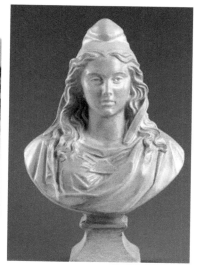

시골 관공서 앞에 세워진 마리안 흉상

　동서양의 역사에서 여성들은 소극적이고 수동적인 이미지였고 프랑스에서도 마찬가지였다. 그러나 대혁명 당시 프랑스 여성들은 수동적인 존재가 아니었다. 1789년 혁명이 시작된 프랑스는 흉작과 기근, 특권층의 사치, 재정 부족 등이 겹치면서 생필품 가격이 폭등하는 대혼란의 시대를 보내고 있었다. 가난한 백성들은 아이들에게 먹일 바게트 한 조각조차 구하기 힘들었는데 그런 와중에도 루이 16세와 마리 앙투아네트가 기거하던 베르사유 궁전에서는 연일 흥청망청 파티가 열렸다. 결국 10월 5일 새벽, 생사의 기로에 선 백성들, 그중에서도 자식이 있는 약 7천여 명의 여성들이 중심이 되어 쏟아지는 폭우를 뚫고 무려 6시간을 걸어 베르사유 궁전으로 향한다. 그녀들은 베르사유 궁전으로 가면서 한 가지 구호를 외쳤는데 바로 '빵을 달라'는 것이었다. 분노한 여성들의 행진에 위기감을 느낀 루이 16세 일행은 거주지를 베르사유궁에서 파리 시내 튈르리궁으로 옮겼는데 이것은 사실상 가택 연금이나 마찬가지였다.

　이때의 분노한 여성들, 압제에 저항하는 민중의 표상이자 자유, 평등, 박애의 상징이 마리안이다. '마리안(Marianne)'이라는 이름에서 '마리(Marie)'는 '성모 마리아'에서 따왔고, '안(Anne)'은 마리아의 어머니 '성

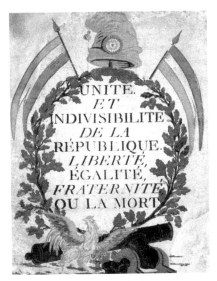
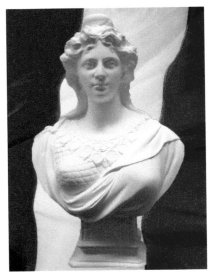

프랑스의 상징인 수탉과   삼색기를 배경으로 프리지아를 쓴
혁명의 상징인 프리지아 모자   마리안

안나'에서 따왔다. 프랑스에서는 자유와 혁명의 상징인 마리안을 기리기
위해 10년에 한 번씩 전국의 시장들이 모여 직접투표로 미스 마리안을
선발하고 있다. 그동안 프랑스의 위상을 높이거나 명성을 떨친 여성들이
주로 선발됐는데 예를 들면 배우 소피 마르소, 카트린 드뇌브 등이 있다.
프랑스대혁명 후 프랑스의 모든 관공서에는 예외 없이 조국의 어머니인
한 여인의 흉상을 전시하고 있는데 그 여인이 바로 마리안이다. 마리안
의 모티브가 된 것이 들라크루아의 〈민중을 이끄는 자유〉이다.

 마리안은 여성의 모습을 한 자유와 이성의 알레고리이며 프리지아 모
자(phrygian bonnet),⁸⁾ 수탉과 함께 프랑스대혁명의 3대 상징물 중 하나
로서 그림의 제목처럼 자유의 여신으로 인정받고 있다. 가녀린 여성이
어떤 경로로 해서 대혁명의 상징이 되었는지, 그리고 어떤 계기로 마리
안이라는 이름으로 불리게 되었는지에 대해서는 비록 논란이 있지만 프

---

8) **프리지안 모자(Phrygien bonnet)** : 동양에서 유래된 것으로 알려진 이 모자는 프랑스에
    서 1791년 급진주의 혁명파들이 자유를 상징하는 것으로 주로 사용했다.

랑스의 흔한 남성 이름인 자크(Jacque)와 함께 프랑스 하층계급에서 많이 쓰이는 대표적인 서민 여성의 이름으로 알려져 있다.

1789년 대혁명 이후부터 마리안은 프랑스 국가 자체를 상징하는 여성이 되었다. 1940년, 나치에 의해 프랑스가 비시 정부와 저항 정부로 나누어졌을 때는 특히 비시 정부에서 사용이 금지되기도 했었다. 나중에 비시 정부가 몰락하고 공화정이 다시 부활하면서 사용될 수 있었다.

들라크루아의 〈민중을 이끄는 자유〉에서 여인은 자유를 상징하는 모든 것을 가지고 있다. 머리에는 자유를 상징하는 붉은 프리지아 모자를 쓰고, 오른손에는 혁명의 상징인 프랑스 국기를, 왼손에는 역시 저항을 상징하는 총검을 들고 있다. 즉 이 여인은 가난한 민중을 대표해서 기득권 세력에 저항하는 인물을 대변하고 있는 것이다.

자유의 여신에 이어 우리의 시선을 끄는 인물은 그녀의 왼쪽에 있는 어린 소년이다. 이 어린 소년이 관심을 받는 이유는 두 가지인데 하나는 이런 살육이 난무하는 현장에 도저히 어울리지 않는다는 것이다. 이 그림을 제외하면 이처럼 어린 소년이 혁명이나 전쟁의 맨 앞에서 어른들을 독려하고 리드하는 그림은 아마 없을 것이다. 혁명의 현장이 아닌 학교에나 어울릴 것 같은 소년이 민중을 이끈다는 설정은 쉽게 납득하기 어렵기 때문에 이 그림은 보는 사람들의 뇌리에 강렬히 자리 잡는다.

이 소년이 우리의 시선을 끄는 또 다른 이유는 양손에 쥐어져 있는 권총 때문이다. 양손에 권총을 든 채 자유의 여신과 함께 선두에 서서 나이 많은 시민군에게 고함을 지르며 진격을 외치는 소년의 모습은 무척 인상적이면서도 낯설 수밖에 없다. 이 어린 소년은 누구이며, 왜 어린 소년의 양 손에 책이나 빵이 아닌 권총이 쥐어져 있었던 것일까?

1830년 7월혁명 당시의 상황으로 짐작한다면 위험한 혁명의 일선에

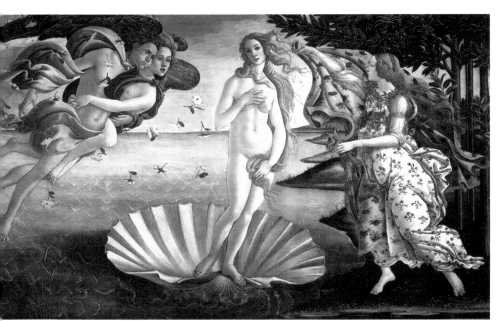
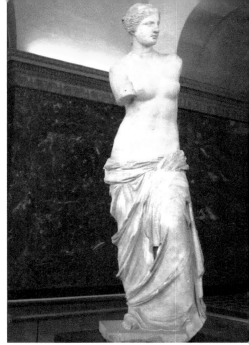

〈비너스의 탄생〉, 산드로 보티첼리　　　　　　　　　〈밀로의 비너스〉, 작자 미상

서 전투에 뛰어든 어린아이들은 대부분 거리로 내몰린 도시의 부랑아들이었을 것이다. 전투에서 큰 부상을 입고 자유의 여신을 애처로운 눈길로 올려다보는 아이도, 선두에서 권총을 들고 진격을 외치는 아이도 모두 도시의 가난하고 버려진 아이들인 것이다.

실제 이 당시 7월혁명에서 가장 많은 피해를 입고 많은 희생자를 낸 계층은 바로 가난한 젊은이들이었다. 더욱이 젊은이도 아닌, 버려진 아이들까지 목숨을 걸고 혁명의 대열에서 정부군과 맞서 싸우는 모습은 훗날 프랑스의 위대한 대문호 빅토르 위고(Victor Hugo)에게 큰 영감을 주었다. 들라크루아가 루브르박물관에서 자주 봤던 〈밀로의 비너스〉를 보고 이 그림의 자유의 여신을 그린 것과 비슷하다. 비너스는 미의 여신으로, 그리스식 이름은 아프로디테이고 비너스는 이탈리아식 이름 베누스의 영어 발음인데, 흔히 비너스 하면 〈밀로의 비너스〉와 〈비너스의 탄생〉을 떠올린다. 〈밀로의 비너스〉는 그리스, 그중에서도 헬레니즘 시대 조각이고, 〈비너스의 탄생〉은 보티첼리가 그린 르네상스 시대 그림인데 들라크루아는 이 중 〈밀로의 비너스〉로부터 영감을 받아 〈민중을 이끄는 자유〉의 자유의 여신을 그린 것으로 알려져 있다.

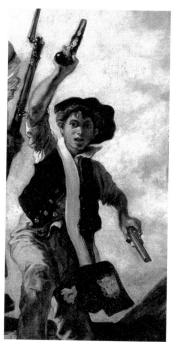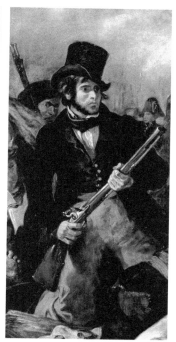

양손에 권총을 든 소년　　　소총을 든 신사

1830년 혁명 당시 부인의 출산으로 인해 역사적인 현장에는 직접 동참하지 못했지만 자유의 수호자였던 위고는 이 당시의 상황을 토대로 불후의 명작인『레 미제라블(Les miserable)』을 통해 남긴다. 가난한 자들, 비참한 자들, 버려진 자들이라는 뜻인『레 미제라블』에는 19세기 초반 당시의 비참하고 처참한 사회적 상황과 그로 인해 버림받아 비참한 삶을 살아가는 가난한 민중의 모습이 고스란히 나타나 있다.

빅토르 위고는 이 작품에 어릴 적 부모에게 버림받고 가난과 억압 속에서 살아가는 소년 가브로슈(Gavroche)[9]를 등장시킨다. 가브로슈는 바스티유 광장에서 노숙을 하며 살아가는 부랑아이다. 가난에 찌들어 살던 그는 결국 혁명에 가담하고, 특히 숨진 정부군 시신을 뒤져서 총알을 모으는 일을 하게 된다. 그러다가 마침내 총을 들고 혁명의 전선에 뛰어들어 정의로운 죽음을 맞이하는 가브로슈라는『레 미제라블』속 캐릭터가 바로 들라크루아의 〈민중을 이끄는 자유〉에 등장하는 소년인 것이다.

자유의 여신 옆에서 양 손에 권총을 들고 허리에는 총알을 모은 작은

---

9)　**가브로슈(Gavroche)** : 빅토르 위고의 소설『레 미제라블』에 등장하는 어린 소년으로 다혈질적이고 반항적이며 냉소적인 아이다. 이 작품에서 유래해서 가브로슈라는 이름은 '파리의 부랑아'라는 뜻을 내포하는 것으로도 이해되고 있다.

가방을 메고서 시민군들을 독려하는 이름 없는 어린 소년의 모습에서 빅토르 위고의 가브로슈가 탄생하게 된 것이다. 자유의 여신이 말 그대로 자유를 상징한다면, 자유의 여신만큼이나 인상적인 모습의 어린 소년은 프랑스가 나아갈 미래를 상징한다.

〈민중을 이끄는 자유〉에서 자유의 여신과 어린 소년에 이어 우리의 시선을 끄는 또 다른 인물은 여신의 우측에서 상황에 어울리지 않는 복장과 모자를 쓰고 있는 남자다. 다른 인물들의 복장이 찢어지고 풀어 헤쳐져 있는 것과 달리 이 남자는 옷매무새가 너무도 잘 정돈되어 있어서 조금은 비현실적이기까지 하다.

이 그림의 배경이 되는 7월혁명은 말 그대로 1년 중 가장 무더위가 기승을 부리는 7월 말쯤 일어났다. 그런데 이 남자는 아무리 신분이 있는 사람이라고 해도 과장된 느낌은 지울 수 없다. 머리에는 높은 실크해트를 쓰고 있고, 복장도 부르주아들이 입는 단정한 차림이며 손으로는 소총을 힘껏 움켜쥐고 있다. 도대체 이 남자는 누구고 왜 이렇게 어울리지 않는 옷차림을 하고 엉거주춤한 자세로 서 있는 것일까? 자유의 여신과 어린 소년이 프랑스 깃발과 권총을 높이 쳐들고 앞으로 전진하려는 자세를 확실하게 보여주는 것과 달리 이 남자의 자세는 전진하려는 것인지 혹은 후퇴하려는 것인지조차 확실하지 않다.

이 남자는 흔히 혁명 당시 32세였던 화가 들라크루아 자신이라고 알려져 있다. 당시 유행하던 신고전주의 화풍을 버리고 낭만주의 화풍을 새롭게 전개해 나가던 미술계의 혁명아였던 들라크루아 자신을 이 그림에 슬쩍 집어넣은 것이다. 그렇다면 그도 7월혁명 당시 노트르담 성당 근처에서 벌어졌던 시민군과 정부군의 시가전에 직접 참가했던 것인가? 결론적으로 들라크루아는 혁명 당시 직접 시가전에는 참가하지 않았던 것으로 알려졌다. 그런데 왜 그가 이런 중요한 그림에 등장하는 것일까? 들라크루아는 목숨을 걸고 파리 시가전에 참여하지는 않았지만 혁명의 정신과 취지에는 확실하게 동조했다고 알려졌다. 자신의 모습을 그려 넣음으로써 그림 속에서나마 7월혁명에 참여하고 싶었던 것인지도 모른다.

4. 대혁명에서부터 7월혁명까지 41년의 이야기

1) 첫 번째 이야기 : 대혁명부터 나폴레옹의 등장까지

앞에서도 이야기했지만 〈민중을 이끄는 자유〉의 시대적 배경은 많은 사람들이 오해했던 1789년의 프랑스대혁명이 아니고 1830년 7월 말, 파리를 중심으로 발생했었던 일명 '7월혁명'이다. 이 유명한 그림이 많은 사람들의 오해를 샀던 것은 아마도 두 가지 이유 때문이었을 것이다. 하나는 프랑스대혁명의 상징인 삼색기이다. 삼색기를 치켜들고 전투를 독려하는 그림의 전반적인 분위기는 자연스럽게 프랑스대혁명을 연상시키기에 충분했을 것이다. 다른 하나는 그림에 등장하는 인물들이다. 그들은 하나같이 힘없는 여인이거나 어린 소년 혹은 가난한 옷차림을 한 사람들이었으므로, 이처럼 무력하고 가난하고 소외된 사람들이 프랑스 삼색기를 들고 등장하니 그림을 보는 사람들은 당연히 대혁명을 떠올렸던 것이다. 이 외에도 굳이 다른 이유를 하나 더 들자면 대부분의 사람들이 프랑스대혁명에 대해서는 이런저런 지식들이 있어서 잘 아는 반면, 1830년 7월혁명은 많이 생소하다는 사실도 이 그림을 프랑스대혁명을 상징하는 그림으로 오해하게 만들었던 것이다.

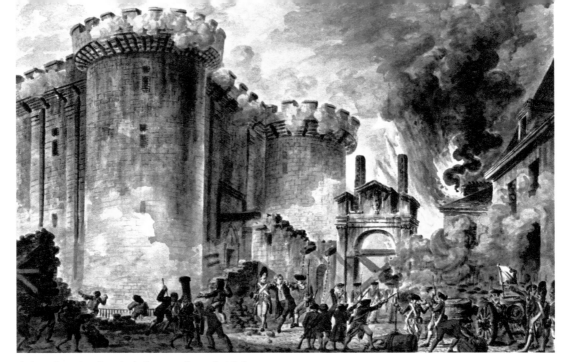

〈바스티유 습격〉, 장피에르 루이 로랑 위엘

　　그렇다면 프랑스대혁명에 비해 조금은 생소한 1830년 7월혁명은 무엇이고, 이 혁명은 왜 일어났으며 그 결과는 무엇인지 살펴보도록 하자. 프랑스대혁명이 시작된 날은 1789년 7월 14일이고 7월혁명은 1830년의 사건이니 이 두 혁명 사이에는 41년이라는 결코 짧지 않은 시간의 간극이 있는데 이 기간 동안 프랑스에서는 정치적으로 무슨 일이 이어졌는지 살펴보는 게 순서일 것이다. 1789년 7월 14일부터 1830년 7월 말까지의 41년 세월의 흐름을 짚어가면서 자연스럽게 7월혁명에 대해서도 살펴보도록 하자.

　　대혁명이 시작된 날이고 오늘날 프랑스대혁명 기념일이기도 한 7월 14일은 파리 시민들이 바스티유 감옥을 습격했던 날이다. 비록 바스티유 감옥에는 소문과는 달리 시민들을 억압하기 위한 막대한 양의 무기도, 억울하게 구금되어 있는 억압받는 시민들도 정치인들도 없었고 그다지 특별한 것 없는 정치인과 정신병자 단 두 사람뿐이 갇혀 있을 뿐이었다. 그럼에도 불구하고 7월 14일 이날이 중요한 이유, 이날을 혁명의 시작일로 꼽는 이유는 바로 바스티유 감옥이 가지고 있는 상징성 때문이다. 응장하게 파리 한복판에 솟아 있는 거대한 바스티유 감옥은 앙시앙 레짐(구체제)과 절대왕정의 상징이었다. "짐이 곧 국가다(L'état c'est moi)."라고 선포하며 절대왕정의 기틀을 다졌던 태양왕 루이 14세 이후 절대로 무너지지 않고 영원할 것 같던 구체제와 절대왕정이 아무런 힘도 없는 민중이라는 거대한 물결에 의해 붕괴됐던 것이다.

결과적으로 아무런 소득도 없던(무기도 없고 억울한 정치인도 없던) 이 작은 행동이 대혁명의 기폭제가 되었다. 그러니 프랑스대혁명을 말할 때면 7월 14일이 갖는 상징성과 의미가 매우 클 수밖에 없다. 바스티유 감옥 습격 후 파리 곳곳은 정부가 설치한 바리케이드로 가로막혔고, 파리 시민들의 저항 소식은 프랑스 전역으로 퍼져나간다. 이 소식을 들은 전국 각지의 가난한 농민들은 지역의 성을 공격, 방화하면서 순식간에 전국을 혁명의 도가니로 만들었다. 혁명의 들불에 당황한 국민의회는 8월 4일 봉건제 폐지를 선포하고 이어서 8월 26일에는 "모든 인간은 평등하고 자유롭게 태어났다."라는 말로 시작하는 '인간과 시민의 권리 선언'을 발표하여 혁명의 이념을 온 세상에 선포함으로써 결실을 맺는다.

국민의회의 개혁이 한창이던 1791년, 큰 사건이 발생하여 프랑스 시민들을 분노케 하는데 바로 국왕 일가가 조국을 버리고 오스트리아로 도망가다가 국경 근방 바렌 지방에서 체포되어 파리로 압송된 일이었다. 결국 1792년 입법의회는 입헌군주제를 폐지하고 프랑스 역사상 처음으로 공화제를 채택했으며 의회는 입헌군주제를 주장하는 온건파인 지롱드파[10]

---

10) **지롱드파** : 지롱드도(道) 출신의 의원들이 특히 많았기 때문에 이런 이름이 붙었다. 이 지역은 지금의 프랑스에서 와인과 포도로 유명한 보르도를 중심으로 하는 지역으로 상업 자본주의가 발달한 항구도시나 지방 상업도시가 많았다. 이 지역 출신의 지롱드파 정치인들은 영국식 입헌군주제를 추구했고, 민중의 활발한 정치 참여를 경계했다.

와 공화정을 원하는 급진파인 자코뱅파[11]로 나뉜다. 이후 급진파가 주장하던 대로 근소한 차이로 루이 16세와 마리 앙투아네트의 처형이 결정되고, 드디어 1793년 1월 21일 루이 16세를 단두대에서 처형하면서 대혁명의 많은 부분이 일단락된다. 그 이후 로베스피에르와 당통, 마라 그리고 생쥐스트(L.A.L.D Saint Just)로 상징되는 공안위원회가 수많은 사람들을 단두대로 보내는 공포정치[12]를 실시한다.

1793년 7월 17일 공포정치의 대명사였던 로베스피에르를 독재자로 규탄, 단두대로 보내는 테르미도르 반동[13]이 일어난다. 하지만 온건한

---

11) **자코뱅파** : 지롱드파와 달리 자코뱅파는 파리 출신의 공화주의자들이 특히 주축을 이루었다. 이들은 입헌군주제보다 공화정을 추구했으며 자신들만의 힘이 아닌 민중과 결합하여 정치혁명을 이루고자 했다.

12) **공포정치(La Terreur[불어], Reign of Terror[영어])** : 1793년 9월 5일~1794년 7월 27일까지의 기간으로 대중들에게 공포감을 조성하여 정권을 유지하는 형태를 말한다. 프랑스대혁명 때 로베스피에르와 당통, 마라 등이 중심이 되어 공포정치를 폈는데 특히 로베스피에르를 중심으로 하는 자코뱅파가 반대파들을 투옥, 고문, 단두대 처형하는 등 폭력적인 수단을 동원했던 정치 형태다. 이 말이 곧 '테러리즘'의 어원이 되었다. 공포정치 기간 파리에서만 약 1,400명 넘게 처형됐으며 프랑스 전체로는 약 2만 명 이상이 처형되었다. 1793년 10월부터 로베스피에르는 혁명정부를 선언하고 왕비의 처형을 시작으로 해서 수많은 반혁명 혐의자들을 약식재판으로 처형하였다. 특히 로베스피에르가 주축이 되어 공안위원회를 만들어놓고 반대파들이나 정적들을 정식 재판 없이 처형했으며 옥중에서 죽은 사람들도 많아 실제 희생자와 피해자는 약 4만 명 이상으로 추정하고 있다. 이 정치 형태는 1794년 7월 27일, 테르미도르의 쿠데타로 인해 공포정치의 상징이었던 로베스피에르가 체포, 단두대에 목이 잘리게 될 때까지 지속되었다. 로베스피에르의 최측근 생쥐스트를 비롯하여, 친동생 오귀스탱 로베스피에르를 포함, 약 120여 명이 로베스피에르의 이념에 동조했다는 죄명으로 역시 처형당했으며 수백 명이 감옥에 투옥되었다.

13) **테르미도르 반동** : '테르미도르 쿠데타'로도 불리는 이 사건은 프랑스대혁명 이후 권력을 잡게 된 로베스피에르가 반대파 정치인들을 무자비하게 단두대로 처형하는 공포정치 끝에 결국 자신도 내분으로 인해 체포되어 단두대에 의해 처형됐던 사건이다. 로베스피에르의 독단정치는 같은 자코뱅파 내부에서도 심각한 분열을 초래했다. 자코뱅파에서도 상대적으로 온건파에 속했던 당통은 이런 로베스피에르를 독재자라 비난하였고 에베르를 비롯한 급진파들도 그가 부르주아를 위한 정책을 편다고 비난하였다. 내부의 반발을 제압하기 위해 로베스피에르는 당통의 힘을 빌려 먼저 에베르를 제

기회주의자들이었던 테르미도르파 정치인들에게는 국정을 담당할 능력이 부족했고 결국 1799년 11월 9일, 대유럽전쟁을 통해 프랑스 국민의 영웅으로 부상한 나폴레옹이 테르미도르파와 부르주아, 그리고 농민들의 지지를 업고 쿠데타[14]를 일으켜 권력을 장악한다. 이로써 대혁명이 발생한 지 정확히 10년 만인 1799년, 대혁명이 종결되고 새로운 시대가 열린 것이다.

2) 두 번째 이야기 : 나폴레옹의 등장부터 7월혁명까지

쿠데타를 통해 권력을 잡은 나폴레옹은 "내가 곧 혁명이다."라며 대혁명의 성과들을 법제화하기 시작했다. 획기적인 토지 개혁을 하고 프랑스

거하였고, 이어서 당통마저 제압하며 전권을 손에 쥐게 되는데 그럴수록 로베스피에르에 대한 반발도 커져갔다. 또한 공포정치가 거듭될수록 사람들의 불만도 커져갔는데 반대파는 물론 같은 편에서도 반발자들이 속출하며 로베스피에르의 위상이 흔들리다가 결국 1793년 7월 17일 로베스피에르를 독재자로 규정하고 단두대로 보냈는데 이것이 바로 테르미도르 반동이었다. 테르미도르(Thermidor)는 대혁명 당시 제정된 프랑스 혁명력(나중에 나폴레옹이 폐지) 중 11번째 달을 의미한다. 이 사건으로 인해서 로베스피에르가 중심이 됐던 공포정치는 막을 내리고 시민혁명도 종말을 맞는다.

14) **나폴레옹의 쿠데타 :** 혹은 '브뤼메르(Brumaire, 프랑스 혁명력 중 포도달) 쿠데타'로도 불린다. '코르시카 촌뜨기'라고 놀림 받던 나폴레옹은 누구보다 프랑스대혁명의 혜택을 받은 사람이다. 대혁명 당시 포병 소위에 불과했던 그는 대혁명으로 고급장교들이 대거 물러나자 그들의 빈자리를 채우며 고속 승진한다. 대혁명 이후인 1793년 영국과 에스파냐 함대로부터 툴롱 지방의 항구를 되찾으면서 그는 국가적인 스타로 떠오르게 되고 이어지는 유럽 다른 나라들과의 전쟁에서 승리하면서 국민들의 지지와 인기를 한 몸에 받게 되었다. 1793년 이탈리아 원정에는 드디어 총사령관 자리에 올랐으며, 날로 심각해지는 프랑스 내의 경제적 어려움으로 인해 국민들의 원성이 자자한 틈을 이용, 1799년 혁명정부가 지시한 이집트 원정 중 되돌아와 드디어 자신을 따르던 정치군인들과 정치인들을 등에 업고 쿠데타를 일으켜 권력을 장악한다. 이것을 '브뤼메르 쿠데타' 혹은 '나폴레옹 쿠데타'라고 불렀다. 권력을 잡은 나폴레옹은 그 유명한 나폴레옹 민법전을 만들어 통치 기반을 강화했으며 이어서 헌법을 고쳐 종신 통령에 오르고(1802), 2년 후에는 국민투표를 통해 드디어 프랑스 공화국을 프랑스 제국(프랑스 제1제국)으로 바꾸고 자신은 황제(나폴레옹 1세)로 등극하게 된다.

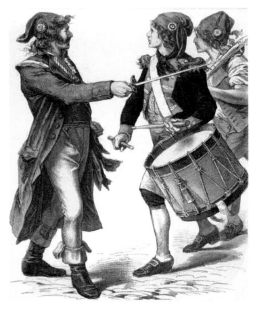

상퀼로트를 입은 병사(왼쪽)와
퀼로트를 입은 병사(오른쪽)

은행을 설립, 효과적인 세금 제도를 만들면서, 이런 일련의 개혁을 통해 그의 인기와 위상은 높아져만 갔다. 그러나 나폴레옹의 통치는 한편 독재적이어서 철저한 검열을 통한 언론 통제를 하기도 했다. 각종 공문서에는 국민들의 주권과 혁명의 상징이었던 '상퀼로트'[15]를 의미하는 '창' 대신, 새로운 제국과 나폴레옹을 상징하는 '독수리' 문양이 사용되었다. 일반 국민들에게는 법 앞에 모두가 평등하다는 사상을 전파했으나 한편으로는 가부장 중심의 가족제도를 확립하고 이혼의 자유를 없앰으로써 여성의 지위를 제한하기도 했다. 나폴레옹은 자신의 통치에 관한 것들을 1804년에 발표된 일명 '나폴레옹 법전'[16]이

15) **상퀼로트(Sans–Culotte) :** Sans은 '~이 없는', Culotte는 '바지', 직역하면 '바지가 없는' 혹은 '바지를 입지 않은' 이라는 뜻으로 당시 귀족들이 입던 짧은 반바지를 입지 않은 사람들을 지칭하는 용어다. 대혁명 시기 혁명을 주도적으로 이끌어갔던 세력으로 급진적 민중들을 지칭하는 용어이기도 하다. 당시 귀족들은 자신들이 입던 짧은 바지가 아닌 긴 바지를 입은 서민들을 무시하면서 상퀼로트라고 불렀다. 즉 귀족들이 입던 짧은 바지인 퀼로트(Culotte)를 입지 않고 긴 바지를 입고 다녔기 때문에 붙여진 이름이다. 그러나 노동자들은 자신들이 기존 불평등한 신분제도에 반대하는 사람들이라는 의미로 이런 복장을 고수했다. 혁명을 주도한 이들은 주로 소상공인, 노동자, 장인 등 당시 파리에서는 빈곤층에 속했다. 또한 이들은 붉은 혁명 모자를 쓰고 긴 창을 들고 다녔는데 그것들은 나중에 삼색기와 더불어 혁명의 상징이 되기도 한다.

16) **나폴레옹 법전 :** 1800년 권력을 확고하게 틀어쥔 나폴레옹은 법률 전문가들로 하여금 모든 프랑스의 민법을 하나로 통합하도록 했다. 약 4년이나 걸려서 완성된 법전은 프랑스대혁명의 급진적인 개혁안을 수용했으며 특히 개인의 자유와 토지 보유권, 상속권, 대출 그리고 계약의 규칙 등에 관해 자세히 서술하고 있어서 주로 민법전이라는 이름으로도 불리게 되었다. 이 법전은 1804년 3월 21일부터 효력을 발휘했는데 프랑스는 물론이고 벨기에, 룩셈부르크를 포함한 모든 프랑스 식민지에서도 동일하게 그 효력을 발휘했다. 나폴레옹 법전은 특히 로마법과 관습법을 중용하여 만들었는데 이

라는 민법전에 잘 드러내고 있다.

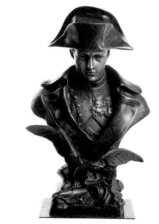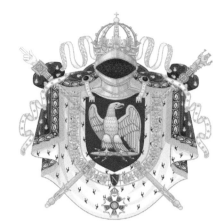

로마법과 더불어 세계사의 대표적 법전으로 알려진 나폴레옹 민법전에는 혁명적 합리주의와 권위주의 원칙이 혼재되어 있다. 1800년 마렝고(Marengo) 전투[17]에서 승리하고 오스

나폴레옹 흉상과 깃발 그림.
그의 상징물인 독수리가 형상화되어 있다.

트리아를 굴복시키는 등 화려한 대외 정책의 성공으로 국민들의 압도적 지지를 받은 나폴레옹은 종신통령에 이어 1804년 12월 2일 드디어 황제로 등극한다. 1804년부터 1812년 사이 나폴레옹은 유럽을 정복했고, 특히 1806년에는 영국을 견제하기 위해 모든 물자의 영국 반입을 금지하는 '대륙봉쇄령'[18]을 내리기까지 한다. 그러나 1812년 대륙봉쇄령을 어긴

미 성문법이 확고한 유럽과 라틴 아메리카 지역에까지도 영향을 끼쳤다.

17) **마렝고 전투** : 1800년 6월 14일, 프랑스와 오스트리아가 이탈리아 제노바에서 북쪽으로 45킬로미터 떨어진 마렝고 평야에서 벌였던 전투. 1800년 6월, 이탈리아가 통일국가가 되기 전의 로마는 정치적으로 매우 불안정한 도시였다. 당시 로마는 이탈리아 공화정부가 무너진 뒤 나폴리 왕국의 전제적 지배를 받고 있었고 여기에 반대하는 공화주의자들이 새로운 혁명을 꿈꾸며 저항하고 있었다. 프랑스대혁명 후 통령이 되면서 권력을 잡은 나폴레옹이 이탈리아에 주둔하면서 영향력을 행사하던 오스트리아에 화친을 제안했는데 거절당한다. 그래서 직접 4만 군사를 이끌고 알프스 산맥을 넘어 밀라노를 거쳐 마렝고 평원에서 오스트리아의 7만 대군과 대치한다. 많은 어려움 끝에 프랑스군이 승리하면서 이탈리아에서 프랑스의 영향력을 공고히 했고 나폴레옹의 위치도 파리에서 더욱 확고해졌다. 마렝고 전투를 통해 '치킨 마렝고'라는 유명한 요리가 등장한다. 나폴레옹 전속 요리사가 전장에서 쉽게 구할 수 있던 닭과 양파, 버섯을 넣어 와인과 토마토소스에 삶은 요리를 개발했는데 나폴레옹과 프랑스 군인들에게 많은 인기를 끌었다. 그때부터 이런 종류의 닭고기를 치킨 마렝고라고 불렀다.

18) **대륙봉쇄령** : 유럽 대륙 국가들이 영국과 통상하는 것을 막고 영국 선박의 유럽 대륙

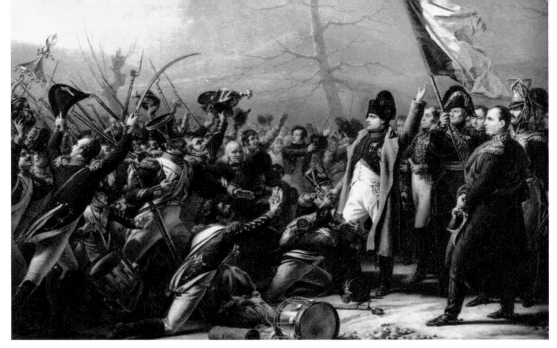
엘바섬에서 탈출한 나폴레옹을 열렬히 환영하는 제5보병연대의 군인들

러시아와의 전투, 1813년 프러시아와의 라이프치히 전투 등에서 패하면서 결국 퇴위하고 만다. 1815년 3월 유배되었던 엘바섬에서 탈출, 다시 권력을 장악했으나 결국 그의 복귀를 두려워한 유럽 각국의 동맹으로 인해 1815년 6월 워털루 전투에서 패하며 백일천하의 종말과 함께 코르시카섬으로 떠나면서 1821년 5월 5일로 영웅의 이야기도 막을 내린다.

나폴레옹의 백일천하가 실패한 후 루이 16세의 동생 루이 18세가 왕

출입을 금지한 조치. '내 사전에 불가능은 없다'면서 승승장구하던 나폴레옹의 영광은 10년이 못 되어 무너지는데 결정적인 원인 중 하나가 바로 영국에 내린 대륙봉쇄령의 실패 때문이었다. 대륙봉쇄령은 특히 영국을 목표로 한 것으로 영국에 경제적 타격을 주고 프랑스가 유럽 대륙의 시장을 독점하기 위해서 내린 결정이었다. 그러나 나폴레옹의 예상과는 달리 정작 큰 피해를 입는 것은 영국이 아니라 영국에서 공업 제품을 수입하던 대륙의 대부분 국가들, 특히 러시아의 타격이 컸다. 결국 러시아는 대륙봉쇄령을 어기고 영국과 무역을 계속하는데 이에 화가 난 나폴레옹이 러시아 정벌을 계획한다. 1812년, 나폴레옹은 60만 대군을 이끌고 러시아 원정을 떠났지만 혹독한 추위와 굶주림으로 인해 크게 패하고 만다. 러시아 원정에서 무려 90%가 넘는 병사들을 잃으면서 재기하는 데 큰 어려움을 겪게 된다. 이 소식이 전해지면서 나폴레옹을 두려워하던 다른 유럽의 나라들이 동맹을 맺어 1814년, 나폴레옹과 싸우고 패배한 나폴레옹은 지중해의 엘바섬으로 귀양을 간다. 결국 천하의 나폴레옹을 끌어내린 전초가 바로 대륙봉쇄령의 실패였다고 볼 수 있다.

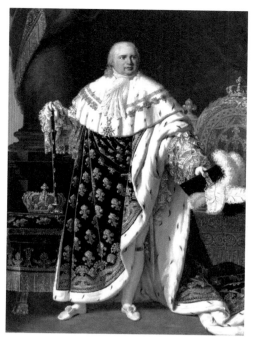
대관식 복장의 루이 18세

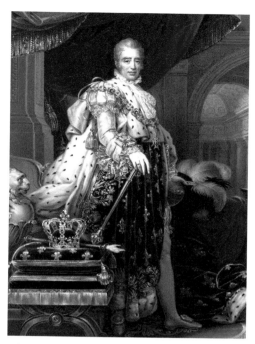
샤를 10세(아르투아 백작)

으로 추대되면서 왕정복고가 이루어진다. 그는 비록 나이 많고 심약했지만 뭘 해야 하는지는 아는 왕이어서 혁명의 결과들을 부정하지 않는 자유주의적 통치를 했다. 그러나 과거의 특권과 영광을 되찾기에만 골몰하던 과격 극우 왕당파가 문제였다. 그들은 "우리는 혁명을 통해 아무것도 배우지 않았고 아무것도 잃어버리지 않았다."라며 루이 18세의 동생 아르투아 백작을 중심으로 뭉쳐서, 1815년 선거를 통해 대거 의회에 진출했으며 출판과 개인의 자유를 억압하는 특별법을 공표하는 등 반혁명 정책을 펴기 시작했다. 결국 1824년 9월, 고령의 루이 18세가 사망하자 그의 동생이자 정치적으로 반대편에 서 있던 아르투아 백작이 샤를 10세(1824~1830)로 왕위를 물려받으며 정치적 혼란이 가중된다.

샤를 10세를 앞세운 극우 왕당파가 시행한 반혁명 정책들은 예를 들면 불경죄, 장자권, 특히 망명 귀족들에게 10억 프랑의 보상금을 지급하는 것들이었다. 그중에서도 일반 프랑스 국민들의 마음을 불편하게 하고 정부에 대한 비판과 불만을 고조시킨 것이 바로 보상금이었다. 망명 귀족이 누구인가? 그들은 프랑스대혁명 때부터 민중에게는 타도의 대상이었던 기득권 세력들이었다. 수많은 피를 흘려가면서 오랜 기간 억압과 착취의 상징이었던 귀족들을 간신히 외국으로 쫓아버렸는데 그런 그들을 다시 불러들이고 거기다가 막대한 양의 보상금까지 준다는 것은 국민 정서상 쉽게 받아들이기 어려운 일이었다. 이런 반혁명적인 정책들을 시행하면서 샤를 10세를 주축으로 하는 극우 왕당파들은 돌아올 수 없는 다리를 건너게 된 것이다.

1830년 3월, 의회에서 반혁명적인 정책을 펴는 정부에 대한 불신임안을 의결하자 샤를 10세는 의회 해산으로 맞선다. 이런 정부를 보면서 파리 시민들은 더 이상 참지 않고 봉기하는데 이들 시민들에 동조하는 학생들과 노동자들 그리고 부르주아들까지 거리에 바리케이드를 치고 대규모 시위를 벌인다. 1830년 7월 28일, 29일, 30일 3일 동안 시민들은 파리를 점령, 샤를 10세의 퇴위를 외치고 결국 샤를 10세는 국민들의 저항에 굴복, 해외로 망명하면서 혁명 주도 세력이 영광의 3일을 보냈던 것이 바로 들라크루아의 그림 〈민중을 이끄는 자유〉의 시대적 배경이다.

샤를 10세의 망명 후, 그의 사촌 오를레앙 공이 루이 필리프 왕으로 추대되면서 7월혁명은 사실상 막을 내린다. 1830년 7월혁명의 의의는 샤를 10세와 기득권 세력이 아무리 반혁명적인 정책으로 시대를 과거 왕정시대로 돌리려고 해도 안 된다는 것을 분명히 인식시킨 점이다. 왕정복고가 실패한 이유는 과거 프랑스대혁명 이전으로 다시 프랑스를 되돌리기에는 이미 프랑스 사회 곳곳에 혁명이 열매들이 굳건히 뿌리를 내렸기 때문이었다.

제3장
〈메두사호의 뗏목〉과 유럽의 제국주의

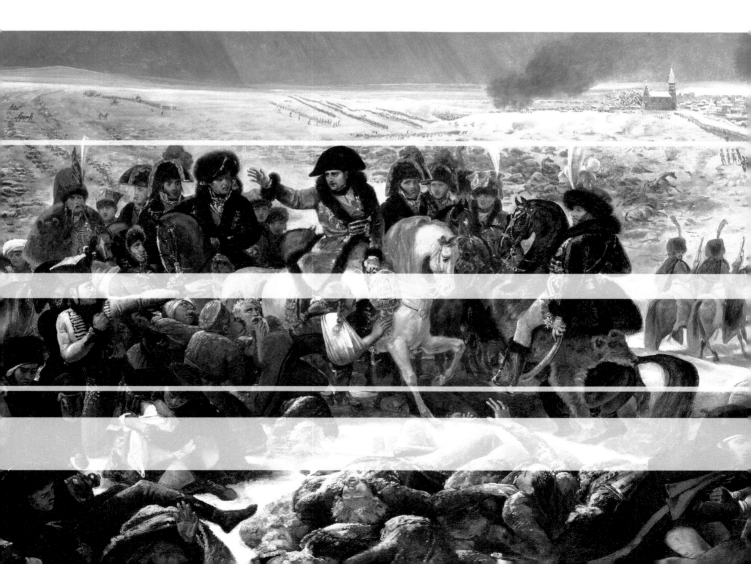

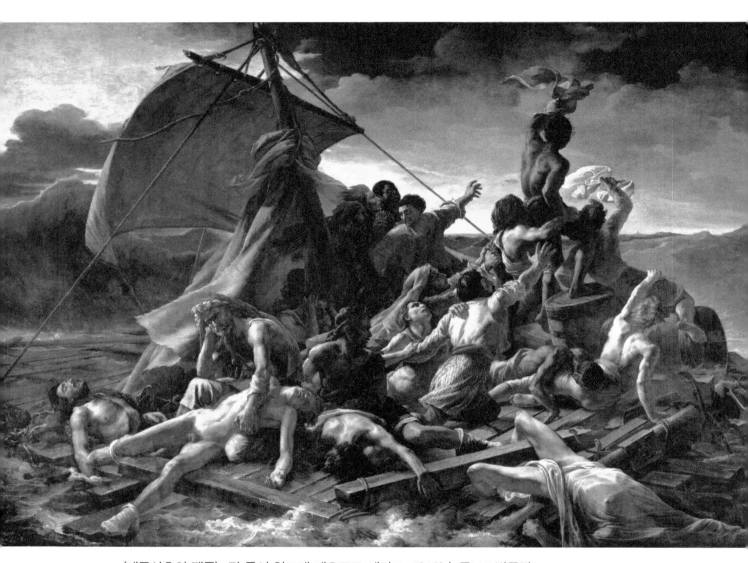

〈메두사호의 뗏목〉, 장 루이 앙드레 테오도르 제리코, 1819년, 루브르박물관

1. 화가 제리코의 짧고도 강렬한 삶

장 루이 앙드레 테오도르 제리코(J.L.A. Théodore Géricault, 1791~ 1824)'는 19세기 프랑스 낭만주의 회화[1]의 대표자이자 창시자이다. 파

---

1) **낭만주의 회화 :** 신고전주의의 엄격함에 대립되어 나타난 동적 양식이다. 고전주의가 푸생 계열이라면 낭만주의는 루벤스 계열로, 신고전주의의 지적이고 형태 중심의 양식과는 달리 개성적이고 색채 중심적인 양식이다. 인간의 상상력을 통한 감동을 숭고한 정서로 보았다. 제리코의 〈메두사호의 뗏목〉을 프랑스 낭만주의 회화의 시초로 본다면 들라크루아의 〈민중을 이끄는 여신〉을 낭만주의의 가장 대표적 작품으로 본다. 넓은 의미에서 '낭만주의'라고 하면 이것은 기분이나 분위기, 직관 등 주관적인 정신 상태가 지배하는 모든 예술작품들을 가리키는 경향이 있다. 19세기 유럽의 낭만주의의 이상이 되었던 것은 모든 경험에 대한 진정한 개인적인 표현이었는데, 인간의 경험이란 전적으로 이성적이거나 수학적인 방식으로 탐구되거나 판단될 수 없다는 믿음을 그 근거로 한다. 또한 낭만주의는 보통 합리주의에 대한 거부로 해석되기도 하는데 특히 계몽주의자들이 교회를 공격할 때 핵심적인 역할을 수행했던 실용주의적 태도는 낭만주의자들에게는 혐오의 대상이었다. 그러므로 낭만주의를 잘 이해하기 위해서는 낭만주의자들이 세상 속에서 회화의 '유용성' 내지는 '실용성'만을 강조하는 실용주의적인 관점으로부터 미술을 비롯한 예술의 참 의미를 구현하기 위해 노력했다는 것을 기억해야 한다. 그들은 인간이 이성과 합리성을 통해서 완전해질 수 있다는 생각

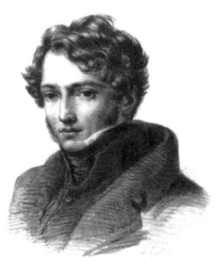
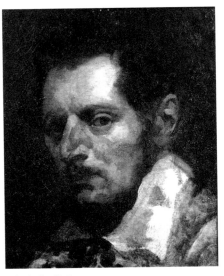

리 북부 지방인 루앙(Rouen)의 부유한 집안에서 출생했다. 아버지는 변호사였고 어머니는 사업가 집안 출신이었다. 제리코는 어려서부

초년의 제리코   말년의 제리코

터 그림 그리는 것과 말타기를 좋아했다고 한다. 흔히 말하는 부르주아 계급 출신으로 귀족 자제들이 많이 다니던 파리의 중학교에 입학했으나 1808년부터 부모의 강력한 반대를 무릅쓰고 그림을 그리기 시작했다.

그의 대표작 〈메두사호의 뗏목〉을 통해 인간의 잔혹한 본성을 여과 없이 표현한 때와는 달리, 젊은 시절의 그는 머리카락을 말고 한껏 멋을 부리던 댄디 스타일의 학생이었다고 한다. 꽃미남 이미지를 보이는 초년의 제리코 초상화는 결코 과장이 아닌 것이다. 프랑스 낭만주의의 천재 화가 제리코의 주요 작품은 비록 몇 점에 불과하지만 그의 작품들은 프랑스 낭만주의의 발전을 이끌게 된다. 특히 제리코는 인간의 감정과 정치적, 사회적 부조리에 반항하는 작품을 제작했고, 이는 그의 대표작 〈메두사 호의 뗏목〉을 통해 섬세하게 드러난다.

유독 말과 말 타기를 좋아했던 제리코는 역동적인 화풍을 보인 카를

에 절대로 동의하지 않았다. 낭만주의자들은 또한 계몽주의도 인간에게 있는 감정의 주관적인 측면의 중요성을 간과했다는 이유로 인해 거부하는 입장이었다.

베르네(Carle Vernet, 1758~1836)와 고전주의자 피에르 나르시스 게랭 (P. N. Guerain)의 화실에 들어가 말 그림을 그리기 시작했다. 루벤스, 카라바조, 장 그로 등에게서 많은 영향을 받아 고전적인 격조를 유지하면서도 격정적인 빛과 그림자, 운동감, 선명한 색채를 도입했으며 철저한 관찰에 비극적인 정감을 더했다. 후에 들라크루아가 제리코에게 많은 영감을 받은 것으로 알려져 있다. 제리코는 초창기에 스승들의 지도를 받기는 했지만 스스로 그림 그리는 연습을 많이 했다. 특히 그가 수 년 동안 열심을 냈던 일은 바로 루브르박물관에 전시된 루벤스와 같은 거장들의 작품을 모사하는 것이었다.

25세 때인 1816년 일찍이 르네상스의 본산인 이탈리아로 가서 고대 그리스와 로마의 작품들, 특히 미켈란젤로의 천장화에 큰 감명을 받아 연구와 연습에 집중했다. 원래 제리코는 미켈란젤로처럼 웅장한 그림을 그리기 위해 애썼지만, 고국으로 돌아온 후 아프리카로 향하다 난파된 메두사호에 관한 비극적인 소식을 접하고는 작품의 소재를 바꾼다. 그렇게 탄생한 것이 1819년에 완성된 대작 〈메두사호의 뗏목〉이었다. 그는 이 그림을 아카데미에 출품했지만 미술계의 초기 반응은 기대 이하였다. 평론가들은 찬사와 혹평을 동시에 쏟아냈고 이는 곧 미술계의 큰 화젯거리로 떠올랐다. 비평가들은 소재의 공포와 끔찍함에 매료되거나 혹은 시체 더미를 묘사한 것에 혐오감을 드러내기도 했다. 이에 실망한 제리코는 1820년, 작품을 가지고 영국으로 건너가 2년 동안 머물게 된다.

영국에 머무는 동안 프랑스에서 실망스런 평가를 받았던 이 그림을 선보였는데 의외로 그곳에서 큰 반향을 불러일으킨다. 시간이 지남에 따라 프랑스에서도 이 그림이 동적이고도 대담한 구도와 더불어 명암의 강한 구성, 색채 효과 등 다양한 기법을 통해 극적인 순간을 표현함으로써

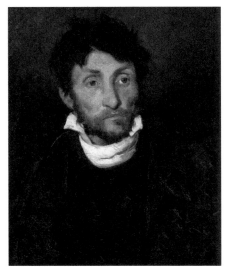
〈도벽 환자의 초상〉, 제리코,
벨기에 겐트미술관

이전까지의 회화에서는 볼 수 없었던 극적 요소로 가득 채웠다는 평가를 받게 되었다. 이로 인해 소위 대박을 치면서 프랑스에서 그의 작품과 함께 제리코의 이름이 널리 알려졌다.

예술적인 재평가를 받으며 다시 프랑스로 돌아온 제리코는 이후 뛰어난 후기 초상화 연작을 그렸는데, 특히 새로운 인도주의적 관점에서 정신병자들을 묘사한 작품이 두드러진다. 제리코의 친구 중 정신과 의사 장 조르제(J. Georgé)' 박사가 열 명 정도의 편집증 환자를 치료하고 있었는데 제리코는 그들을 모델로 그림을 그렸으며 그중 가장 유명한 그림이 〈도벽 환자의 초상〉이다. 이 초상화에서 그는 불쾌한 주제라는 사실을 최대한 배제한 채 극단적으로 사실만을 묘사했으며, 여기에 주관적이고 낭만주의적 연민을 결합시켰다. 이 초상화 연작은 회화는 물론이고 석판화를 아우르는 제리코의 다양한 작품 세계를 보여주는 한 방편이 되었다.

제리코의 미술 인생에서 인상적인 것은 대표작 〈메두사호의 뗏목〉은 물론이고 초상화 연작까지 모든 것이 단 12년이라는 짧은 시간 동안 이루어졌다는 사실이다. 결론적으로 제리코의 이 위대한 작품은 자크 루이 다비드가 그린 〈호라티우스의 맹세〉가 신고전주의의 선언이었던 것처럼 프랑스 회화에서 낭만주의를 확립하는 기초가 되었다.

위에서 말한 대로 제리코가 프랑스를 떠나 영국으로 간 것은 그의 나이 29세 때인 1820년이었다. 영국에서도 풍경 석판화와 말 그림에서 뛰어난 묘사 솜씨를 보였다. 유화 작품을 많이 남기지는 않았지만 그리스

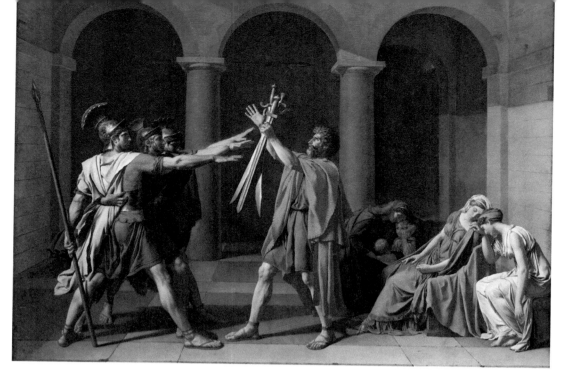

〈호라티우스의 맹세〉, 자크 루이 다비드, 1784, 루브르박물관

독립전쟁, 노예제 반대 등 시사적 이슈를 다룬 그림에서 재능을 보였으며 특히 석판화를 상당한 예술의 경지까지 끌어올렸다는 평가를 받았다.

유난히 말 그림을 많이 남겼던 제리코는 1822년 영국에서 돌아온 후 그토록 좋아하던 말을 타다 낙마 사고를 당하고 결국 그것이 심각한 척추 부상으로 이어져 1824년 1월 26일 33세의 젊은 나이로 파리에서 요절하고 만다. 낙마가 그의 죽음에 직접적 원인이 되었지만 그의 말년은 부유했던 어린 시절과는 달리 복잡한 여성 관계, 우울증, 자살 기도 그리고 경제적 파산(투자한 회사의 도산) 등이 겹치면서 그리 평탄치 못했다. 이래저래 매우 곡절 많은 짧고도 강렬한 인생을 살았던 화가였다.

2. 나폴레옹 숭배자 제리코, 편집증 환자를 그리다

제리코가 나폴레옹의 숭배자였음은 비교적 잘 알려지지 않았던 이야기다. 비록 한때였지만 제리코는 분명히 자크 루이 다비드와 마찬가지로 프랑스의 위대한 지도자 나폴레옹의 열렬한 지지자였다. 다비드가 나폴레옹의 추종자이자 정치적 동지였음이 다양한 자료를 통해 잘 알려졌던 것과 달리 제리코와 나폴레옹의 관계나 제리코의 정치적 성향에 대해서는 알려진 바가 별로 없지만, 한때 제리코도 군인의 길을 걸었고 나폴레옹을 숭배했음은 주지의 사실이었다.

20대의 제리코는 전쟁으로 프랑스의 국력을 떨치고 조국을 유럽의 강대국으로 만든 나폴레옹의 열렬한 지지자였다. 그가 나폴레옹에 대한 숭배와 지지를 행동으로 옮기기 위해 선택한 방법은 군대에 들어가는 것이었다. 그리고 화가로서 장 앙투안 그로(J. A. Gros)[2]처럼 나폴레옹의 위대한 업적을 찬양하는 그림을 그리고 전쟁을 멋지게 미화하고자 했다.

다음 두 그림은 당대 전쟁화에서 명성을 떨쳤던 장 앙투안 그로의 작품인데, 나폴레옹의 모습을 중점적으로 묘사했고 특히 그를 영웅적이면

---

[2] **장 앙투안 그로(Jean Antoine Gros, 1771~1835)** : 프랑스의 신고전주의 화가로 초상화를 많이 그렸고 특히 전쟁화 분야에서 압도적인 실력을 보였다. 파리 출신으로 그의 아버지도 화가였으며, 14세에 처음으로 그림을 그렸다. 22세 때인 1793년 홀로 이탈리아로 그림 공부를 하러 가서 제노바에서 루벤스의 격정적인 그림과 화풍에 매료되게 된다. 전쟁화에서 명성을 떨쳤던 것과는 달리 말년의 삶은 고단함의 연속이었고 특히 그가 지키고자 했던 신고전주의 화풍과 새롭게 부상하는 낭만파 화풍 사이에서 많은 고민을 하다 결국 64세에 센강에 몸을 던져 삶을 마감한다. 전쟁과 영웅의 모습과 관련된 그림에 능했는데 특히 1804년(33세)에 그린 〈페스트 격리소를 방문하는 나폴레옹〉을 통해서 당대 최고 권력자였던 나폴레옹에게 중용된다. 나폴레옹은 물론이고 혁명정부가 추구하던 영웅의 인간적이고 긍휼한 이미지와 잘 부합했던 그로의 그림은 이후 나폴레옹이 집권하는 동안 스승 자크 루이 다비드의 그림과 함께 각광을 받는다. 그러나 나폴레옹이 실각하고 다비드가 벨기에로 망명을 떠나면서 그의 그림 세계도 내리막길을 걷는다. 그로가 얼마나 뛰어난 화가였고 다비드가 그를 얼마나 신뢰했는지는 당대 최고 화가로 군림한 다비드가 망명을 떠나면서 모든 뒷마무리와 일처리를 그로에게 맡긴 것에서도 알 수 있다. 어느덧 시대가 급변하고 나폴레옹도 다비드도 없던 말년에 새로운 그림을 그리며 재기를 모색했지만 새로운 시대에 주역으로 등장한 낭만파 화가들의 신랄한 악평을 받은 그로는 결국 센강에 몸을 던진 것이다.

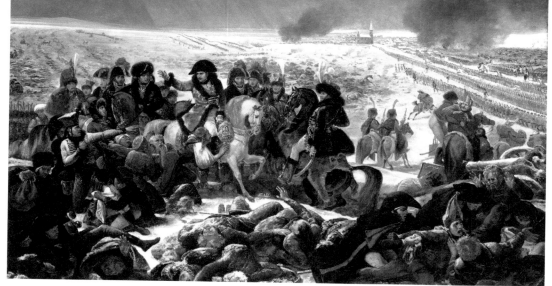

〈아일라우 전투의 나폴레옹〉, 장 앙투안 그로, 1807

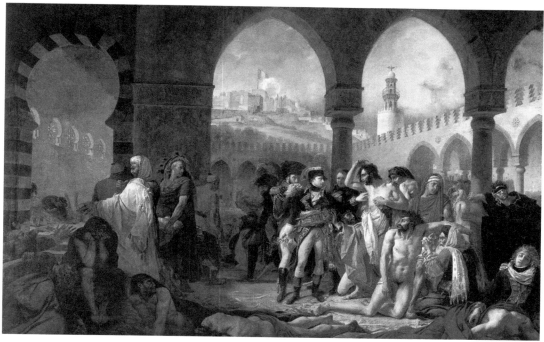

〈페스트 격리소를 방문한 나폴레옹〉, 장 앙투안 그로, 1804

서도 연민이 가득 찬 모습으로 그렸다는 점이 공통적이다. 우선 〈아일라우 전투의 나폴레옹〉은 1807년 2월 9일 리투아니아의 아일라우 전투에서 러시아와 프러시아를 상대로 승리를 거둔 역사를 기념하는 정부의 의도를 충실히 반영한 것이다. 대전투가 벌어진 다음 날 직접 전장을 찾은 나폴레옹이 군인들을 위로하고 축하하는 장면을 그렸다.

〈페스트 격리소를 방문한 나폴레옹〉은 예상치 못한 전염병 때문에 위

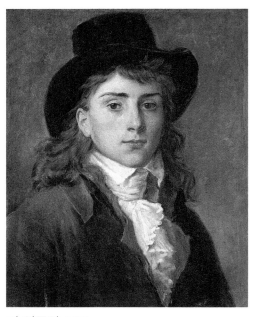
장 앙투안 그로

대한 정벌을 포기해야 했던 나폴레옹이 직접 페스트 환자 격리소를 찾은 장면을 그린 것이다. 나폴레옹은 전염의 위험을 무릅쓰고 격리소를 찾았고, 이에 감명받은 장 아투안 그로는 페스트를 앓던 도중에도 1808년 살롱전[3]에 〈아일라우 전투의 나폴레옹〉을 출품했다. 그 그림에 흡족해진 나폴레옹은 그로에게 자신이 전장에서 착용했던 모자와 망토를 비롯해서 레지옹 도뇌르 훈장까지 하사했으니, 그로의 그림이 나폴레옹을 얼마나 만족시켰었는지 짐작할 수 있다.

동시대의 유명한 역사화가이자 선전화가 장 앙투안 그로는 누구보다도 나폴레옹의 모습을 멋지게 그리던 화가였는데, 제리코도 마찬가지로 그런 유형의 그림을 그렸다. 사실 당시에 프랑스의 화가들에게 전쟁화를 그리는 것은 특별한 일이 아니었다. 또한 그들이 나폴레옹과 그가 치

---

3) 1808년 살롱전에 나폴레옹 관련 그림을 출품했던 장 앙투안 그로는 당시 살롱전이 내건 몇 가지 조건을 충실하게 지키는 그림을 그려 나폴레옹에게 직접 훈장을 받기까지 한다. 살롱전의 조건이란 첫째 나폴레옹의 희생자들에 대한 연민을 잘 표현할 것, 둘째 전쟁 희생자들에 대한 현실적이고도 직접적인 묘사, 그리고 마지막으로 나폴레옹 병사들의 활약상을 멋지게 그리는 것이었다. 나폴레옹의 전속 화가에 가까웠던 다비드가 가장 아끼는 제자이기도 했던 그로는 이 그림으로 당시 25명의 지원자가 몰린 살롱전에서 가장 나폴레옹의 마음을 사로잡는다. 이 두 점의 그림은 살롱전의 조건이었던 나폴레옹의 사랑과 연민을 잘 표현했고, 그것은 무엇보다 혁명의 이상을 표현하는 것이기도 했다. 혁명정부가 의도하는 바를 누구보다 충실하게 수행했던 장 앙투안 그로는 결국 나폴레옹이 직접 그의 가슴에 레지옹 도뇌르 훈장을 달아주는 영예를 차지하고 전쟁화 부분에서 뛰어난 명성을 떨친다.

르는 전쟁을 따로 분리해서 생각하기도 어려웠던 것이 바로 그 당시, 즉 1820년대를 전후한 프랑스의 상황이었다. 게다가 이 무렵의 화가나 예술가들에게는 작품 활동을 하는 데 있어 보이지 않는 강박이 있었는데 바로 당대 프랑스의 영웅인 나폴레옹의 모습을 최대한 멋지게 그려야 한다는 것이었다. 이런 일에 가장 앞장선 화가가 바로 자크 루이 다비드였다는 것은 이미 1장에서 서술했다.

당시 분위기를 가장 잘 표현하는 것이 알프스를 넘는 나폴레옹을 그린 작품이다. 여기 두 점의 그림이 있다. 하나는 너무나도 유명한 다비드의 작품이고, 다른 하나는 우리에게는 생소한 폴 들라로슈의 작품이다. 똑같은 상황과 장소를 염두에 두고 그린 두 작품이 어떻게, 얼마나 다른지 보도록 하자.

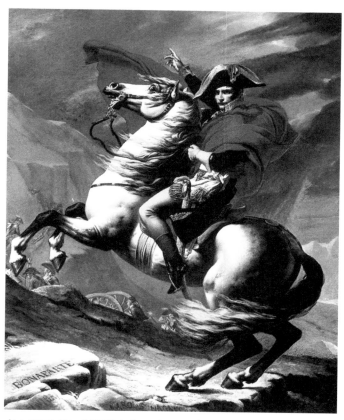

〈성 베르나르 협곡을 넘는 나폴레옹〉, 자크 루이 다비드

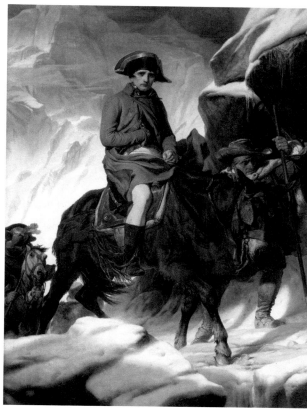

〈협곡을 넘는 나폴레옹〉, 폴 들라로슈

두 그림 중 어느 것이 과연 당시 진실에 더 부합했을까? '알프스를 넘는 나폴레옹'으로 알려진 다비드의 그림은 너무도 유명해서 모르는 사람이 없을 정도다. 반면 들라로슈의 그림은 대중들에게 별로 알려지지 않았는데 그 이유는 무엇일까?

다비드의 그림은 얼핏 보아도 나폴레옹을 신격화하여 멋지고 늠름한 장군의 모습으로 그려낸 반면, 들라로슈의 그림은 무명의 촌부에게 의지해서 눈 덮인 산을 어렵게 넘는 초라한 모습으로 묘사했다. 나폴레옹이 탄 말 또한 다비드는 기개 있어 보이는 백마로 묘사했고, 들라로슈는 약해 보이는 노새를 그렸다. 결론적으로 다비드의 그림보다는 폴 들라로슈의 그림이 훨씬 더 사실적이고 당시의 진실에 가깝다. 실제로 대규모 군단을 이끌고 정벌을 떠났던 나폴레옹은 눈 덮인 알프스 산을 백마를 타고 멋지게 넘지 않았다. 실상, 군사들이 먼저 산을 넘고 약 4일이나 지나서 어렵게 산을 넘었던 것이다.

나폴레옹이 프랑스는 물론이고 전 유럽의 영웅처럼 활동하던 당시 프랑스 미술계에는 중요한 것이 한 가지 있었다. 그림을 그릴 때 역사적인 사실에 입각해서 그릴 필요는 없다는 것이다. 아무리 전쟁과 관련된 역사화라 하더라도 역사적인 진실이 중요한 것이 아니었다. 나폴레옹이라는 한 영웅을 얼마나 멋지고 인간적으로 그려내느냐 하는 것이 더욱 중요하게 여겨졌다. 그리고 또 하나, 그들은 진실에 가까운 모습보다는 자신들이 이상적으로 생각하는 영웅의 모습을 그리는 것을 선호했다.

당시 프랑스 미술계에서 이러한 상황에 가장 부합하는 그림을 그린 사람이 바로 다비드였고 그런 그림을 그린 덕분에 다비드는 벨기에로 망명을 떠나기 전까지 프랑스 미술계에서 가장 큰 영향력을 행사하는 실력자로 군림할 수 있었다. 자신의 영웅적인 모습과 인간적인 모습을 누구

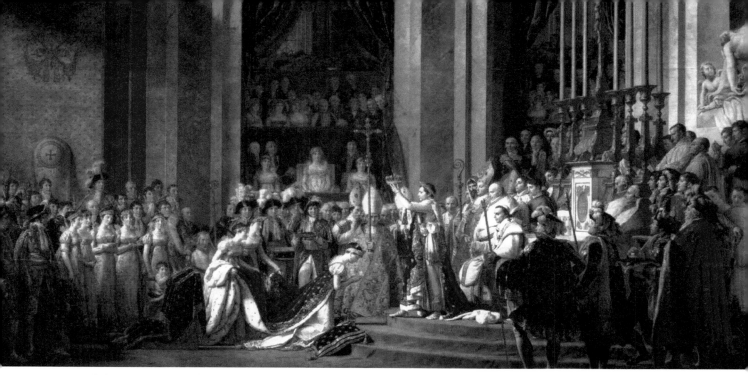

〈나폴레옹의 대관식〉, 자크 루이 다비드, 1807

보다 잘 표현한 다비드의 그림에 매우 만족해했던 나폴레옹은 후에 자신의 대관식 그림까지 다비드에게 맡긴다. 이렇게 해서 나온 작품이 다비드의 그 유명한 〈나폴레옹의 대관식〉이다.

이것이 당시 프랑스 문화계를 비롯한 미술계가 바라고 기대하던 분위기였는데 실제로는 나폴레옹이 지배한 혁명정부가 원했던 일이기도 했다. 그래서 제리코는 물론이고 이 당시 프랑스 작가들이나 화가들이라면 나폴레옹의 정복전쟁에 대한 개인의 호불호와 상관없이 직간접적으로 자신들이 당면한 시대적 상황을 표현했고 그런 상황 중 대부분은 프랑스와 나폴레옹이 연관된 전쟁이었다. 제리코 또한 예외가 아니었다.

전쟁 초기만 하더라도 제리코는 나폴레옹과 그가 하는 전쟁에 매우 동조적인 입장이었다. 그러나 후반으로 가면서 제리코는 전쟁의 모습을 직접적으로 그리는 대신 인간 내면의 모습을 그리기 시작했다. 그에게 전쟁이란 이상과 현실의 전쟁, 그리고 희망과 좌절의 전쟁이었기 때문이었다. 또한 전쟁은 화가 자신의 정신 상태까지 위태롭게 만드는 것이기

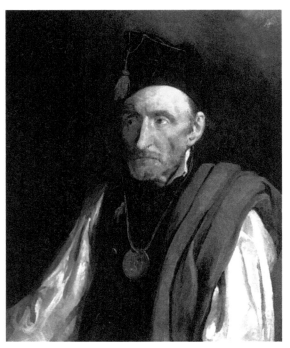
편집증을 앓던 노인의 초상

도 했다. 그래서 이즈음 제리코가 상당한 관심을 기울였던 것이 바로 자신처럼 정신 상태가 불완전한 사람들의 모습을 유심히 관찰하고 그들의 모습을 화폭에 옮기는 작업이었다. 그 결과로 〈도벽환자의 초상〉같은, 정신병자들의 모습을 그린 연작이 나타나게 되었다.

특히 제리코가 전쟁과 나폴레옹을 미화하는 그림에서 자신과 일정 부분 비슷한 면을 보이던 정신병 환자(정확히는 편집증 환자)들에게 관심을 돌리고, 그들의 모습을 연작으로 그리던 시기는 그가 죽음을 불과 2~3년 앞둔 시기였다. 그중에서도 지독한 편집증을 앓던 한 노인의 모습을 그렸는데 이때는 1822년으로 제리코가 죽기 2년 전이었다.

1822년 어두운 방 안에 세 명의 남자가 있었다. 한 명은 편집증에 관한 연구와 치료를 하던 의사 조르주 박사이고, 다른 한 명은 지독한 편집증을 앓고 있던 한 노인, 나머지 한 명이 바로 노인과 비슷한 상태인 초췌한 몰골의 제리코였다. 노인은 옷차림과 모자로 미루어보아 과거 군인이었음을 유추할 수 있다. 이 노인은 장교로 복무하던 수십 년 전을 현재로 착각하고는 매일같이 군사훈련을 반복하던 편집증 환자였다. 무표정한 얼굴로 초점 없이 허공을 응시하고 있는 공허한 눈동자는 과거의 영광에 묻혀 헤어나오지 못하는 말년의 초라한 제리코와도 흡사하다. 제리코 역시 런던에서 돌아온 직후부터 폐병을 앓았고, 낙마 사고를 당했고, 경제적 파산을 하는 등 불행한 일들이 연속해서 이어지고 있었으므로,

초라한 노인에게 제리코 자신의 모습을 투영시켰을 것이다. 그래서 제리코는 현실에서는 초라하기 그지없으며 편집증까지 앓고 있던 이 노인을 마치 과거의 귀족이나 부르주아들의 초상화와도 흡사한 포즈로 그렸던 것은 아닐까.

3. 그림으로 묘사한 인간의 잔혹한 본성

1) 제목을 둘러싼 논쟁

테오도르 제리코의 유명한 이 그림의 제목은 누구나 아다시피 〈메두사호의 뗏목(Le Radeau de la Méduse)〉이다. 제리코가 1819년 파리의 살롱전에 이 그림을 출품했을 때 심사위원들을 비롯한 대다수의 사람들이 경악했다. 특히 프랑스의 한 평론 잡지는 "이 끔찍한 그림은 썩은 시체를 찾는 독수리들이나 좋아할 것이다."라고 혹평을 할 정도였다. 그 이유는 단 한 가지, 이 그림이 인간의 본성에 관해 너무도 잔혹한 상황을 적나라하게 보여주고 게다가 이 그림을 감상하는 사람들에게 너무도 끔찍하고 잔인한 상상력을 부추길 수 있다는 것 때문이었다.

제리코는 이 그림의 제목을 처음부터 〈메두사호의 뗏목〉으로 정했을까? 아니면 어떤 우여곡절을 거쳐서 지금과 같은 유명한 제목이 된 것일까? 지금이야 우리에게 너무도 잘 알려진 그림이고 제목이지만 제리코가 처음 살롱전에 이 그림을 출품했을 때는 제목이 〈메두사호의 뗏목〉으로 확정되지 않았었다. 당국자들이나 살롱전의 담당자들은 오히려 제목 〈메두사호의 뗏목〉이 프랑스 국민들에게 비극적인 사건을 자꾸만 연상시킨다는 이유를 들어 다른 것으로 바꾸려고 했었다. 그림의 소재가 된 비극적 사건은 프랑스 당국의 총체적인 난맥상을 고스란히 보여주는 것이었다. 기억하기 싫은 국가적인 끔찍한 비극을 연상시킬 수 있기에 그림의 제목을 순화시키려던 당국의 입장도 충분히 일리가 있었고 이해할 수 있다. 이 그림을 볼 때마다 감상자들이 필연적으로 당국의 무능함과 부패 등에 대해 이야기할 가능성이 컸기에 당국 입장에서도 곤란했던 것이다.

1816년, 무려 수백 명의 희생자를 낳은 메두사호 난파 사건은 당시 정부의 실세였던 왕당파 진영에서는 되도록 숨기고 싶은 일이었다. 이 비극적인 난파 사건의 이면에는 정부의 부패와 무능이 고스란히 숨어 있었다. 단적인 예를 들자면, 이 선단의 선장은 정부 관리들이 뇌물을 받고 뽑아주었다. 수백 명의 승객을 태우고 국가 지정 사업을 하기 위해 아프리카로 가는 매우 중요한 항해였음에도 불구하고, 가장 중요한 선장의 자리에 경험 많고 노련하며 바닷길을 잘 아는 사람이 아닌 뇌물을 잘 쓴 사람을 임명했으니 이것이야말로 총체적인 부정부패였던 것이다. 이처럼 정부의 무능과 부패가 만연했었기에 이 사건이 자꾸만 프랑스 국민들에게 회자되는 것을 당국에서는 당연히 원하지 않았다. 때문에 당국에서는 이 그림의 제목에 그처럼 민감하게 반응을 할 수밖에 없었던 것이다.

제리코의 〈메두사호의 뗏목〉은 19세기 초, 프랑스의 아프리카 식민지 경영과 그 후유증을 고스란히 보여주는 그림이다. 1816년 여름, 루이 18세는 나폴레옹 제정의 몰락과 왕정복고 이후 되찾은 프랑스의 위세를 전 유럽에 과시하고자 아프리카의 세네갈을 식민지화하기로 결정한다. 그 당시 미국에서는 금광을 찾아 떠나는 일명 '골드러시'[4]가 대유행이었

---

4) **골드러시** : 1848년 캘리포니아를 시작으로 콜로라도, 몬태나, 사우스다코타, 알래스

다면 프랑스에서는 너도나도 일확천금의 꿈을 꾸며 식민지 개척에 동참하려고 혈안이 되어 있었다. 특히 돈 좀 있다는 사람들에게는 아프리카로 가는 것은 곧 많은 돈을 쉽게 벌 수 있다는 인식이 만연했다. 그러므로 많은 투자자들이 정부 관리들을 매수해서라도 아프리카로 가려고 했다. 뇌물을 써서 메두사호의 선장 자리를 차지한 위그 뒤루아 드 쇼마레(H.D. de Chaumaret)도 역시 그런 부류의 사람이었다.

1816년 7월 17일, 세네갈을 점유해서 관리할 식민지 개척단(공무원, 군인, 과학자, 사업가 등) 392명이 탑승한 메두사호가 프랑스의 엑스(L'Aix)섬을 떠나 세네갈의 생 루이(Saint Louis) 항구를 향해 출항했다. 이 개척단의 함대를 이끌 가장 중요한 선장 자리를 경험이 일절 없는 왕당파 귀족 출신이자 퇴역 군인 쇼마레가 뇌물을 써서 차지했으니, 사실상 시작부터가 비극이었다. 무능한 선장과 그를 선임한 부패한 부르봉 왕조의 몰락을 예상이라도 하듯이 메두사호는 출발 며칠 만에 아프리카 연안의 방다르갱(Le bang d'Arguin)[5]에 좌초하고 만다. 결국 생존자 149

카 등에서 대량의 금이 발견되면서 사람들이 물밀 듯이 서부로 몰려간 것을 일컫는 말이다. 1848년 1월 24일 캘리포니아 새크라멘토 계곡의 물방앗간 수로에서 제임스 마셜이라는 한 젊은 목수가 물속의 모래가 금빛으로 반짝거리는 것을 보았다. 자세히 보니 사금(砂金)이었다. 그곳에 사금이 널려 있다는 소문이 나자 미국의 모든 사람들이 일확천금의 꿈을 안고 서부로 몰려들었다. 소문대로 엄청난 금이 매장되어 있어서 1848~1852년 단 4년 동안 채굴된 금의 양이 당시 시세로 무려 2억 달러(약 2천억 원)가 넘었을 정도였다. 또한 골드러시 덕분에 미국 정부가 공 들였던 국민들의 서부 이주가 수월하게 진행되기도 했다. 골드러시 이전 캘리포니아 인구가 불과 15,000명 정도였는데 1년 만에 10배로 늘어났고, 4년 후에는 무려 25배인 25만 명으로 늘어났다. 미국의 서부 개척은 이 골드러시가 결정적 계기가 되었다. 급증하는 이주민들을 실어 나르기 위해 곳곳에 도로가 개설되고 대륙횡단열차가 개통되면서 서부 개척이 더욱 가속화되었다.

5) **방다르갱(Le bang d'Arguin)** : 아프리카 모리타니 서쪽 해안으로 대서양 가장자리에 있는 길이 약 180킬로미터, 총면적 1만 2천 제곱킬로미터에 달하는 지역. 모래언덕과 늪지, 크고 작은 수많은 암초들로 이루어져 큰 배들이 지나 다니기에 적합하지 않다.

명이 급조한 가로 7미터, 세로 20미터의 뗏목을 타고 무려 15일간 대서양의 망망대해를 표류하게 된다. 두 차례의 폭동이 있었고 물과 음식이 절대적으로 부족하여 많은 사람들이 죽었다. 결국 15명만이 극적으로 구조됐는데 그중 두 명의 생존자가 이 사건, 즉 뗏목에서의 비극적이고도 참혹했던 상황들을 고발하며 당시 프랑스 사회에 큰 충격을 주는 대형 스캔들로 비화된다.

생존자들이 굶주려 죽은 사람들의 인육을 뜯어 먹으며 살아남은 이 사건은 모든 프랑스의 언론들과 국민들의 지대한 관심거리가 됐으며 당시 25세의 젊은이였던 테오도르 제리코도 언론을 통해 이 사건을 접하고 9개월 간 열정적으로 준비한 끝에 이 그림을 완성했다. 그로부터 3년이 지난 1819년, 그의 나이 28세에 제리코는 그림을 살롱전에 출품했고, 당대 평론가들의 수많은 악평을 들으며 논쟁거리를 만들어낸다. 진보 진영에서는 이 극적인 스캔들을 쇼킹한 그림으로 그려낸 제리코를 두둔하고 반대로 왕당파 진영에서는 이 그림을 극도로 혐오하면서 두 진영 사이에 논쟁이 벌어졌던 것이다.

당시 프랑스에서는 제리코의 〈메두사호의 뗏목〉을 놓고 벌어지는 논쟁을 즐기기라도 하듯 이 그림을 패러디한 수많은 그림들과 삽화, 캐리커처가 줄줄이 등장한다. 당시 기득권 계층이었던 부르봉 왕조와 왕당파 진영으로서는 숨기고 싶은 비극적인 사건을 자꾸만 연상시키는 제리코의 그림이 마음에 들지 않았다. 그래서 그들이 결정한 것이 바로 이 그림의 제목을 전혀 자극적이지 않고 평범한 것으로 변경하자는 것이었다. 결국 당국의 우려를 인식한 살롱전 책임자와 당국자들은 〈메두사호의 뗏목〉이라는 제목을 평범하기 그지없는 〈난파 장면〉으로 바꾼다. 그러나 이미 메두사호의 대형 스캔들은 당국에서 손쓸 틈도 없이 전 국민의 뇌리에 깊이 새겨진 뒤였고 결국 이 사건을 그린 제리코와 그의 작품도 많은 사람들에게 주목받게 된다. 대중적인 관심과 큰 인기를 얻게 된 제리코의 그림 제목은 결국 정부 당국과 왕당파들이 원했던 〈난파 장면〉이 아닌 처음부터 제리코가 원했던 〈메두사호의 뗏목〉으로 결정되었다.

후대의 사람들도 다른 어떤 제목보다 이 제목을 선호하였고, 이런 우여곡절을 거친 후에 결국 〈메두사호의 뗏목〉은 테오도르 제리코를 상징하는 그림이 되었다.

2) 메두사호의 비극

〈메두사호의 뗏목〉의 배경이 된 사건은 흔히 '메두사호의 비극'이라고도 하는데 루이 18세가 통치하던 1816년 한여름에 발생한 끔찍하고도 처참한 사건이다. 이 사건을 통해 인간이 극한 상황으로 내몰리게 되면 어디까지 잔인해질 수 있는가가 드러났고, 더불어 루이 18세 정부의 무능과 부패도 만천하에 알려지게 되었다.

1816년 프랑스가 영국에 빼앗겼던 세네갈의 해외 공관, 즉 해외 식민지를 되찾자 루이 18세는 되찾은 식민지를 실효 지배할 사람들을 필요로 하게 되었다. 그리하여 공무원과 군인, 그리고 과학자와 식민지 개척에 필요한 일꾼 등 약 392명을 메두사호에 태워 세네갈의 생 루이 항구로 떠나게 했다. 당시 루이 18세가 꾸린 선단은 주력선인 메두사호를 비롯해서 보급선인 루아르호 등 총 네 척의 배로 구성되었다. 그런데 문제는 당시 많은 프랑스인들이 경제적으로 한몫 잡기 위해서 너도 나도 새로운 땅 세네갈로 가길 원했다는 것이다. 마치 19세기 초에 황금을 찾아 많은 미국인들이 서부로 몰려들었던 미국의 골드러시와 같았다.

결국 큰 선단을 이끌어본 경험이 전혀 없던 왕당파 귀족 출신 쇼마레가 온갖 부정한 방법과 연줄을 동원해서 이 선단의 선장을 맡았는데, 이것이 바로 메두사호의 비극이 발생한 가장 근원적인 이유 중 하나라고 할 수 있다. 선단에서 가장 중요한 결정권자인 선장 자리에 신분만 높은 사람이 임명되었으니, 평생 배와 함께 살아온 선원들과 미숙한 선장 사이에는 출발부터 갈등이 있었던 것이다. 선장 쇼마레는 노련한 선원들이 자신을 무시한다고 생각해서 측근들만 의지하게 됐고, 선원들은 선장이 자신들을 믿지 않아서 측근만 찾는다고 생각했다. 결국 쇼마레가 이끄는 선단은 암초가 많은 얕은 바다인 아르갱(Arguin) 지역을 우회하지 않고 그냥 무모하게 통과하려다가 모리타니 해안에서 약 160킬로미터 정도 떨어진 지역에 있는 모래톱에 좌초하고 만다.

　　이것이 제리코의 〈메두사호의 뗏목〉이 그려진 직접적 원인이 된 비극적인 사건이었다. 선장 쇼마레를 비롯한 선원들은 메두사호를 포기하고 여섯 척의 구명 보트와 한 척의 뗏목을 만들어 탈출을 감행하는데 신분이 높은 사람들과 장교들을 우선 구명보트에 태웠고 뗏목에는 평범한 사람들과 매춘부 한 명을 태웠다. 원래 계획은 구명보트에 뗏목을 묶어서 함께 세네갈 해안까지 가는 것이었는데 의외로 뗏목이 무겁고 이로 인해 구명보트의 속도가 떨어지자 선장 쇼마레는 구명보트와 뗏목을 연결했던 줄을 끊어버린다.

　　메두사호의 난파 소식을 들은 구조대에 의해 선장인 쇼마레를 비롯한 구명보트에 탄 사람들은 구조됐지만 문제는 뗏목이 바다 한복판으로 사라졌다는 것이었다. 결국 13일 이상을 대서양 한복판 망망대해에서 음식도 물도 없이 표류하게 된 뗏목에서는 인간이 상상할 수 있는 가장 끔찍한 일들이 벌어졌다. 나중에 뗏목을 발견하고 구조했을 때 15명이 생존해 있었으나 5명은 바로 사망하고, 살아남은 사람들 중 알렉상드르 코레아르와 앙리 사비니라는 두 명의 생존자에 의해 뗏목에서 벌어졌던 모든 끔찍한 일들의 전모가 드러나면서 모든 사람들이 경악할 스캔들로 비화됐던 것이다. 살아남기 위해서 이미 죽은 사람들의 인육을 먹었다는 것, 얼마 남지 않은 물을 아끼기 위해 아직 목숨이 붙어 있던 사람들의 숨통을 끊었으며 때로는 인육을 먹기 위해 약한 사람을 죽이기까지 했다는 증언은 프랑스를 경악시켰다. 이 소식에 충격과 분노를 느꼈던 제리코는 뗏목에서 있었던 상황을 무려 9개월에 걸쳐서 적나라한 필치로 화폭에 옮겼다.

제리코는 이 그림에 정확하게 〈메두사호의 뗏목〉이라는 제목을 붙여 당시 부르봉 왕조의 무능과 부패를 꼬집었고, 인간의 야만성을 준엄하게 비판했다. 그는 그 충격적인 사건을 가장 적나라하게 묘사하기 위해서 많은 공을 들였다. 그림을 보면 뗏목 위에 죽어 있는 사람들의 모습이 매우 사실적인데 이것을 표현하기 위해서 파리의 보종 병원을 찾아가 죽어가는 환자와 시신을 오랜 시간 관찰하기까지 했다. 제리코의 작업실을 방문한 사람들은 모두 엄청난 충격을 받았다고 한다. 그는 자신의 작업실에 병원에서 가져온 연고 없는 시신들의 팔과 다리, 심지어 머리까지 보관하고 있었기 때문이다. 시신에서 풍기는 악취와 함께 작업실에 보관된 시신을 본 방문객들이 큰 충격을 받았음은 당연했을 것이다. 제리코가 작업실에 시신들을 가져다 놓은 이유는 단 하나, 메두사호의 뗏목에서 일어났던 충격적인 사건을 가장 사실적이고도 적나라하게 묘사하고자 했기 때문이었다.

그가 당시의 사건을 최대한 충격적으로 묘사하기 위해서 사용한 또 다른 방식은 그림을 최대한 크게 그리는 것이었다. 그래서 491cm×

716cm라는 엄청나게 큰 그림이 됐던 것이다. 한편 제리코 입장에서도 정부 당국이 원하지 않는 사건을 소재로 그림을 그리는 것은 상당한 부담이 됐을 것이다. 그래서인지 관람자들이 이 그림을 보면서 뗏목에서 벌어졌을 살인이나 식인 등 끔찍한 장면들을 상상할 수는 있지만, 시신을 먹거나 사람을 죽이는 등 충격적인 장면을 직접적으로 묘사하지 않았다. 그럼에도 불구하고 살롱에 출품된 이 작품은 평론 잡지로부터 "이 끔찍한 그림은 썩은 시신을 먹는 독수리들이나 좋아할 것이다."라고 혹평을 받았을 정도로 당시 프랑스 미술계에 엄청난 논쟁을 불러일으켰다.

이렇게 잔인한 사건을 상상하게 만드는 이 그림에 자신의 습관을 유감 없이 발휘한 것이 제리코의 제미있는 점이다. 그의 습관은 그림에 자신의 지인들을 등장시키는 것이었다. 이 그림에서도 제리코는 지인인 들라크루아를 왼쪽 하단에서 죽은 남자를 왼팔로 감싸고 있는 인물의 모델로 삼았다.

4. 식민지 개척을 대하는 프랑스의 자세

1) 선진 문명을 전수하는 것이다?

당시 프랑스 사회에 엄청난 파장을 일으키고 수많은 논란거리를 양산했던 〈메두사호의 뗏목〉은 위에서 언급했듯이 루이 18세 집권기인 19세기 초, 프랑스 식민지 정책의 일환을 보여주는 그림이다.

영국의 역사가 에릭 홉스봄(Eric Hobsbawm)이 말했듯이 19세기부터 20세기 초반까지는 열강들이 서로 더 많은 식민지를 개척하기 위해서 혈안이 됐던 각축의 시대였다. 특히 홉스봄은 이 시기를 '제국의 시대(The Age of Empire)'[6]라고 명명했는데 엄밀하게는 제국의 욕심에 의한 팽창 시대라고 볼 수 있다. 이 시기에 영국을 비롯한 서구 열강들은 점점 더 흉포해지는 민족적 자부심과 국수주의 그리고 이웃 나라들보다 조금이라도 더 많은 땅을 확보하려는 욕심이 커져만 갔다. 이미 산업화가 진행 중이던 서구 열강은 1차 원료 공급과 자국 생산물의 원활한 수출 시장 확보를 위해 힘없고 가난한 나라를 탐내기 시작했다.

프랑스 역시 식민지 개척을 위해 많은 노력을 경주했다. 특히 당시는 아메리카 식민지의 상실과 영국의 패권 추구에 대한 상대적 상실감, 멕시코에서의 군사적 개입 실패로 인한 국가적 체면의 실추, 프로이센과의 보불전쟁에서의 허무한 참패로 인한 국가적 위기감과 내부의 갈등이 매우 크던 시기였다. 추락한 국가의 위신과 증가하고 있는 국민들의 내부적인 불만들을 잠재우기 위한 조치와 정책들이 필요했는데 그중 하나가 바로 새로운 식민지 개척이었던 것이다.

요컨대 프랑스를 옥죄고 있던 정서는 '위대한 프랑스 건설'이라는 민족주의적 이데올로기와 문명화 사명[7]을 통한 식민지 구축이라는 신념들

---

6) 에릭 홉스봄, 『제국의 시대』, 김동택 역, 한길사, 2002, 홉스봄은 부르주아 계급이 시민혁명과 산업혁명을 통해 권력을 얻고 그것을 공고히 해나가는 과정이 바로 19세기 자유주의적 자본주의라고 말하면서, '제국의 시대'를 자유주의적 자본주의가 발전하며 필연적으로 발생시킬 수밖에 없었던 모순이 지배한 시대로 규정했다. 그는 '제국의 시대'가 종결점으로 잡고 있는 1914년이야말로 부르주아를 위해, 그리고 부르주아에 의해 만들어진 세상이 종말을 고한 시점이자 저자가 『혁명의 시대』 『자본의 시대』 그리고 『제국의 시대』 등 3권의 책에서 다룬 19세기의 종말을 상징한다고 지적한다.

7) **문명화 사명** : 선진국들을 비롯한 제국 열강들이 가난한 나라들을 식민지화하는 것은 그들을 약탈, 억압하는 것이 아니고 선진국들의 발달된 문명을 오히려 전수해주는 것이라는 입장. 식민지화한 덕분에 가난한 나라들에 철도가 놓여서 기차가 다닐 수 있었고, 학교를 지어서 글을 배울 수 있었으니 가난한 나라들이 선진국의 식민지가 된 것은 오히려 문명적으로 발전할 수 있는 길이라고 주장하는 의견이다.

로 채워지게 되었다. 그래서 〈메두사호의 뗏목〉처럼 수백 명의 사람들이 작은 범선에 나눠 타고 너도나도 새로운 식민지에서 일확천금을 꿈꾸는 미지의 여정에 나섰다가 큰 사고를 당하기까지 했던 것이다.

계몽주의 시대의 가치와 자유, 평등, 박애를 신조로 여기며 자유주의와 민주주의를 표방한 프랑스는 과학적이고 학문적인 탐색을 바탕으로 식민지 개발에 적극적으로 참여했다.[8] 이와 같은 식민지 개척에 대한 국가적 열망은 결국 영국에 이어 가장 광활한 식민지 영토를 보유하는 식민 제국 프랑스가 되는 데 크게 기여한다.

프랑스의 본격적인 식민지 건설은 특히 본토와 가까웠던 알제리 점령(1830)과 함께 시작되었고, 그 절정은 바로 1870년 제3공화국의 탄생 시기였다. 〈메두사호의 뗏목〉은 알제리 점령보다 14년 앞선 1816년 여름에 있었던 세네갈 원정과 실패에 대한 그림이지만 이 그림에 관련된 사건은 본격적인 프랑스의 식민지 개척보다 먼저 있었던 일이었다. 프랑스는 문명화된 새로운 사회를 창출한다는 유토피아적 전망 가운데에서 특별히 식민지 활동을 통해 '문명'과 '진보'의 전수자가 될 수 있다는 국가적인 확신을 갖고 있었다. 그래서 이러한 프랑스의 식민지 개척 활동은 하나같이 '문명화', '진보', '과학' 그리고 '위대함' 같은 거창한 이름을 앞세워 진행됐다. 즉 프랑스대혁명 이래 혁명의 이념들인 자유, 평등, 박애와 같은 사상들을 국내외적으로 실현시켜나갈 것을 천명한 프랑스는 자신들이 문명화시키고 해방시켰다고 믿는 민족에게 자유와 개발 그리고

---

8) 프랑스의 식민지 개발은 19세기 말 제3공화국 시대에 본격화되었지만 식민주의 이데올로기의 골격과 그를 둘러싼 논쟁의 구도는 1830년의 알제리 점령과 함께 시작되었다고 볼 수 있다. 당시의 정치 일간지였던 『르 콩스티튀씨오넬(Le Constitutionnel)』은 1930년 7월자에서 "알제리 점령은 세계 문명의 신기원을 여는 출발점"이라고 주장하기도 했다.

평등을 전수한다고 생각했다.

프랑스는 물론이고 영국 등 대부분의 서구 열강들은 그들의 식민지 정책을 근거하는 사상적 배경을 '내셔널리즘(nationalism)'에 두고 있었다. 이러한 선진국들의 내셔널리즘이 세계를 움직이는 결정적인 힘이 된 것이 바로 18세기 초반부터였다. 그리고 이러한 사상이 가장 전형적인 형태로 나타난 것은 바로 18세기 말 프랑스대혁명에서였다. 그 후 19세기 말 제국주의 시대가 본격적으로 개막했고, 제국주의는 내셔널리즘의 반동인 동시에 그 발전이라 할 수 있는 것이다.

제국주의가 민족국가의 기본적인 틀을 무너뜨리고 다른 약소민족을 강한 국가의 지배 아래 두려고 하기 때문에 내셔널리즘의 반동이 되는 것이고, 제국주의를 통해 강대국이 약소국을 자국에 통합, 흡수함으로써 자신들이 가진 힘을 과시하고 권위를 높이려고 하기 때문에 내셔널리즘의 발전이 된다는 것이다. 한마디로 당시 프랑스가 약소국들을 바라보는 시각도 영국이나 그 외의 다른 서구 열강들과 다를 바가 없었다. 선진국이자 문명국으로서의 자부심이 강했던 프랑스는 약소국들을 미개한 문명으로 여겼기 때문에 그들을 식민지화하는 것이 오히려 그들에게 발달된 선진 문명을 전수하는 길이라고 여겼던 것이다.

2) 식민지 정책을 결정하는 다양한 통치 이념들

프랑스를 비롯한 서구 열강들의 식민지 정책은 통치 이념과 밀접한 관련을 맺고 있다. 열강들의 통치 이념에 따라 식민지 정책도 달라지기 때문이다. 대부분 열강들의 통치 이념은 종속주의, 동화주의, 자치주의 그리고 협동주의의 순서를 따르게 된다. 프랑스도 이러한 순서대로 국가의 통치 이념이 나타났고 이를 바탕으로 식민지 정책이 이루어졌다. 프랑스가 추구했던 식민지 정책의 기본 바탕이 된 통치 이념을 간략하게 살펴보도록 하자.

첫 번째, 종속주의(subjugation). 약소국을 힘으로 지배하는 식민 지배국과 피식민국의 관계를 오로지 수단과 목적의 관계로만 규정하는 통치 이념이다. 종속주의의 문제는 피식민국이 가지고 있는 고유의 문화, 사상, 제도 등을 일절 인정하지 않고 오로지 지배국의 이익만을 생각한다는 것이다. 이러한 통치 이념 아래서 이루어지는 모든 지배국의 정책은 오로지 경제적 착취의 수단으로만 행해진다. 심각한 착취와 억압이 자행되고 강력한 군사력이 중요시되기에 이런 통치 이념은 피식민국 사람들의 많은 반발을 불러오게 될 수밖에 없다.

두 번째, 동주의(assimilation). 서구 열강 대부분 추구하려고 했던 통치 이념으로 20세기 초반까지 이어진다. 한마디로 식민 지배를 받는 약소국의 혈통, 문화, 제도 등을 식민 지배국에 녹아들게 해서 융합, 동화시키는 것을 중시하는 통치 이념이다. 표면적으로는 피지배국에게 식민 제국과 동등한 권리와 자유 등을 부여한다는 것으로 식민지 국민들을 지배 국가 사람들과 똑같이 만든다는 개념이다. 이러한 동화주의를 적용하기 위해서는 필연적으로 해야 하는 일이 있다. 바로 식민지 국민들에게 더 이상 자신들의 고유한 문화를 주장하지 못하게 하는 것이다. 이를 위해 흔히 사용하는 방법이 바로 식민지 언어를 말살하는 정책이다. 자신들의 고유한 언어가 아닌 식민 국가의 언어를 사용한다는 것은 시간이 흐름에 따라 자신들의 고유한 정체성을 상실하는 결과를 초래하기 때문이다. 그래서 동화주의를 통치 이념으로 삼는 프랑스에서도 식민지 정책에서 식민지 국민들에게 자신들의 언어 대신 프랑스어를 사용하도록 했다.

세 번째, 자치주의(autonomy). 말 그대로 특별한 정치적 결단에 의해 식민지의 고유한 언어, 문화, 제도 등을 허가하고 자치를 용인하는 것이다. 자치주의에서는 지배 국가와 피식민 국가 사이에 일종의 제휴를 맺어서 경제적·사회적 결합을 하자는 정책을 시행하게 된다. 제1차 세계대전 이후 많은 서구 열강들이 통치 이념을 종속주의나 동화주의에서 자치주의로 전환했다. 자치주의 아래에서는 극단적인 반발이나 저항이 일어날 가능성이 적기 때문에 그들의 통치 이념을 안정적으로 구현할 수 있었기 때문이다. 프랑스도 동화주의의 대표적인 나라였다가 자치주의로 전환했고, 영국도 아일랜드나 인도 등의 식민지에서 자치주의를 통치 이념으로 활용했다.

마지막으로 협동주의(association). 이 통치 이념이야말로 가장 이상적이라고 할 수 있다. 식민지를 다스리는 데 있어서 그 나라 국민들의 특수성을 이해해서 많은 지원을 통해 발전하도록 하는 이념이다. 협동주의에서는 교육을 매우 중요하게 여기고 언어에 있어서는 지배 국가의 언어를 무조건적으로 강요하지 않고 피식민국 국민들이 자신들의 편의를 위해 스스로 언어를 배우도록 유도하는 정책을 쓴다.

결론적으로 프랑스의 식민지 통치 방식은 전형적인 직접 통치 방식으로 본국을 대리하는 총독부 등의 기관이 직접 통치했다. 통치 이념으로는 동화주의를 기본으로 하고, 식민지 국가 국민들을 문화, 언어, 제도적으로 완벽한 제2의 프랑스인으로 만드는 것이 목표였다. 이를 위해 프랑스식 언어와 문화 교육을 중시했고 프랑스식 교육을 받은 사람들이 일정한 자격을 구비하면 프랑스 시민으로 인정하는 방식을 취했다.[9] 또한 프

---

9) Cohen, M. *Histoire d'une langue, le français*, p.284.

랑스는 혈통을 중시하던 영국과 달리 인종과 혈통의 개념이 약해서 다른 인종과의 혼혈도 마다하지 않았고 프랑스식 언어와 문화 교육을 통해 식민지 사람들을 완벽한 프랑스인으로 동화시킬 수 있다고 믿었다. 그래서 프랑스는 새로운 식민지를 개척하면 곧바로 프랑스와 동일한 형태의 프랑스식 학교를 설립했고 이어서 프랑스어 교육을 집중적으로 시키는 정책을 펼쳤던 것이다. 이러한 정책의 가장 밑바탕에는 언제나 프랑스 문화와 언어가 가장 우수하고 이러한 우수한 문화와 언어를 통해 후진적인 식민지를 우수한 문명국으로 만든다는 생각이 깔려 있었다.

제4장

〈1808년 5월 3일의 학살〉과
나폴레옹의 침공

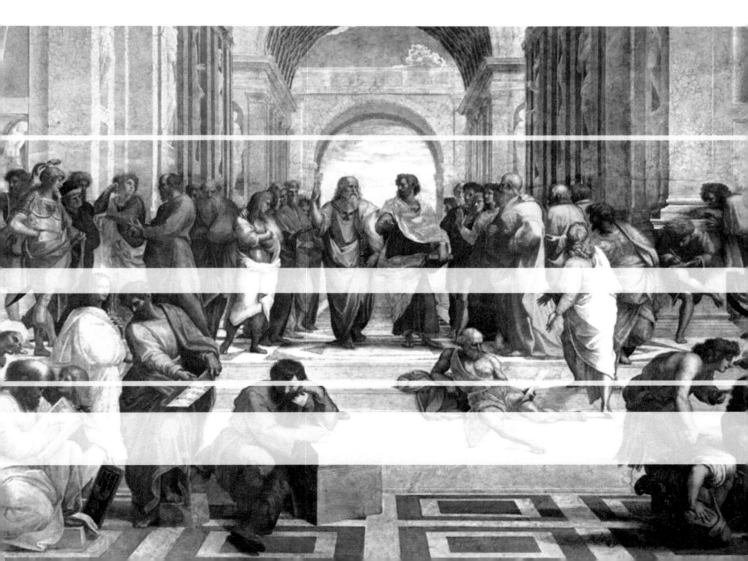

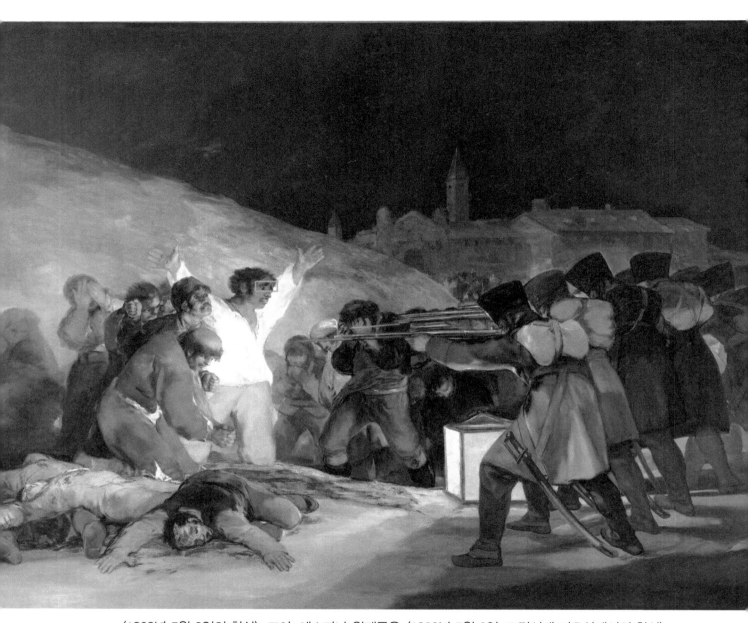

〈1808년 5월 3일의 학살〉, 고야. 에스파냐 원제목은 〈1808년 5월 3일, 프린시페 피오산에서의 학살〉

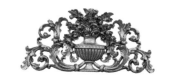

1. 에스파냐 최고의 화가 프란시스코 데 고야

1) 고야의 삶과 예술

에스파냐 미술계를 대표하는 최고의 화가이자 현대인들에게도 가장 유명한 에스파냐 화가 중 한 명으로 꼽히는 프란시스코 데 고야(Frncisco Joséde Goya, 1746~1828)는 18세기 후반부터 19세기 초반, 제국주의 시대를 대표하는 화가로서, 80여 년이 넘는 긴 세월을 살면서 다양한 주제를 가진 여러 장르의 유화와 판화, 드로잉을 남겼다. 무려 2,000여 점에 달하는 수많은 작품들은 각종 미술 사조와 작품의 톤, 사회적인 메시지 등의 측면에서 아주 변화무쌍한 모습들을 보여주고 있으며, 그의 인생 역정만큼이나 무척 복잡다단한 양상을 드러낸다.

에스파냐의 남부 도시인 사라고사에서 그림 공부를 시작한 고야는 이탈리아 나폴리에서 공부했던 호세 루산 마르티네스에게 그림을 사사했

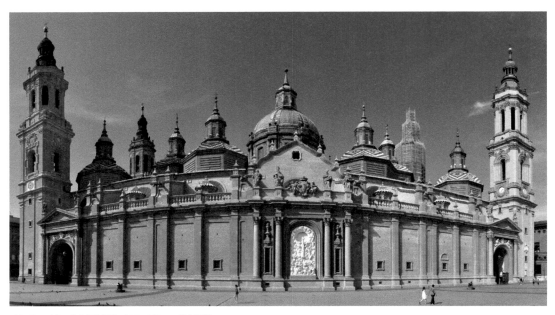

사라고사 대성당(필라르 성모 대성당)

으며, 그 뒤 마드리드로 옮겨서 당시 마드리드 궁정화가 프란시스코 바예우의 제자가 되기도 했다. 나이 27세인 1773년, 스승의 여동생과 결혼하고 그림 공부를 위해 이탈리아, 로마로 떠난다. 그 후 다시 사라고사로 돌아와 약 10년 정도 사라고사 대성당(정확히는 필라르 성모 대성당[1])에 프레스코 천장화 〈레지나 마르티룸(Regina Martyrum, 순교자들의 여왕)〉을 그리는 중요한 일을 맡으며 본격적으로 에스파냐 미술계에 등장한다.

고야는 로마 유학 시절 알게 된 베네치아의 위대한 화가 조반니 바티스타 티에폴로의 영향을 받았으며 당시 에스파냐에서도 유행하던 바로

1) **필라르(Pilar) 성모대성당** : 고야의 고향인 사라고사에 있는 대성당을 흔히 그냥 사라고사 대성당이라고 부르는데 정확한 이름은 필라르 성모대성당이다. 이 성당에는 성당의 건립과 관련한 전설이 하나 전해지고 있다. 서기 40년경 사라고사에 도착한 야고보 성인에게 어느 날 성모마리아가 나타나서 그곳에 성당을 지으라고 커다란 기둥(Pilar)을 주었고, 그 기둥을 보관하기 위해 그 자리에 성당을 세웠다는 것이다. 이 대성당의 동쪽 끝에는 야고보 성인을 위해 건립한 전설 속의 기둥이 감추어져 있다고 한다. 필라르 성모대성당의 천장에는 고야의 〈순교자들의 여왕〉이라는 프레스코화가 그려져 있다.

크-로코코 양식의 그림을 그렸다. 작품 초기에는 화려한 왕실풍의 그림을 주로 그렸으나 점차 당시 궁정 사회의 인습과 무기력, 허영과 퇴폐 등의 부조리한 현실을 고발하는 실존주의적 경향의 그림을 그렸다. 특히 말년으로 갈수

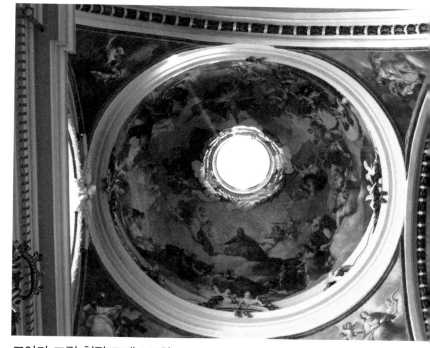

고야가 그린 천장 프레스코화

록 전쟁과 폭력, 살인 등 죽음과 공포를 주제로 한 '검은 그림들'[2]로 불리는 작품들이 만들어졌는데 이것은 그가 40대 때(정확히는 46세 때인 1792년) 앓은 중병으로 인한 청각 상실과 프랑스 나폴레옹군의 에스파냐 침입 등에 기이한 것으로 보인다.

29세인 1775년부터 궁정에서 일하기 시작했던 고야는 당시 궁정에 소

---

2) **고야의 '검은 그림들(The Black Paintings)'** : 고야가 1819년부터 1823년 사이 마드리드 외곽의, 자신이 살면서 이름 붙인 '귀머거리의 집'에 그린 14점의 벽화를 칭한다. 한때 카를로스 4세의 수석 궁정화가로 활동하며 화가로서 최고의 삶을 살았던 그가 인생의 후반부에 수수께끼 같은 연작에 4년 가까이 몰두했다. 오직 고야 자신만을 위해 그려진 이 그림들은 오랜 화가 생활 중에서 가장 진실한 것이자 자유로운 것이었다. 하지만 이상하게도 집 내부 벽면에 그려진 14점의 그림들은 섬뜩하고 기괴하다. 그중 어떠한 것에도 작가가 제목을 붙이거나 설명한 흔적이 없는 이 수상한 이 그림들은 1874년부터 1878년 사이 쿠벨스에 의해 벽화에서 캔버스로 옮겨졌고, 1889년부터 마드리드에 있는 프라도미술관에 걸려 있다. 그림의 목적이나 내용, 제작 당시 작가의 상태 등 모든 것이 수수께끼 같은 '검은 그림들'은 그야말로 그 존재 자체가 검은색이다. 혹자들은 고야가 1790년대 중반 계몽주의에 대한 회의와 에스파냐의 권력 판도 변화와 연결시킨 마녀, 악마, 신화, 종교 재판과 같은 주제들을 가지고 벽화들에서는 그가 다시 앓은 중병에 따른 죽음에 대한 공포, 그의 늙음과 동반자의 젊음 사이의 갈등, 그리고 다시 변한 에스파냐 정국을 피해 에스파냐를 떠나야 할 시점의 회한과 체념 등으로 복잡하게 뒤섞인 그의 심리 상태를 표현한 것으로 해석했다.

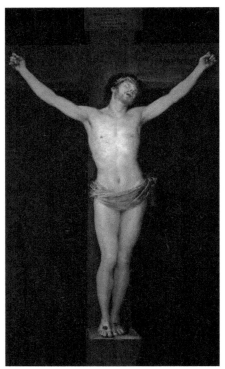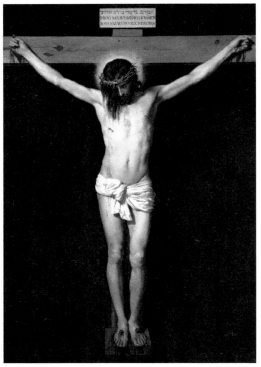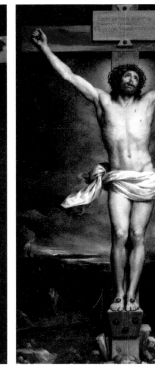

〈십자가에 못 박힌 예수〉, 고야, 1780

〈십자가에 못 박힌 예수〉, 벨라스케스, 1631

〈십자가에 못 박힌 예수〉, 라파엘 멩스, 1761~1769

장된 벨라스케스의 그림을 동판화로 모사하는 일을 하며 거장의 그림을 접하고 이후 그의 인생에서 가장 위대한 세 거장으로 손꼽는 렘브란트, 대자연, 그리고 벨라스케스를 중요시하여 마음에 새기게 된다. 렘브란트의 동판화가 고야의 후기 소묘와 판화에 영향을 준 것으로 알려졌으며, 벨라스케스의 그림은 고야에게 자연의 위대함을 일깨워주었고 이것이 고야가 자연을 연구하고 사실주의 표현을 익히는 데 큰 영향을 주었다.

고야는 34세인 1780년 마드리드의 산 페르난도 왕립 아카데미 회원으로 선출되었는데 당시 회원이 되기 위해서는 회원들의 검증이 필요했다. 그래서 고야는 입회를 위해 〈십자가에 못 박힌 예수〉라는 그림을 제출했는데 이 그림은 벨라스케스와 멩스가 그렸던 〈십자가에 못 박힌 예수〉와 그림 양식이나 표현 방식에 있어 매우 흡사해서 고야가 벨라스케스와 멩스에게 얼마나 영향을 받았는지를 짐작하게 해주었다.

고야가 왕립 아카데미 회원이 되기 위해 제출했던 맨 왼쪽의 그림과 그 옆에 있는 벨라스케스와 멩스의 그림을 비교해보면 분위기나 색깔, 그린 방식이 매우 유사함을 알 수 있다. 현대의 시각에서는 마치 대놓고 모방과 표절을 한 것처럼 보일 수도 있는데 아이러니하게도 바로 그런 이유로 인해서 고야는 그토록 원하던 마드리드의 산 페르난도 왕립 아카데미 회원으로 선출된다. 이때가 그의 나이 34세인 1780년이었다. 이어서 5년 후에는 왕립 아카데미의 회화부 부감독의 위치에 오르고 이듬해, 꿈에도 그리던 국왕 카를로스 3세의 전속 화가라는 최고로 명예로운 자리를 획득한다. 그러나 고야의 행복은 오래가지 못한다. 주된 이유는 프랑스대혁명이 발발하기 1년 전인 1788년, 그를 국왕 전속 화가로 발탁해준 카를로스 3세가 사망했기 때문이다.

카를로스 3세와 비교해서 정치적 능력 등이 상대적으로 부족했던 카를로스 4세 치하에서 에스파냐 사회는 억압적이면서도 보수적인 분위기와 정치적, 사회적 부패로 인해 지극히 혼란스러워지고 이러한 혼란은 나폴레옹의 에스파냐 침략에 빌미를 제공하기도 했다. 그러나 걱정과는 달리 고야는 카를로스 4세 치하에서도 궁정화가의 지위를 계속 유지하였고 1795년 그의 나이 49세 때에는 비록 건강상의 이유로 2년밖에 하지는 못했지만 왕립 아카데미의 원장이 되었고, 드디어 1799년(53세)에는 수석 궁정화가의 지위에 오르는 영예를 누렸다.

흔히 고야의 화풍은 1771~1794년 후기 로코코 화풍[3]과 그 이후로 나

---

3) **로코코 화풍(Rococo Art)** : 미술사에서 프랑스의 루이 15세 시대에 유행했던 특징적인 장식 예술 및 장식품들을 일컫는 용어. 바로크 미술 양식에 이어 1700년경 프랑스에서 등장하여 18세기 말 복고풍에 밀려 후퇴할 때까지 유럽을 휩쓸었다. 로코코라는 말은 '조약돌'을 뜻하는 프랑스어 '로카이유(rocaille)'에서 비롯된 것으로 이 단어는 루이 15세 치하 상류사회의 취향을 지칭하는 미술사가들의 은어였다. 처음에는 화려함만을 추구하는 상류층들을 향한 경멸과 조롱의 뜻으로 자주 사용되었으나, 나중에는 미술사가들에 의해 객관적인 의미에서 일정한 통일과 조화를 갖고 있는 예술적이고

누어진다. 후기 로코코 시대 작품들은 비록 명예와 세속적인 성공을 무척이나 동경하면서도 스스로 몸담았던 상류사회와 왕실의 화려함과 환락의 덧없음을 신랄한 필치로 묘사한 것이다. 그 후 벨라스케스, 렘브란트 등의 영향을 받으면서 차츰 독자적인 화풍을 형성했다. 조금은 늦은 나이인 43세 때 에스파냐 국왕 카를로스 3세의 전속 궁정화가가 되었고, 47세 때(1792년경) 에스파냐 남부 세비야를 여행하던 중 이름 모를 중병에 걸리면서 청각을 상실한 이후로는 마드리드의 자택에만 은둔하며 작품 활동을 한다. 청각을 상실할 정도의 중병을 앓았던 개인적인 경험과 나폴레옹 군대의 에스파냐 침입 등으로 인해 그의 미술관에도 변화가 생기면서 이후 어두운 화풍의 그림들을 많이 그리게 된다. 이와 같은 어두운 배경과 음산한 분위기의 그림들을 흔히 고야의 '검은 그림들'이라고 부른다.

고야의 인생에서 그리고 미술관에서도 중요했던 일 중 하나가 바로 프랑스 나폴레옹 군대의 에스파냐 침입이었다. 이는 고야의 민족의식이 새롭게 고취되는 계기가 되었으며 이후 고야는 에스파냐 국민들의 애국심을 드높이는 그림을 그리게 된다. 세계적으로 알려진 〈1808년 5월 3일의 학살〉은 프랑스에 맞선 마드리드 시민들의 저항과 프랑스 군대가 자행한 학살을 그린 것인데, 사건이 발생했던 1808년에서 6년이 지난 1814

장식적인 양식을 일컫는 데 사용된다. 직선을 싫어하고 휘어지거나 구부러진 그리고 정교한 장식을 선호하는 점에서는 바로크와 일치하나, 힘찬 느낌의 바로크에 비해서 로코코는 오히려 우아함, 경쾌함, S자형의 곡선, 비대칭적인 장식, 그리고 이국적인 풍취가 두드러진다. 로코코는 바로크 미술이 즐겨 쓰던 유동적인 조형 요소를 계승하고 있기 때문에 어떤 면에서는 바로크의 연장 또는 변형이라고 생각될 수도 있다. 다만 바로크가 지녔던 충만한 생동감이나 장중함 등이 로코코에서는 세련미나 화려한 유희적 정조로 바뀌었다. 다시 말하면 바로크가 남성적, 의지적임에 반하여 로코코는 바로크와 달리 여성적, 감각적이라고 할 수 있다.

년, 고야가 청각을 잃은 지 20여 년이 지난 그의 나이 68세에 완성된 그림이다.

그림의 시대적 배경이 된 사건이 발생한 1808년은 고야 개인적으로는 가장 높은 지위를 누리고 있을 때였다. 에스파냐의 국왕이었던 카를로스 4세와 그의 아들 페르디난도 7세는 프랑스에 의해 강제로 퇴위하고 나폴레옹이 선택한 그의 친형 조제프가 에스파냐와 포르투갈 통합 왕좌에 올랐다. 다행인지 불행인지 고야는 궁정화가의 신분을 그대로 유지하면서 전쟁 동안 에스파냐는 물론 프랑스 장군들의 초상화도 많이 그렸다. 고야가 프랑스군에게 협조적이었던 것은 두 가지 이유에서였는데, 하나는 에스파냐 왕실의 무능과 부패에 대한 염증이었고, 다른 하나는 프랑스대혁명의 모토였던 자유, 평등, 박애를 누구보다 신봉했기 때문이었다.

그러나 영원할 것 같았던 프랑스의 점령도 6년에 걸친 에스파냐 국민들의 끈질긴 저항으로 막을 내린다. 프랑스 군대가 이베리아 반도에서 물러가고 에스파냐 왕조가 복귀했을 때 점령군에게 협조했던 고야는 큰 위기에 봉착한다. 새로운 권력에 참회하고 용서를 비는 노련한 처세술에 힘입어 위기를 넘겼지만, 결국 국왕의 억압 정치로 인해 친구들 대부분이 망명길에 오르고 고야 자신도 조국 에스파냐를 떠날 수밖에 없게 된다. 결국 그는 프랑스로 건너가 파리에 잠시 머물다가 보르도를 최종 망명지로 선택했고, 마드리드에 잠시 다녀온 것 말고는 죽을 때까지 보르도에서 살았다.

고야는 혁명적인 예술가였는데 비록 후계자를 두지는 못했지만, 그의 독창적인 업적은 19세기 후반 낭만주의에서 사실주의 그리고 인상주의에 이르는 프랑스의 화가들에게 큰 영향을 끼쳤다. 특히 들라크루아가 고야를 숭배했던 대표적인 프랑스 화가였다. 고야는 1828년, 나이 82세로 망명지 보르도에서 사망하는데 말년에 고야의 정신 상태가 온전치 못했다는 이야기도 있었다.

2) 고야가 그린 누드 상태의 마야는 누구였는가?

고야는 에스파냐에서 가장 유명한 화가이자 대중에게 가장 친숙한 화가였지만 정작 자신의 조국인 에스파냐와는 불화했다. 그가 82세의 나이로 숨을 거둔 장소가 에스파냐의 고향 땅이 아닌 프랑스의 보르도였다는 사실이 그것을 증명한다. 젊은 시절 외국에 살던 사람들도 나이가 들면 태어난 고향이나 조국으로 돌아와서 인생의 마지막을 정리하는 것이 보편적인데 고야의 경우는 오히려 그 반대였다. 젊은 시절에는 조국에 살다가 노년에 들어서 정치적 망명을 해서 이웃 나라 프랑스에서 살면서 그곳에서 삶의 여정을 마쳤던 것이다.

벨라스케스와 더불어 에스파냐를 대표하는 화가였던 고야는 미술계는 물론이고 그림을 조금이라도 아는 사람에게는 너무도 유명한 그림들을 많이 남겼다. 그중에서도 가장 큰 관심을 불러 일으켰던 작품이 있었는데 바로 유명한 누드화인 〈옷을 벗은 마야〉와 〈옷을 입은 마야〉라는 그림이었다.

벌거벗은 여인이 너무도 대담하게 그림을 그리는 화가를 정면으로 직시하고 요염한 포즈를 취하고 있는 〈옷을 벗은 마야〉는 〈1808년 5월 3일의 학살〉과 더불어 고야를 상징하는 그림이다. 이런 종류의 그림이 그려질 당시 에스파냐는 가톨릭을 국교로 하고 있었고 그래서 여인의 벗은 몸을 그리는 누드화 자체가 금기시됐다. 이러한 사회적인 분위기에서 누드화를 그렸으니 화가인 고야에게 엄청난 비판이 가해졌을 것을 상상하

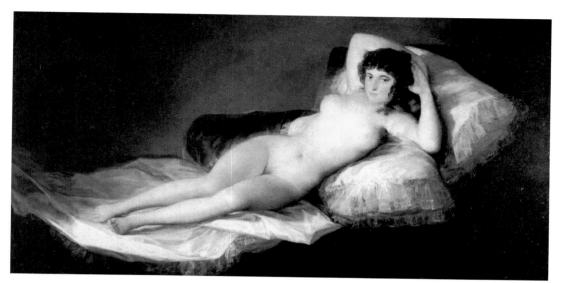

〈옷을 벗은 마야〉, 1799~80

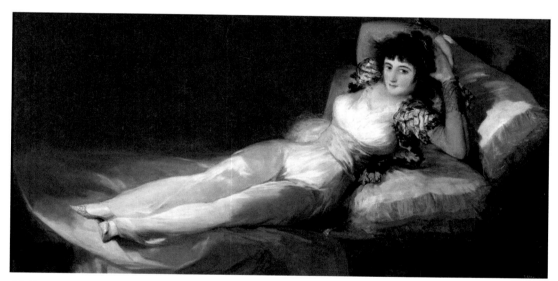

〈옷을 입은 마야〉, 1780~83

기는 어렵지 않다. 게다가 금기시하는 그림을 그린 화가에 대한 비판에서 끝난 것이 아니고 고야를 기다리고 있던 것은 가톨릭이 중심이 된 재판, 즉 일종의 악명 높은 종교재판이었다. 하지만 고야는 가혹한 종교재판에도 불구하고 자신이 그리고 싶은 그림들을 그리며 사회에 정면 도전했다.

당시 〈옷을 벗은 마야〉가 사회적으로 큰 파장을 일으킨 이유는 고야가 가톨릭이 금지하고 있던 여인의 벗은 몸을 그렸다는 것도 있지만, 또 다른 중요한 이유가 있었으니 바로 그림 속 여주인공 때문이기도 했다. 고야가 활동하던 시대 이전에도 물론 누드화로 볼 수 있는 그림들은 많이 있었다. 그러나 그러한 누드화의 주인공은 주로 유명한 신화 속 여신이나 성경에 등장하는 여인들이었고 그들은 수줍은 표정과 나체를 감추려는 미묘한 포즈로 사람들의 눈길을 끌었을 뿐이었다.

하지만 고야가 그린 그림의 주인공인 마야는 신화에 나오는 여신 비너스나 성경에 등장하는 여인이 아닌 일반적인 평범한 여성인 데다가 몸의 어느 한 부분도 가리지 않고 게다가 당당하고 도발적인 표정으로 정면을 응시하고 있었기 때문에 더욱더 당시 에스파냐 사람들의 호기심을 자극했던 것이다. 그러한 이유로 인해서 고야는 미술계를 비롯한 종교계 그리고 대중의 비판을 받게 됐고 나아가 사회의 이단으로 몰려 종교재판까지 받게 됐던 것이다. 하지만 재판에 회부된 고야는 의외로 담담한 모습이었다고 한다. "왜 그런 이상한 그림을 그렸느냐? 그 그림 속의 여자 주인공이 누구냐?"는 재판부의 질문에 고야는 한참 동안 아무 말도 하지 않더니 "내가 사랑했던 여인이었다"고 밝혔다. 하지만 고야는 끔찍한 고문과 처형을 당할지도 모르는 상황에서도 마야가 누구인지는 끝까지 밝히지 않았고 결국 프랑스의 보르도에서 82세의 나이로 죽을 때까지 입을 열지 않았다고 한다.

고야가 죽은 후 에스파냐 전역에는 그의 그림과 주인공 마야에 대한 다양한 소문들이 걷잡을 수 없이 퍼졌다. 마야는 아마도 고야 자신의 애첩이었을 것이다, 혹은 고야의 상상 속 여인이었을 것이다, 등등 다양한 루머가 사람들의 입을 통해 전해졌지만 결국 진실이 밝혀지지 않은 채 세인들의 뇌리에서 잊혀졌다.

그러던 어느 날 아무도 예상하지 않았던 의외의 인물이 고야 그림의 주인공으로 지목되면서 에스파냐 미술계와 대중의 주목을 다시 한 번 모았는데 〈옷을 벗은 마

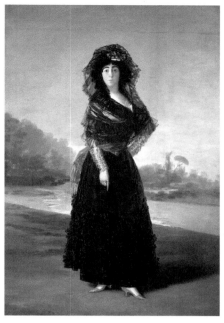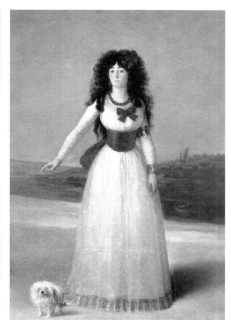

고야가 그린 알바 공작부인의 초상화들

야〉의 주인공 마야가 알고 보니 에스파냐 최고의 명문 귀족인 알바 공작의 부인이라는 것이었다. '에스파냐의 보석'이라는 찬사까지 받을 정도로 대단한 여인이자 최고 명문의 귀부인이 고야가 그린 누드화의 주인공에다 일개 화가였던 고야의 숨겨진 연인이었다는 소문은 에스파냐 전역에 엄청난 파장을 몰고 왔다. 당시 에스파냐의 사회적 분위기나 계급과 신분을 감안할 때 평범한 화가였던 고야와 최고 귀족 부인의 이야기는 사실 여부를 떠나 당시 사람들의 이목과 관심을 끌었다.

이런 가십거리가 대중의 입에 회자되면서 특히 알바 가문의 입장이 매우 난처해 졌을 것이다. 이로 인해 알바 가문은 많은 논란 속에 에스파냐 사람들의 비난을 받기 시작했고 이에 알바 가문은 마야라는 여인이 알바 공작 부인이 아니라는 것을 증명하기 위해 그녀의 묘까지 파헤쳤지만 오히려 대중의 의혹만 증폭시켰다.

에스파냐 최고 명문의 귀부인은 알바 공작 부인을 당시 일개 화가에

불과했던 고야가 어떻게 알게 됐고 그토록 친밀한 관계를 맺을 수 있었을까? 두 사람의 사회적 신분이나 위치를 감안할 때 알바 부인과 화가의 관계를 짐작하기는 쉽지 않기 때문이다. 그러나 에스파냐도 그렇지만 당시 프랑스를 중심으로 활발하게 영향력을 행사하고 있던 사교계의 모임 즉, 살롱을 생각한다면 귀부인과 화가의 만남이 그리 어렵지 않았을 것이다.

실제로 고야는 상류층과 예술가들이 자주 드나들던 어느 사교 모임에서 가끔 알바 공작부인과 마주치곤 했다고 알려졌다. 사교계의 모임에서 자주 보면서 서로를 인지하던 1795년 어느 여름날 알바 공작부인이 고야의 개인 아틀리에로 찾아오면서 화가와 귀부인의 관계가 시작된 걸로 알려졌다. 이때 고야의 나이는 53세였고 알바 공작부인은 한창 젊음을 뽐내던 35세였다.

그녀가 고야의 아틀리에를 찾아온 이유가 재미있는데 당시 그녀의 용건은 흥미롭게도 얼굴 화장을 해달라는 것이었다고 한다. 이후 고야는 자연스럽게 자신의 아틀리에에서 알바 부인과 자주 만나게 되었고 이때부터 두 사람은 급속하게 가까워졌다고 알려졌다.

물론 이것과 다른 이야기도 있다. 알바 공작부인과 고야가 만난 건 사교계의 모임에서가 아니라 고야가 알바 공작의 집을 드나들다가 그의 부인을 알게 됐고 두 사람이 가까워졌다는 것이다. 고야가 최고 귀족인 알바 공작의 집을 드나든 것은 당연히 화가로서 알바 공작의 초상화를 그려주기 위해서였다고 한다. 고

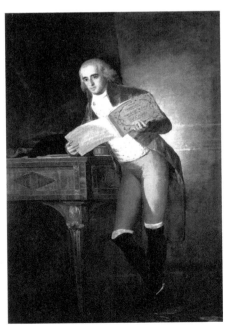
고야가 그린 알바 공작의 초상화

야가 그려준 초상화가 너무나 마음에 들었던 알바 공작이 아예 자신은 물론이고 다른 가족들의 초상화까지 의뢰하면서 고야가 자유롭게 알바 공작의 집을 드나들게 되었다는 것이다.

어떤 경로를 통해 알바 공작부인과 고야가 친밀해졌는지는 정확히 모르지만 누드 모델이 되어준 공작부인과 고야는 은밀한 사랑을 나누게 되었고 이런 은밀한 만남을 지속하던 두 사람이 가까이 지낸 지 1년 만인 1796년, 평소 몸이 약했던 알바 공작이 세상을 떠나면서 과부가 된 공작부인은 더욱 자유롭게 고야를 만나고 연인 관계로 발전할 수 있었다. 자주 고야의 모델이 되어준 부인은 대부분 누드 상태로 고야 앞에 섰는지 고야가 그린 알바 공작부인의 그림에는 누드화가 많다.

3) 고야는 모방(표절)의 달인인가?

모방, 모사 혹은 표절은 필요한가 불필요한가? 글을 쓰는 작가들이나 그림을 그리는 화가들, 그 외에도 예술가들에게 이 문제는 늘 민감하고 일견 부담스러울 것이다. 현대에 와서는 특히 작가들에게 남의 글을 베껴 쓰는 표절 문제를 놓고 매우 날카로운 시선을 던지는데 그림을 그리는 화가의 경우라면 어떨까?

'모방' 행위에 대해서는 이미 고대 그리스에서도 심심치 않게 논쟁이 됐다. 장르를 좀 넓혀서 '연극'에서 일어나는 모방을 두고 고대 그리스 철학을 대표하는 플라톤과 아리스토텔레스가 전혀 상반된 의견을 피력하기도 했다. 사제지간이기도 했던 이 위대한 두 사상가는 철학적인 부분에서도 전혀 달랐지만 특히 연극을 바라보는 관점에서는 그 정도가 더욱 심했다. 스승인 플라톤은 모방에 대해 매우 비판적이고 적대적인 생각을

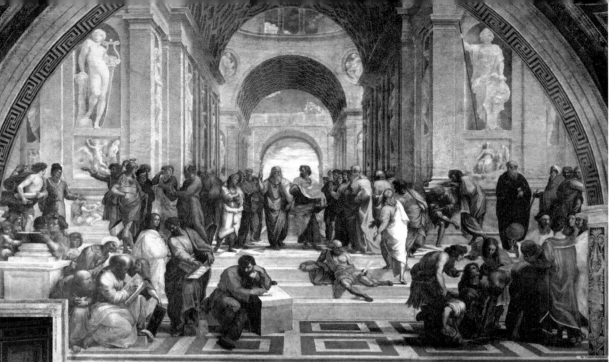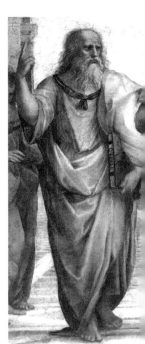

〈아테네 학당〉, 라파엘로, 1510~11, 바티칸. 그림 한가운데에 하늘을 가리키는 플라톤과 땅을
가리키는 아리스토텔레스가 있다.

가졌던 데 비해, 제자 아리스토텔레스는 모방을 매우 적극적으로 옹호하
던 입장이었던 것이다. 두 사람이 서로 다른 의견을 주장하는 모습은 라
파엘로의 그림 〈아테네 학당〉에서도 살펴볼 수 있다.

추상적, 논리적 철학으로 정신적 이데아를 중시해서 하늘을 가리키는
플라톤과 달리 현실적, 경험적 철학으로 이상보다 현실을 중시했던 아리
스토텔레스는 손바닥으로 땅을 가리키고 있다. 이처럼 서로 상반된 사상
을 가졌던 두 사람은 모방에 대해서도 생각이 정반대였다. 플라톤은 모
방은 나쁘기 때문에 다른 사람의 모습을 모방해서 마치 진실인 것처럼
무대에서 보여주는 연극도 추방해야 한다는 '연극 추방론'을, 아리스토
텔레스는 모방은 반드시 필요하고 나쁘지 않기에 '연극 옹호론'을 주장하
며 서로 충돌했던 것이다.

고대 그리스 철학자나 작가와 달리 화가들의 경우는 다른 사람의 그
림을 보고 베껴서 그리는 모방에 대해서 어떻게 생각하고 있을까? 과거
서양 미술계에서는 타인의 그림을 모방해서 그리는 것을 그다지 죄악시

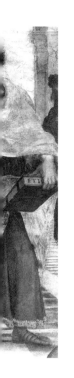

되지 않았고 나아가서 그런 모방을 장려하기까지 했었다. 현대에 이르러 '대가'라는 칭송을 듣는 화가들이 초창기에는 대부분 다른 화가들의 그림을 베껴 그리면서 공부를 했기 때문이다. 그렇다면 고야의 경우는 어떠했을까? 고야도 다른 화가들처럼 유명한 화가의 그림을 보면서 그림 연습을 하곤 했다. 한 가지 특이한 점이 있다면, 고야의 경우 다른 화가의 그림을 보고 비슷하게 그리는 모방에서 그친 것이 아니라 아예 대놓고 스승의 그림을 베꼈고 그렇게 그린 그림을 정식으로 출품까지 했다는 것이다. 고야는 대놓고 모방을 잘 한 그림으로 인해서 오히려 크게 이득을 본, 매우 특이한 경우라고 볼 수 있다.

프란시스코 데 고야의 종교화 〈십자가에 못 박힌 예수〉(1780)는 오늘날 우리에게는 잘 알려지지 않은 고야의 걸작이다. 이 그림은 젊은 고야가 정식 화가로 발돋움하기 직전에 그린 초창기 작품이다. 고야는 원래 태피스트리(Tapestry)⁴⁾ 밑그림을 제작하는 일을 했었다. 고야가 활동했던 18세기 유럽에서는 귀족이나 왕족들이 선호하는 고급 실내 장식품이 유행이었다. 고야는 비록 직업상 그림을 그리고는 있었지만 아직은 '정식 화가'가 아니었다. 평생을 태피스트리 밑그림 제작하는 일에 전념하면 노년에는 이름 없는 '장인'으로 남을 뿐이었다.

자존심이 강하고 성공에 대한 욕심이 많았던 고야는 세상 앞에서 실력을 증명하여 유명 화가가 되리라 결심한다. 고야의 목표는 궁정화가가 되는 것이었는데 그 이유는 궁정화가가 되면 부와 명예를 한꺼번에 거머쥘 수 있을 것으로 생각했기 때문이었다. 즉 죽을 때까지 먹고사는 일에

---

4) **태피스트리(Tapestry)** : 여러 가지 색깔 있는 실로 그림을 짜 넣은 직물 또는 그런 직물을 제작하는 기술을 말한다.

고민할 필요도 없이 마음껏 그림만을 그릴 수 있었기에 고야는 화가 중에서도 특별히 궁정화가를 꿈꾸었던 것이다.

무명의 고야가 태피스트리 밑그림을 그리고 있을 때 당시 에스파냐의 수석 궁정화가는 독일 출신의 안톤 라파엘 멩스(1728~1779)였다. 멩스의 신고전주의적 화풍은 에스파냐 왕족들을 만족시켰고, 멩스는 에스파냐 왕립 아카데미 회원이 되었다. 오늘날 멩스는 비록 잊힌 화가가 되었지만, 고야가 유명해지기 전까지만 해도 멩스는 에스파냐뿐만 아니라 유럽 전역에 명성을 떨쳤던 화가였다.

그러한 멩스가 1779년에 사망하자, 궁정화가와 왕립 아카데미 회원직에 공석이 생겼다. 공석이 된 아카데미 회원 자리는 다른 사람으로 채우는 게 관례였고 이 기회를 고야가 그냥 놓칠 리 없었다. 고야는 명예로운 두 자리(궁정화가와 아카데미 회원)를 차지하기 위해 그림을 제출하였다. 누구든지 자신이 그림을 제출해서 아카데미 회원들에게 인정받으면 정식으로 아카데미 회원이 될 수 있었기 때문이다. 바로 〈십자가에 못 박힌 예수〉가 고야가 아카데미에 제출한 그림이다. 결국 이 그림 덕분에 고야는 아카데미 회원 자리를 얻는 데 성공했다. 고야의 예상과 바람대로 이때부터 에스파냐에서 고야의 명성은 높아지기 시작했다. 화가로서 꿈의 목표인 수석 궁정화가 자리를 얻기까지 몇 년을 더 기다려야 했지만, 고야는 기어이 수석 궁정화가가 되었다.

〈십자가에 못 박힌 예수〉는 비록 잘 그린 그림에 속하고, 이 그림 덕분에 왕립 아카데미에 입회할 수 있었지만, 고야만의 표현력이라고는 사실상 눈곱만큼도 찾아볼 수 없는 그림이다. 고야의 다른 유명한 걸작들과 비교하면 작품성이 많이 떨어진다는 평가 또한 외면할 수 없다. 이 그림 속에는 왕립 아카데미 회원이 되고 싶은 무명의 태피스트리 밑그림 제작

자의 열망만이 보일 뿐이었다. 고야의 세속적 열망 때문인지 십자가에 매달려 고통당하는 예수의 자세는 마치 십자가에 억지로 매달린 마네킹을 보는 듯하다. 게다가 더 큰 문제는 그림을 좀 볼 줄 아는 사람이라면 고야의 〈십자가에 못 박힌 예수〉가 이미 익숙한 그림이라는 느낌을 지울 수 없다는 것이었다. 교회에 가면 그 비슷한 그림을 쉽게 볼 수 있을 정도다. 고야의 〈십자가에 못 박힌 예수〉는 누군가의 기존 표현 방식을 그대로 따라 그린 것에 불과했다.

고야는 아카데미 회원이 되고 싶은 마음에 당시 이미 대가로 인정받던 화가들의 방식을 의도적으로 차용했다. 특히 에스파냐를 대표하는 화가 벨라스케스를 존경하여 그의 그림을 모사했다. 1631년에 벨라스케스가 그린 예수 그림을 고야는 틀림없이 봤을 것이다. 또 국내에서 알아주는 멩스의 예수 그림을 고야가 모를 리 없다. 벨라스케스와 멩스의 그림을 고야의 그림과 비교해보라. 고야가 두 점의 그림에서 빌린 표현법을 어렵지 않게 확인할 수 있다. 전체적인 어두운 배경은 벨라스케스의 그림에서, 고개를 하늘로 향하면서 괴로워하는 예수의 표정은 멩스의 그림에서 빌렸다. 이 정도면 사실상 고야는 벨라스케스와 멩스, 두 대가의 그림을 베낀 비양심적인 사람으로 비난받는 게 상식이다. 그렇지만 오늘날 미술계는 고야를 대가들의 그림이나 베끼는 데 능숙한 최악의 화가라고 비난하지 않는다. 오히려 고야가 왕립 아카데미 입회를 위해 이 그림을 제출했을 당시에도, 〈십자가에 못 박힌 예수〉가 처음으로 대중들에게 공개되었을 때에도 그는 비난 대신 큰 호평을 받았었다.

대가들의 그림을 대놓고 모방했던 고야의 그림이 비난 대신 호평을 받는 일이 당시에는 어떻게 가능했을까? 누군가 엄청난 힘을 가진 사람이 고야의 뒤를 봐주기라도 했던 것일까? 아니면 고야가 아카데미에 그림을 제출했을 당시 아카데미 내부에 고야를 도와주는 힘 있는 심사위원이라도 있었던 것인가? 그것도 아니면 설마 당시 고야의 그림을 심사하고 판단하던 아카데미 회원들과 심사위원들의 미술 수준이 높지 않아서 고야가 대가들의 그림을 모방해서 그렸다는 것을 전혀 눈치채지 못했던 것일까?

요즘 시대라면 도저히 가능하지 않은 일이 당시에는 어떻게 가능했는지 의문스럽기만 할 것이다. 고야가 대놓고 대가들의 작품을 모방해서 그린 그림을 아카데미에 제출했던 일에 대한 궁금증은 의외로 쉽게 해결된다. 당시 왕립 아카데미는 고야가 대가들의 그림을 베껴서 그린 사실을 다 알고 있었던 것으로 알려졌다. 하지만 고야는 새로운 창작을 위한 모방에 능숙했기 때문에 아카데미는 〈십자가에 못 박힌 예수〉를 단순한 모방 작품이 아닌 훌륭한 그림으로 인정했다고 한다. 왕립 아카데미가 다른 대가들의 그림을 모방한 고야의 그림을 좋은 작품으로 인정한 이유는 무엇일까? 당시 왕립아카데미가 원했던 것은 독창적인 기법의 화가보다는 대가들의 표현 양식을 충분히 이해하고, 그것을 자신만의 방법으로 정확하게 따라 그릴 줄 아는 화가였기 때문이었다. 달리 말하면 고야는 단지 당시 왕립 아카데미가 원하는 의도를 정확하게 파악했고 소위 그들의 입맛에 잘 맞게 그림을 그려서 제출했다는 것이다.

만약에 고야가 숙련되지 않은 실력으로 혹은 자신만의 미성숙한 표현 방식으로 〈십자가에 못 박힌 예수〉를 그렸다면 아마도 아카데미 회원 자격을 얻지 못했을 것이다. 아이러니하게도 고야는 옛날 화풍을 선호하고 고집하는 아카데미의 기준을 자기 그림에 충분히 반영시킨 덕분에 성공한 화가가 될 수 있었다. 그렇다고 해서 고야가 세상에 이름을 알린 뒤에도 왕족과 귀족들이 좋아할 만한 화려한 화풍의 그림만을 고집했던 것은 아니다. 존경했던 벨라스케스와 멩스 같은 과거의 대가들을 뛰어넘기 위해서 개인적인 표현 양식으로 그림을 그리는 일 또한 소홀히 하지 않았던 것이다. 수석 궁정화가로 임명된 이후부터 고야는 과거 화풍에서 벗어난 그림들을 그렸고 과거보다 더욱더 많은 명성을 얻었다.

그렇다면 여기서 한 가지 의문점이 생긴다. 예술에서 창작을 위한 모방을 도대체 어느 정도까지 인정해야 할까, 하는 것이다. 참으로 어려운 질문이다. 고야처럼 훌륭한 그림으로 인정받았지만, 가끔 표절로 문제가 되는 경우가 있다. 예를 들어 에두아르 마네도 고야처럼 벨라스케스를 존경하여 벨라스케스의 방식을 빌려서 그림을 그렸지만, 당시 프랑스의 살롱으로부터 그저 대가를 흉내만 낸다는 비판을 받았다. 살롱의 보수적인 평가에 불만을 품은 마네는 그다음에 열린 살롱전에도 세상을 떠들썩하게 만든 그림 한 점을 제출했다. 그 그림이 바로 유명한 〈풀밭 위의 점심식사〉(1863)였다. 마네는 〈풀밭 위의 점심식사〉에서 현재는 존재하지 않는 라파엘로의 〈파리스의 심판〉[5]을 라이몬디[6]가 모방한 동판화 작품

---

5) **파리스의 심판** : 고대 그리스 신화의 매우 유명한 이야기로 트로이 전쟁의 원인으로 보는 내용이다. 신들의 세상에서 어느 날, 바다의 여신 테티스의 결혼식에 초대받지 못해 화가 난 불화의 여신 에리스가 결혼식장에 가서 '가장 아름다운 여신에게 바칩니다'라고 쓰여 있는 황금 사과를 남기고 떠난다. 그러자 올림포스 최고의 여신인 헤라, 지성(知性)의 여신 아테나, 미의 여신 아프로디테가 서로 이 황금 사과가 자신의 것이라고 다툼을 벌인다. 이에 골치 아파진 신들의 제왕 제우스는 그 판결을 가장 똑똑하다고 알려진 트로이의 왕자 파리스에게 맡겼다. 헤라와 아테나, 아프로디테는 파리스에게 각각 은밀한 제안(최고 권력, 최고 지혜, 최고 미인)을 제시하며 자신을 뽑아달라고 부탁한다. 밤새 고민하던 파리스는 세상에서 가장 아름다운 여인을 주겠다고 약속한 아프로디테를 황금 사과의 주인으로 선택한다. 아프로디테는 약속대로 가장 아름다운 여자 헬레네를 아내로 맞게 해준다. 하지만 헬레네는 이미 스파르타의 왕 메넬라오스의 아내였기에 스파르타와 아테네의 그리스인들은 그녀를 되찾기 위해 연합군을 형성해서 트로이를 공격한다. 이것이 그 유명한 트로이 전쟁이다.

6) **마르칸토니오 라이몬디**(Marcantonio Raimondi, 1480~1534) : 미술사에서 그다지 훌륭한 화가로 기억되지는 않으나 르네상스의 거장들의 작품을 모방한 위작을 제작·판

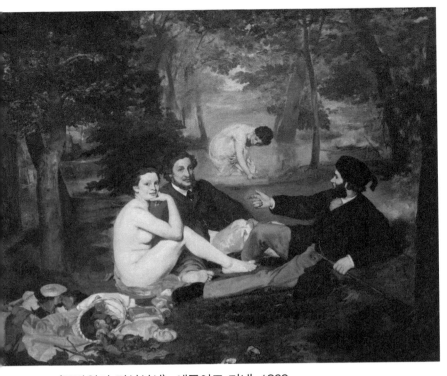

〈풀밭위의 점심식사〉, 에두아르 마네, 1863

과 조르조네의 〈전원의 합주〉(1508~1509) 일부를 빌려 고전적 양식을 따랐다. 여기에 관객을 당당하게 바라보는 여인의 나체를 그려 넣어 고전적 방식을 과감하게 변주했다. 지금까지 그림 속에서 벌거벗을 수 있는 여자는 신화 속에 나오는 누구나 알 만한 여신뿐이었는데 마네가 이걸 깨버린 것이다. 마네는 유명한 여신이 아닌 길거리를 지나가면서 흔히 만날 수 있는 평범한 여인을 그림 속에서 벌거벗기는 파격적

매해 더 유명해진 사람이다. 특히 라이몬디는 미술사에서 최초로 여겨지는 표절 혹은 모방 사건의 피의자로 고소까지 당한, 16세기 르네상스의 중심지 베네치아에서 발생한 서양 미술사 최초의 표절 사건의 주인공이었다. 그는 1506년경 독일 르네상스의 거장 알브레히트 뒤러(Albrecht Durer, 1471~1528)의 판화 80여 점 이상을 모방작으로 만들어 판매했다. 뒤러의 목판화와 동판화는 많은 사람들에게 인정을 받았는데 라이몬디는 특히 뒤러의 목판화 〈그리스도 수난전(受難傳)〉을 동판화로 정확하게 모방하고 작가의 사인과 같은 고유 문양까지 똑같이 새겨 넣었다. 이 모방작은 인기리에 팔려나갔는데 나중에 뒤러가 이 사실을 알고 라이몬디를 고소했다. 이것이 미술사 최초의 모방작에 대한 재판이었다. 당시는 지금과 달리 지적재산권에 대한 법률적 근거가 없던 시대였기 때문에 작가 고유의 문양만 뺀다면 크게 문제될 게 없다는 식으로 판결이 나면서 별로 심각하게 받아들여지지 않았다. 사실 당시에는 이탈리아 르네상스의 거장들의 작품을 그대로 베끼는 무명 화가들의 활동이 많았기 때문에 판사들도 대수롭지 않게 판결했던 것이다. 그러나 라이몬디 사건 이후 변방에서 온 시골화가들이 원작을 똑같이 모방하는 일이 증가하자 원작자들이 거세게 항의하는 등 여기저기서 분쟁이 일어나면서 모방과 표절에 대한 사건은 점차 세인들의 관심을 끌게 된다.

인 시도를 했다. 지금 우리 시대에야 별로 문제 될 것이 없지만 당시 시대를 앞서간 마네의 도발적인 표현은 당연히 살롱의 심기를 불편하게 만들었다.[7] 하지만 이 그림으로 마네는 근대 회화의 시발점을 알리는 선구자로 인정받게 되었다.

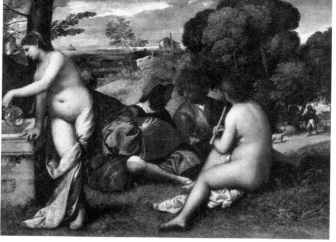

〈전원의 합주〉, 조르조네, 1508~1509

결론적으로 흔히 미술에서 모방은 우리가 생각하는 것보다 훨씬 관대하게 인정되는 편이다. 다만, 창작과 동일하게 보는 모방과 남의 것을 마치 자신

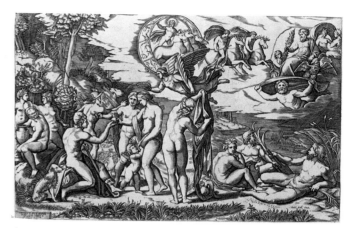

〈파리스의 심판〉, 라이몬디의 라파엘로 모방작

이 만든 것처럼 흉내만을 내는 표절은 명확히 구분해야 한다. 『누가 누구를 베꼈을까?』의 저자이자 프랑스의 미술사학자인 카롤린 라로슈는 창작을 위한 모방의 조건을 명시한다. 그에 의하면 화가는 선대 화가 중 한 명을 전적으로 인정하여 선대 화가의 그림을 모방했음을 미리 밝혀야 한

---

7) 마네의 〈풀밭 위의 점심식사〉가 당시 평론가들을 불편하게 만든 이유는 옷을 벗은 여인 때문만이 아니라 누군가의 작품을 모방했다는 점 때문이기도 했다. 바로 라파엘로의 〈파리스의 심판〉을 정교하게 모방해서 유명세를 탔던 라이몬디의 동판화와 완벽하게 닮았기 때문이었다. 마네의 그림 속 여인과 라이몬디의 동판화 속 여인은 누가 봐도 똑같다는 것을 알 수 있을 정도였다. 그리하여 라이몬디의 동판화 〈파리스의 심판〉은 무려 350년 이상의 시간이 흐른 뒤 다른 화가(마네)의 그림에 의해 다시 유명해진다. 19세기 근대 미술의 스캔들 메이커로 회자되는 마네가 〈풀밭 위의 점심식사〉에서 〈파리스의 심판〉 속 인물(오른쪽에 있는 세 명의 바다의 신)들의 포즈를 그대로 모방했기 때문이다.

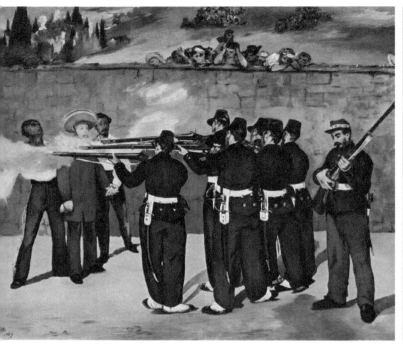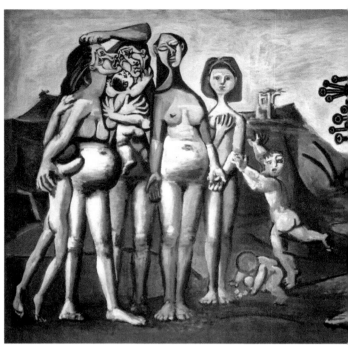

〈황제 막시밀리안의 처형〉, 마네, 1867   〈한국에서의 학살〉, 피카소, 1951

다. 그리고 선대 화가의 그림을 모방하는 데서만 끝나면 안 된다. 이제 화가는 선대 화가의 기량을 넘어서기 위해 자신만의 능력을 발휘해야 한다. 라로슈의 말처럼 위대한 화가들은 선대 화가의 옛 방식을 답습하되, 단점을 발견하면 이를 새롭게 바꾼 방식을 구사했다.

사실 미술계에서는 우리가 생각하는 것보다 훨씬 더 많은 영향들을 서로 주고받으면서 앞선 화가의 그림과 비슷한 그림들을 그리는 경우가 상당히 많다. 고야의 이 그림보다는 조금 덜 유명하지만 마네와 피카소의 그림에서도 서로에 대한 영향 내지는 모방을 발견할 수 있다.

마네의 〈황제 막시밀리안의 처형〉이나 피카소의 〈한국에서의 학살〉[8]

8) **한국에서의 학살(Massacre en Corée)** : 파블로 피카소가 1951년에 그린 작품으로 총을 겨누고 있는 사람들이 미군인지 혹은 북한군인지는 명확하지 않다. 그러나 이 그림은 우리나라에서 한때 금지되기도 했는데 그 이유가 학살의 주체를 미군으로 표현한 것 같다는 이유에서였다. 사실 그림을 아무리 들여다봐도 총을 든 사람들의 신분을 알 길은 없는데 그런 추측은 아마도 평소 피카소의 성향과 관련 있으리라 짐작된다. 단지 확실한 것은 이 그림이 1950년 10월에서 12월까지, 한창 전쟁이 치열하던 황해도 신천군에서 벌어진 민간인 학살과 깊은 연관이 있다는 사실이다. 피카소는 이 그림에서

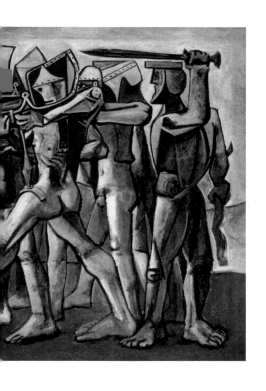

은 1814년작인 고야의 〈1808년 5월 3일의 학살〉과는 상당한 시간 차이가 있다. 하지만 마네, 피카소, 고야의 그림을 비교하면 상당히 흡사하다는 생각을 떨칠 수가 없다. 그 이유는 고야의 그림이 마네와 피카소의 예술관에 영향을 끼쳤기 때문이다. 고야의 그림은 후기 인상파 화가였던 마네에게 직접적인 영향을 행사했고, 피카소는 전쟁의 잔혹함을 표현하는데 있어 고야와 마네의 그림을 참고했기에 당연한 일이다.

세 작품을 보면 학살을 하는 사람들은 오른쪽에 배치하고 학살을 당하는 사람들은 왼쪽에 배치한 구도에서부터 무채색으로 당시의 암울함을 표현한 기법 등이 흡사하다. 마네나 피카소 같은 미술계의 대가들도 서슴없이 선대 화가의 그림을 참고해서 매우 흡사한 그림을 그렸다는 사실이 조금 새로울 뿐이다. 그럼에도 우리가 이들을 다른 화가의 그림을 모방한 화가라고 손가락질 하지 않는 이유는 라로슈의 말처럼 이들이 모방에서 그친 것이 아니고 선대 화가들의 방식을 능가하는 그림을 새롭게 창조했다고 인정하기 때문일 것이다.

결국 고야가 벨라스케스와 멩스의 그림들을 모방해서 그린 그림을 제출했음에도 불구하고 그가 원하던 왕립 아카데미에 입회하게 된 것은 결과적으로 고야가 선대 화가들인 벨라스케스와 멩스의 그림을 모방했지

벌거벗은 임산부와 어린아이들, 그리고 군인도 아닌 힘없는 사람들을 향해 총을 겨누고 있는 야만적인 모습의 군인들을 대비시키는 방법을 사용했다. 이를 통해 전쟁의 야만성과 참상을 표현하려 했다는 것이다. 흥미로운 것은 피카소는 살아생전 단 한 번도 한국을 방문한 적이 없었는데 단지 당시 한국전쟁을 다룬 보도를 읽고 전쟁의 참상을 폭로하는 이 그림을 그렸다는 점이다.

만 그들의 방식과 기량을 넘어섰기에 가능했던 것이다.

2. 최초의 근대적 회화 〈1808년 5월 3일의 학살〉

1) 당시에 도대체 무슨 일이 있었는가?

개인적으로 고야의 〈1808년 5월 3일의 학살〉은 중·고등학교 시절 미술 교과서에서 많이 본 그림으로 친숙함과 동시에 끔찍한 기억으로 남아 있다. 군인들이 무방비 상태의 민간인들을 총살하는 그림이기에 예술작품이라고 할지언정 보기에 유쾌한 그림은 아니었다. 그림의 제목처럼 1808년 5월 당시에 에스파냐의 마드리드에서는 무슨 일이 있었기에 이처럼 끔찍한 학살이 벌어졌던 것일까?

이 그림에서 총을 들고 사람들을 총살하려는 군인들은 나폴레옹 휘하의 프랑스 군인들이고, 학살을 앞둔 사람들은 평범한 마드리드 시민들이었다. 이들 사이에는 무슨 일이 있었던 것일까? 1808년 당시 에스파냐는 카를로스 4세가 통치하고 있었고 페르난도 왕자와 마누엘 고도이 총리가 정국을 책임지고 있었다. 이 비극적인 그림을 이해하기 위해서는 먼저 당시 에스파냐 왕실과 프랑스 공화정의 정치적 관계를 살펴봐야 한다. 1804년 12월 2일 나폴레옹 보나파르트는 나폴레옹 1세로 프랑스의 보나파르트 왕가의 첫 번째 황제가 되었다. 그의 천부적인 군사적 재능으로 유럽의 모든 나라들은 프랑스 앞에 무릎을 꿇었다. 그 당시 유럽에서 나폴레옹 1세에게 대항할 수 있는 힘을 가진 나라는 사실상 바다 건너 영국을 제외하고는 거의 전무했다. 한편 에스파냐의 왕 카를로스 4세는 이름은 에스파냐식이었지만 실제로는 프 랑스 부르봉 왕가의 피가 흐르는 사 람이었다. 카를로스 4세는 실질적으 로는 프랑스대혁명 당시 기요틴에 목 이 잘리는 수모를 겪었던 루이 16세 와 사촌지간이었던 것이다.

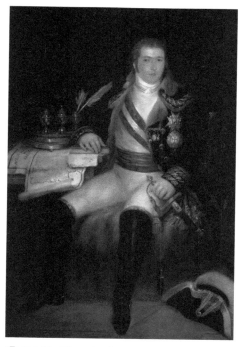

총리 마누엘 고도이

당시 카를로스 4세는 강력한 왕권 도, 능력도 발휘하지 못하고 사냥 등 소일거리에 정신을 쏟았다. 또한 왕 비에게도 별다른 관심이 없고 오히려 왕비 마리아 루이사가 정치에 많은 관심을 보였다. 남편 대신 그녀의 주 위에는 많은 남자들이 있었는데 그중에서도 그녀의 근위병 출신인 마누 엘 고도이가 왕비와 매우 사적이고도 특별한 관계를 맺게 되었다. 근위 병에서 왕비의 정부를 거쳐 총리의 자리까지 오른 마누엘 고도이가 실질 적으로는 왕의 위세를 누르고 마드리드를 통치하고 있었던 것이다.

당시 전 유럽을 떨게 했던 프랑스의 나폴레옹은 1800년, 친형 조제프 보나파르트[9]를 에스파냐 대사로 임명해서 마드리드로 보냈다. 명목상 조제프는 에스파냐에 파견된 프랑스의 대사였지만 사실상 그의 위상은

---

9) **조제프 보나파르트**(Joseph Bonaparte, 1768~1844) : 보나파르트 가문의 장남이자 나 폴레옹 1세의 친형으로 1806년 부르봉 왕가를 추방하고 그해 말 나폴리 왕(주세페 보 나파르트, 1806~1808)이 되었다. 1808년부터 1813년까지는 에스파냐의 왕이 되어 호세 1세라는 호칭을 사용했으나 바일렌에서 프랑스 군대가 에스파냐 군대에 패하면 서 에스파냐 국왕의 자리에서 물러나고 빠져나왔다. 1815년 나폴레옹 1세가 주동이 됐던 백일천하에서 수석이 되었지만 그 이후에는 특별한 행적은 없었다.

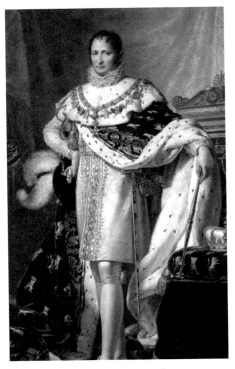
조제프 보나파르트(호세 1세)

일개 대사가 아니었다. 프랑스는 물론이고 전 유럽을 상대로 막강한 위세를 떨치던 나폴레옹의 친형이었으니 그가 일개 대사가 아니라 마치 점령군 사령관 같은 역할을 하는 게 당연했을 것이다. 나중에 조제프 보나파르트는 나폴레옹 덕분에 에스파냐의 국왕까지 오르게 된다. 호세 1세가 바로 이 사람이었다. 명목상 에스파냐의 대사로 부임한 그는 에스파냐의 영토를 프랑스에 내주는 대신 프랑스와 평화롭게 지낸다는 정치적 협약을 체결했다. 하지만 힘이 없는 정치적 약속은 오래갈 수 없다. 영국을 견제하기 위해 에스파냐를 이용하려 했던 나폴레옹은 정치적 협약을 깨고 에스파냐의 정치에 노골적으로 개입하기 시작했다.

한편 마드리드를 비롯한 에스파냐 정국을 실질적으로 이끌던 총리 마누엘 고도이는 애인이자 왕비인 마리아 루이사와 함께 새로운 야망을 품고 있었다. 그것은 현재 에스파냐 왕인 카를로스 4세의 맏아들 페르난도가 왕위를 잇게 되면 허수아비에 불과한 그를 통해서 에스파냐는 물론이고 이웃 나라인 포르투갈까지 차지하려는 속셈이었다.

고도이는 1804년 이후 그의 정치적 야심을 이루기 위해 프랑스와의 동맹 관계를 조금씩 깨려 했다. 이런 속셈을 간파한 나폴레옹은 에스파냐에 두 가지 정치적 요구를 한다. 하나는 영국을 견제하는 대륙봉쇄령[10]

10) **대륙봉쇄령** : 프랑스의 초대 황제로서 나폴레옹이 영국을 경제적으로 고립시키기 위

에 동참하라는 것이었고 다른 하나는 프랑스가 하노버를 점령하는 데 필요한 군사적인 도움을 제공하라는 것이었다. 대륙봉쇄령은 간단히 말하면 프랑스가 영국을 경제적으로 고립시키기 위해서 프랑스의 영향력 아래에 있던 유럽 국가들에게 영국과 무역 거래를 하지 말도록 압력을 행사한 것이다. 그런데 나폴레옹의 명령을 어기고 포르투갈이 영국과 계속 무역 교류를 하자 나폴레옹은 대륙봉쇄령을 어기는 포르투갈을 공격하려던 계획을 세웠고 그 기회에 에스파냐까지 침공했던 것이다. 포르투갈과 에스파냐를 점령해서 아예 이베리아 반도 전체를 통합하려는 게 나

해서 전 유럽에 내린 정치적 조치를 말한다. 하늘 높은 줄 모르던 나폴레옹의 권세는 아이러니하게도 그의 위세가 가장 정점에 다다른 시기에 그가 포고한 대륙봉쇄령으로 인해 서서히 무너지기 시작했다. 1806년 11월 나폴레옹은 비효과적이었지만 집정정부 이래 시도해온 정책, 곧 경제전쟁으로 영국을 굴복시키려는 정책을 실천하기 위해 '베를린 포고'를 선포했다. 이것은 영국의 선박과 물건들이 유럽 대륙의 모든 항구에 들어오지 못하게 하는 조치였는데 이에 맞서 영국은 나폴레옹의 영향권 밖에 있던 중립국 선박들을 이용하여 봉쇄를 뚫는 긴급 칙령으로 대응했다. 그러자 나폴레옹은 다시 1807년 12월에 '밀라노 칙령'을 발표하여 영국의 긴급 칙령에 동조하는 어떤 중립국 선박도 영국의 선박과 똑같이 다루어질 것이라고 경고했다. 그러나 대륙봉쇄령은 나폴레옹이 기대한 만큼의 효력을 발휘하지 못했다. 그 이유 중 하나는 프랑스의 시장 독점에 대한 저항이 만만치 않은 데다 영국만큼 산업화하지 못한 프랑스 산업의 빈약성 때문이었고, 다른 하나는 은밀한 밀무역과 함께 네덜란드, 프로이센, 러시아, 이탈리아 등 대부분의 유럽 국가들이 영국과 교역하지 않고는 국가 재정을 유지할 수 없었기 때문이었다. 게다가 영국은 라틴아메리카나 아프리카 등 유럽 이외의 무역 시장이 있어서 비록 대륙봉쇄령에 영향을 받기는 했지만 나폴레옹이 기대하던 것처럼 엄청난 타격을 받지는 않았던 것이다. 결국 대륙봉쇄령은 나폴레옹의 예상과는 달리 영국이 아닌 유럽의 여러 나라에 극심한 경제적 고통을 주었고 다른 나라들의 반프랑스 민족주의만 자극하는 결과를 초래했다. 그 결과 1808년에 에스파냐에서 나폴레옹의 지배에 항거하여 일어난 반란을 시작으로 나폴레옹의 유럽 지배에 대한 저항이 여기저기서 일어났다. 특히 유럽 대륙에서는 러시아와 포르투갈이 대놓고 나폴레옹의 대륙봉쇄령을 어기고 영국과 은밀한 무역 교류를 많이 했는데 이를 빌미로 나폴레옹은 포르투갈 정벌과 러시아 정벌을 계획하게 된다. 포르투갈 정벌을 계기로 아예 에스파냐를 포함한 이베리아 반도까지 정벌할 야심을 품었던 나폴레옹의 프랑스 군대에 저항하던 에스파냐, 특히 마드리드 시민들의 저항과 학살을 다뤘던 그림이 바로 고야의 〈1808년 5월 2일〉과 〈1808년 5월 3일의 학살〉이다.

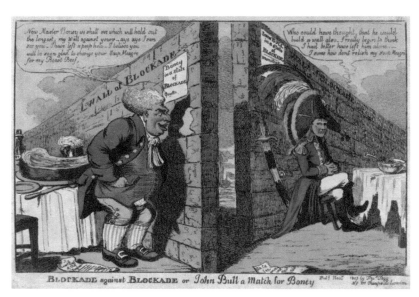

프랑스의 경제 상황을 풍자한 그림. 영국의 식탁에는
큰 스테이크가, 프랑스의 식탁에는 수프 한 그릇만 있다.
대륙봉쇄령이 프랑스에 더 큰 타격을 줬음을 풍자했다.

폴레옹의 속셈이었고 그런 계산에 의해 발발했던 것이 바로 프랑스의 에스파냐 침공이었다.

그러나 프랑스가 에스파냐를 침공하는 과정에는 에스파냐 왕실 분열도 크게 한몫을 했다. 페르난도 왕자는 카를로스 4세에 이어 자신이 국왕이 되어도 아버지처럼 고도이 총리에게 실권을 빼앗길 것을 걱정하여 은밀하게 나폴레옹의 지원을 요청했던 것이다. 이와 같은 여러 가지 정치적 상황이 얽혀 1808년 3월, 나폴레옹의 프랑스 군대는 전격적으로 에스파냐 침공을 감행한다. 결국 에스파냐의 카를로스 4세는 불명예스럽게 퇴위하고, 권력은 당시 왕자였던 페르난도에게 위양되었다. 권력을 잡은 페르난도는 나중에 자신을 페르난도 7세라고 칭하기에 이른다.

한편, 아이러니하게도 프랑스의 에스파냐 침공 당시 대부분의 에스파냐 민중은 프랑스 군대를 에스파냐를 구원하기 위해 온 해방군으로 여겨서 열렬히 환영했다고 한다. 어떻게 이런 일이 가능했을까? 국왕 카를로스 4세를 비롯해서 총리 고도이의 억압과 폭정에 억눌렸던 에스파냐 민중은 프랑스 군대가 자신들의 나라를 좋은 나라로 만들어주고 곧바로 프랑스로 돌아갈 거라고 믿었기 때문이었다. 하지만 프랑스 군대를 향한

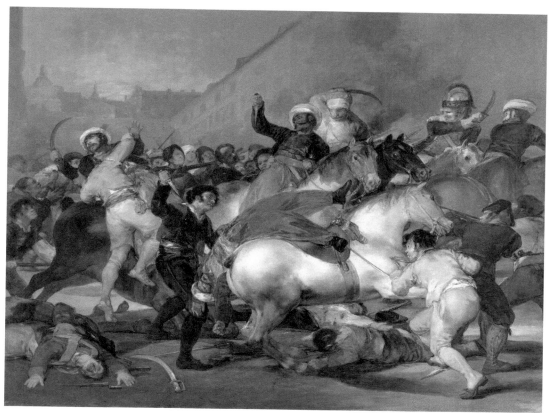

〈1808년 5월 2일〉, 고야, 1814.

이 눈에 잡힌다. 〈1808년 5월 3일의 학살〉에서 민중을 총살하는 프랑스 군인들의 모습과 〈1808년 5월 2일〉에서 민중을 진압하는 군인들의 모습이 조금 다르다는 것이다. 5월 2일과 3일, 단 하루 사이에 마드리드 민중을 진압하고 총살시킨다는 같은 목적을 가진 군인들이라면 당연히 같은 모습을 한 프랑스 군인들일 텐데 왼쪽 그림에서 말을 탄 군인들의 모습은 전통적인 프랑스 군인들의 모습이라고 하기엔 어딘가 어색하다. 말을 타고 나타나서 마드리드 민중을 무자비하게 칼을 들어 해치는 이 사람들은 누구인가? 그리고 이들이 마드리드 민중의 저항심과 분노를 더 크게 자극하는 것과 무슨 관련이 있을까?

1808년 5월 2일, 마드리드궁 앞에는 수많은 시민들이 나와 있었다고 한다. 이들 시민들이 아침부터 궁 앞에 나온 이유는 단 한 가지, 프랑스

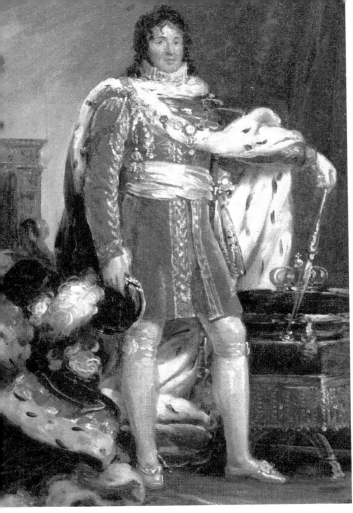

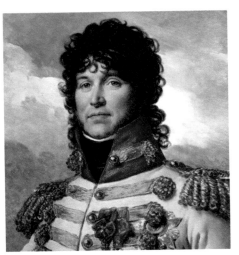

프랑스 장군 시절의 뮈라

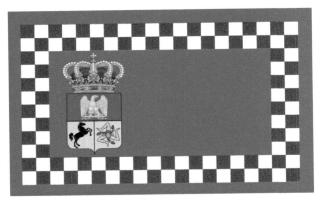

나폴리 국왕 시절의 뮈라   나폴리 국왕 시절의 국기

군대에 의해 강제로 망명길에 오르는 왕실 가족들의 모습을 보기 위해 서였다. 드디어 왕실 가족들을 태운 왕실 마차가 하나둘 궁을 떠날 때 그 곳에 모여든 민중은 분노로 술렁거리기 시작했다. 당시 에스파냐 정세를 보면 국왕 카를로스 4세와 왕자 페르난도 7세 그리고 실세 총리 고도 이 사이에 상당한 알력과 반목이 있었고, 이들 위정자들의 억압으로 인해 민중의 불만이 극에 달해 있었다. 국왕과 왕자는 물론이고 왕비를 등에 업고 권력을 남용하던 실세 총리의 다툼에 신물이 난 민중 사이에는 페르난도 왕자가 권력을 잡고 새로운 시대를 열기를 갈망하는 분위기가 팽배해 있기도 했다. 나폴레옹과 프랑스 군대도 페르난도 왕자를 지지하는 것처럼 보였기에 에스파냐 민중의 기대감과 프랑스에 대한 호의는 그

어느 때보다 컸던 것이다. 그만큼 믿었던 나폴레옹과 프랑스 군대였는데 이들이 국왕과 총리는 물론 자신들이 지지하던 왕자까지 퇴위시키고 아예 에스파냐를 통째로 차지할 욕심을 드러내니 민중이 분노하게 됐던 것이다. 특히 당시 총사령관 조아생 뮈라가 에스파냐 왕실 가족들을 모두 몰아내고 스스로 직접 에스파냐 국왕이 되고자 하는 야망을 키우고 있었다. 결론적으로 뮈라는 바라던 에스파냐 국왕이 되지는 못했지만 나폴레옹 덕분에 나폴리 국왕의 자리에는 오르게 된다.

조아생 뮈라는 기병부대 군인으로 군 생활을 시작해서 승승장구하며 진급하고, 나폴레옹이 이탈리아 원정을 떠날 때는 전속 부관의 자리에 오른다. 결국 나폴레옹이 가장 신임하는 최측근이 된 뮈라는 나폴레옹의 여동생 카롤린과 결혼까지 하고 나중에는 귀족의 작위를 받는다. 하지만 작위에 만족하지 못한 뮈라는 아예 국왕의 자리까지 넘보고 결국 나폴레옹에 의해 에스파냐 총사령관으로 마드리드에 온 것이다. 1808년 5월 2일, 마드리드궁에서 왕실 가족들을 마차에 태워 망명지로 떠나보내는 모든 현장 지휘는 뮈라 장군이 맡게 되었다. 뮈라 자신이 바라던 야망(에스파냐 국왕이 되는 것)에 한 걸음 다가선 것처럼 보이던 이날, 분노한 마드리드 민중의 저항으로 인해 결국 뮈라의 야망은 꺾이게 된다.

기마병으로 군 경력을 시작해서 기마에 능할 뿐 아니라 실전에도 강했던 뮈라는 휘하에 유럽 최강의 기마부대를 거느리고 있었다. '마므루크(Mamluk 혹은 Mameluk)'[13]라고 하는, 이집트 사람들로 구성된 일종의

---

13) **마무르크(맘루크)** : 마무르크는 이슬람교로 개종한 노예 부대로서 일명 '노예병'으로 알려져 있다. 마므루크의 의미는 아랍어로 '소유된 자', 즉 피소유자라는 뜻이다. 비슷한 의미로 '굴람(Ghulam)'이라는 말도 있다. 마므루크는 주로 이집트를 비롯한 근동에서 쓰이고, 굴람은 이란 너머 중앙아시아에서 서아시아에 이르는 지역에서 자주 쓰이는 용어인데 사실 명확하게 구별하기는 어렵다. 확실한 것은 마므루크와 굴람 모두 기

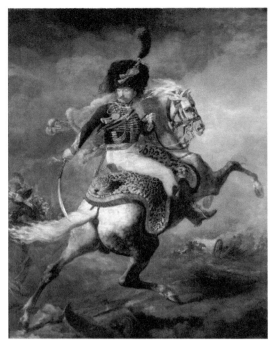
말 탄 마므루크 병사

용병부대였는데 그 용맹함과 잔혹함은 이미 전 유럽에서 상당한 명성을 얻고 있었다.

5월 2일 마드리드 민중의 시위가 발생하자 뮈라는 이 유럽 최강의 기마부대를 투입하여 시위를 강력하게 진압한다. 그리하여 고야의 〈1808년 5월 2일〉에서는 하얀 터번을 두르고 말 탄 군인들이 초승달처럼 생긴 전형적인 이슬람식 큰 칼을 휘두르며 군인도 아닌 평범한 시민들을 죽이고 제압하는 모습이 그려졌던 것이다.

그날의 시위 때에 마드리드궁 근처에서 살해되고 체포되고 형장에 끌려온 사람들의 숫자가 대략 400여 명에 이르렀다. 그림을 보면 알 수 있듯이 당시 마므루크 부대에 맞서 싸운 사람들은 정규 군인들이 아닌 평

마병으로 활약했다는 사실이다. 중앙아시아나 기타 지역에서 잡아온 10~13세 정도의 투르크 노예들을 이슬람교로 개종시키고 특수 군사 훈련을 시킨 게 그 시초로 알려져 있다. 노예로 잡혀온 투르크 소년들은 자신들을 고용하고 훈련시킨 고용주 외에는 아랍–이슬람 세계에 별다른 연고가 없기 때문에 최선을 다해 고용주들에게 충성했고 그 덕분에 용맹한 군사를 원하던 아랍 군주들에게 인정을 받게 되었다. 이들을 주로 활용한 곳은 이집트였다. 이집트가 16세기에 오스만 제국에 흡수된 후, 오스만 제국은 이집트를 위임 통치하듯이 하며 마므루크를 계속해서 운용했다. 하지만 오스만 제국도 나폴레옹이 이끄는 프랑스 군대가 최신 무기와 전술로 무장해서 쳐들어오자 결국 무너지게 된다. 이후 마므루크 중 일부가 나폴레옹의 수하로 들어가 여러 전장에서 용맹을 떨치고 에스파냐 원정에도 동행하면서 1808년 에스파냐 총사령관 조아생 뮈라 장군의 휘하에 소속되었다. 이렇게 해서 당시 마드리드에서의 시위 진압에 별 관련 없어 보이는 이슬람 부대에 투입됐던 것이다. 결과적으로 이들 이슬람 부대, 즉 마므루크 부대의 투입은 향후 에스파냐 민중들이 프랑스 군대에 더 맹렬히 저항하게 만드는 한 요인이 되기도 했다.

범한 농부, 공사장 인부, 노숙인 혹은 소수의 종교인들이 대부분이었다. 수도사를 비롯한 종교인들까지 시위에 나섰던 이유는 1808년 당시 에스파냐 종교계도 왕실과 결탁해서 여러 특권을 누리며 상당히 부패했는데 나폴레옹이 에스파냐 왕실을 퇴위시키며 종교계에도 상당한 피해를 줬기 때문이었다. 그래서 마드리드 민중이 나폴레옹 군대에 맞서 저항할 때 수도사들도 함께 그 대열에 동참했던 것이다.

이날 시위를 진압하기 위해 뮈라 장군이 투입한 이슬람 용병부대 마므루크의 출현은 마드리드 시민들을 자극하기에 충분했다. 이것이 바로 마드리드 민중이 더욱더 강력하게 프랑스 군대에 맞서 저항하게 된 하나의 요인이 되었다. 마므루크 기마부대원들은 대부분 이슬람교를 믿는 이집트 출신들이었는데, 이집트인은 무어족의 후예이고 에스파냐는 과거 수세기에 걸쳐서 무어족의 침입을 받았다. 이방 민족의 지배까지 받았던 슬픈 역사를 지닌 에스파냐 민중은 프랑스 군대가 무어족의 후예인 마므루크 출신 기병대를 투입했을 때 더 거세게 반발하고 저항했던 것이다.

3) 고야와 〈1808년 5월 3일의 학살〉의 미술사적 가치

프란시스코 데 고야는 미술사에서 낭만주의를 대표하는 화가 중 한 명이면서도 최초의 근대적 회화를 그렸던 사람이기도 하다. 또한 그의 대표작인 〈1808년 5월 3일의 학살〉은 최초의 근대적 회화라는 평가를 받는 그림이다. 이 그림이 그처럼 거창한 평가와 칭송을 받는 근거는 무엇일까? 근거는 바로 역사적 사실을 그린 그림의 주인공들에게 있다. 이 그림에서 우리의 시선을 가장 많이 그리고 가장 강하게 끄는 인물은 민중을 총살시키기 위해서 총을 들고 서 있는 군인들도, 모든 걸 체념한 듯

기도하는 사람들도 아니다. 당연히 이 그림의 주인공은 중앙에 있는 이름 없는 한 남자이다.

어둠을 환히 밝히는 노란색과 흰색의 옷, 그리고 죽음을 두려워하지 않는 듯한 영웅적인 모습의 남자.

고야는 이러한 색상과 구도를 통해서 이름조차 알 수 없는 무명의 한 민중이 어둠을 물리치는 찬란한 빛과 같은 존재라는 것을 은연중에 부각시키고 있다. 바로 이 부분이 고야의 〈1808년 5월 3일의 학살〉이 서양 미술계에서 매우 획기적인 작품이라는 평가를 받게 만든 주된 이유이다.

과거 고전주의 회화에서는 이처럼 평범한 사람을 그림의 주인공으로 선택하는 파격적인 시도를 전혀 하지 못했다. 고전 회화에서 주인공이라면 당연히 누구나 알 만한 영웅이거나 신화적 인물 혹은 유명한 역사적 인물들이었지 이렇게 평범한 사람을 주인공으로 한다는 것은 있을 수 없는 일이었다. 한마디로 과거 고전주의 회화는 왕실이나 종교계 혹은 상류층들의 전유물이었지, 평범한 민중을 위한 것이 아니었던 것이다. 그러나 고야는 이름조차 알 수 없는 한 남자를 마치 영웅처럼 묘사함으로써 이러한 과거의 전례를 깨는 파격적인 시도를 했다. 그 시도가 미술계에서 새롭게 평가를 받게 됐던 것이다.

그림에서도 보이듯 기마부대에 잡혀온 대부분의 사람들은 곧 자신에게 닥칠 총살을 두려워하거나, 겁에 질려 얼굴을 가리는 행동을 하고 있다. 그에 반해, 오직 무명의 주인공만이 자신을 겨눈 총에 당당히 맞서며 마치 자유와 독립을 부르짖는 모습을 하고 있다. 또한 그림의 주인공이 두 손을 높이 치켜들고 있는 모습은 두 가지 의미로 읽히기도 한다. 죽음 앞에서도 너무도 당당한 에스파냐 민중의 모습처럼 보이기도 하고, 다른 사람들을 대신해서 자신이 총살을 대신 받겠다는 것처럼 보이기도 한다.

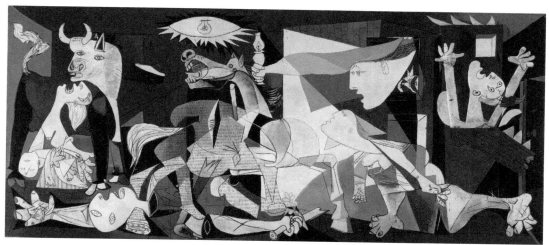

〈게르니카〉, 피카소, 1937

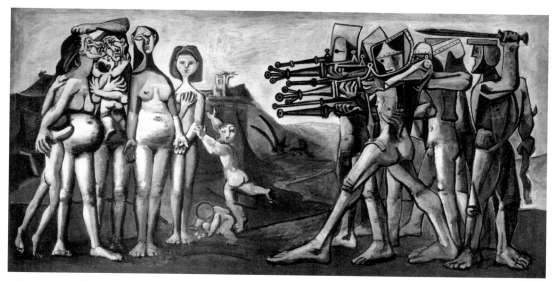

〈한국에서의 학살〉, 피카소, 1951

자신을 희생해서 인간을 구원하는 예수를 연상시키기도 한다.

　1808년 5월 2일과 3일의 저항은 잠잠하던 에스파냐 민중의 가슴에 불을 지피게 된다. 에스파냐 민중은 지속적으로 프랑스 군대에 맞서 싸웠고 결국 6년 후인 1814년 프랑스군은 에스파냐를 비롯한 이베리아 반도에서 물러난다.

　고야가 이런 그림을 그리기까지 서양 미술에서 전쟁화는 항상 승자들을 염두에 두고 그들을 주인공으로 해서 그려졌다. 이 그림에서는 주인 공이 두 손을 들고 죽음에 맞서는 당당함으로 인해 승리자처럼 보이지만 그렇다고 해서 이 무명의 남자가 전쟁의 승자는 아니다. 그런데 고야는 이 그림에서 그동안 수백 년 이상 관례처럼 내려오던 전쟁의 승자를 주 인공으로 표현한다는 암묵적인 룰을 깨버렸다. 그래서 훗날 프랑스의 작 가 앙드레 말로[14]가 고야의 이 그림을 두고 근대 미술을 예고하는 사실 주의적이면서도 표현주의적인 양식이라고 격찬을 했던 것이다.

이처럼 미술사에서 큰 획을 그은 작품이어서인지 〈1808년 5월 3일의 학살〉은 피카소의 〈한국에서의 학살〉에 영향을 미친 〈게르니카〉[15] 그리 고 들라크루아의 유명한 그림 〈키오스섬의 학살〉과 함께 전쟁의 참혹함 을 고발하는 상징적인 작품이 되었다.

---

14) **앙드레 말로(André Malraux, 1901~1976)** : 프랑스의 유명 작가이자 정치가로 장관까 지 역임했던 인물이다. 전체주의가 대두하자 또 다른 저명 작가였던 앙드레 지드 등과 함께 반파시즘 운동에 참가했고, 샤를 드골 정부에서 정보부와 문화부 장관을 역임했 다. 또한 노벨문학상 수상자로서 다수의 작품을 남겼으며 프랑스 문화를 한 단계 격상 시키는 정책들을 진행했었다.

15) **게르니카(Guernica)** : 〈게르니카〉는 피카소의 1937년작로 에스파냐 내전 당시 나치군 이 에스파냐 게르니카 지역 일대를 1937년 4월 26일 24대의 비행기로 폭격하는 참상 을 소재로 그린 것이다. 당시 나치군의 민간인 폭격으로 1,600명 이상의 무고한 사람 들이 부상당하고 사망했다. 거대한 벽화로 작업된 이 그림은 1937년 파리 세계 박람 회의 에스파냐 전용관에 설치하기 위해 에스파냐 정부에서 피카소에게 의뢰한 작품 이었다. 사실 이 사건이 일어나기 수년 전에 의뢰된 것이었는데 어떤 이유에서인지 게 르니카의 참상이 그에게 영감을 주었던 것으로 보인다. 상대를 가리지 않는 무자비한 폭격과 그로 인한 전쟁의 공포와 피카소가 화폭에 담아내고자 했던 정치적 이데올로 기에 대한 저항이 아마도 이유인 것으로 여겨진다. 또한 당시 에스파냐를 강압적으로 통치하고 있던 프랑코(Francisco Franco)의 독재 체제에 대해 엘리트로서 느꼈던 비애 도 이 그림에 표현되었다고 알려졌다.

제5장

〈게르니카〉와 에스파냐 내전

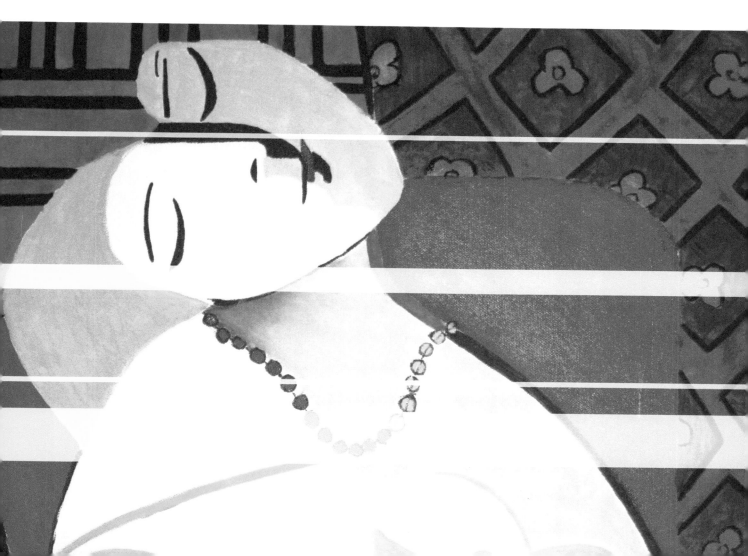

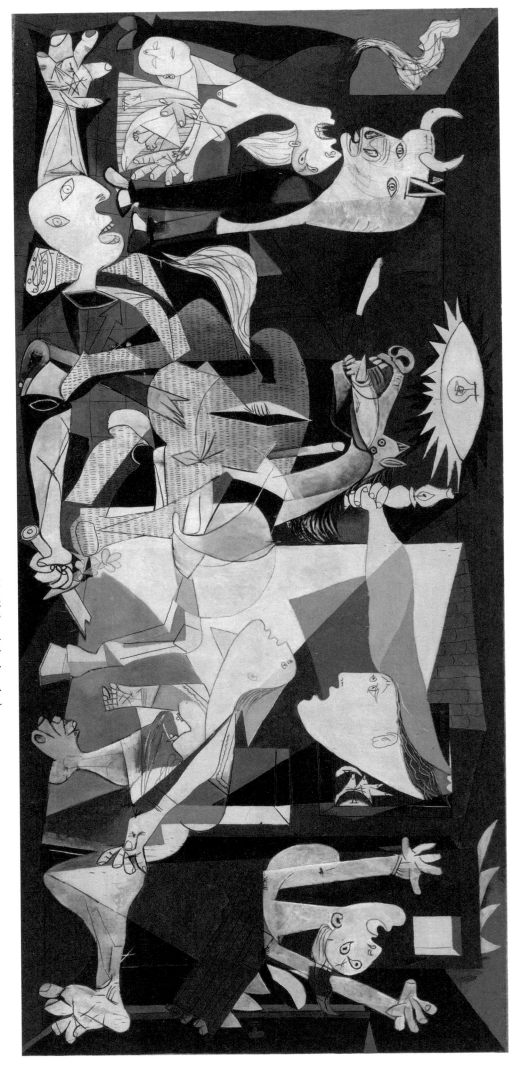

〈게르니카〉, 피카소, 1937, 레이나 소피아 국립미술관(에스파냐 마드리드)

1. 입체파의 대가, 파블로 피카소

20세기 최고의 화가 중 한 명으로 입체파[1]의 대가였던 파블로 피카소

---

1) **입체파** : 입체주의(큐비즘)란 용어가 처음 사용된 것은 조르즈 브라크(Georges Braque, 1882~1963)가 프랑스의 남쪽 지중해 연안 지방에서 풍경화를 그릴 때였다. 기존의 회화 양식이 아닌 특이한 방식으로 그린 그의 작품을 본 많은 비평가들이 브라크의 풍경화에 대해 '입체적 희한함'이라는 말을 사용하였는데 이후로 브라크의 방식을 따라 그린 화가들의 경향을 '입체파' 혹은 '입체주의'라고 불렀다.

    고흐, 고갱과 더불어 후기인상주의의 대표적 작가인 세잔이 입체파 경향의 근거를 제공한 입체파의 시작점이 되는 화가로 알려져 있다. 세잔은 1887년에 그린 〈체리와 복숭아가 있는 정물〉이라는 유명한 정물 그림에서 화병은 정면의 약간 위에서, 체리는 위에서 보는 각도로 그리고, 복숭아는 비스듬한 각도에서 본 모습으로 그리는 등 하나의 그림에 다양한 각도(시점)를 담는 시도를 했다. 이러한 세잔의 시도가 입체파의 등장에 큰 영향을 주었다. 또한 세잔은 "자연물의 모든 형태는 원기둥, 구, 그리고 원뿔"이라는 유명한 말을 남기기도 했다.

    즉 입체파의 특징은 모든 자연물을 기존의 회화처럼 하나의 각도(시점)가 아닌 다양한 각도에서 바라보고 자연의 다양한 형태를 단순한 기하학적인 형태로 바꾸어 2차원의 화폭(그림 공간)에 재구성하는 것이다.

    동시대에 다른 방식의 경향으로는 '야수파'와 '표현주의'가 활동하였다. 야수파가 3차원의 사실 공간을 2차원의 그림공간으로 표현하려는 시도를 하지 않았다면, 입체파

(Pablo Ruiz Picasso, 1881~1973)는 에스파냐의 말라가에서 태어났지만 작품 활동은 주로 프랑스에서 했으며 화가로는 드물게 92세까지 장수했다. 알려지기는 아버지도 그림을 잘 아는 미술 교사이자 화가였지만 완전히 무명이었고 피카소라는 성은 어머니 쪽 성을 따른 것이라고 한다. 마드리드 왕립 아카데미에서 공부하고 19세부터 파리에 체류하면서 파리 북부 몽마르트를 중심으로 자유롭게 활동하는 보헤미안의 무리들과 함께 어울렸다.

어린 시절부터 그림에 소질을 보였다고 알려졌으며 나이 19세인 1900년, 카사헤마스라는 고향 친구와 처음으로 프랑스 파리로 왔는데 그들은 물감을 살 돈이 없을 정도로 가난해서 주로 빈민가에서 생활하게 된다. 19세의 어린 나이에 파리에 온 피카소는 파리에서 모네, 르누아르, 피사로 등 인상주의 화가와 그들의 작품을 접하고, 이어서 고흐의 열정적 표현주의와 고갱의 원시주의 등의 영향을 받는다.

이후 흑인 조각에서 영감을 얻어 입체파의 선구가 된 〈아비뇽의 여인들〉[2]이라는 작품을 발표하면서 비로소 이름을 알린다. 신고전주의, 사실

는 3차원의 사실 공간을 2차원의 그림공간에 표현하려는 전혀 새로운 시도를 한 것이다. 그러므로 입체파 작품의 경향은 다양한 각도에서 바라보는 다양한 관점으로 사물을 해체하였다가 다시 조화롭게 접합하는 방식을 취하였다.

어떻게 하면 화면을 아름답게 분할할 것인가 하는 것이 이들의 가장 큰 관심사였다. 대표적인 화가로는 입체파의 대가 피카소가 있고 피카소와 같은 화실을 사용하며 친한 사이였던 조르주 브라크를 포함하여, 레제 등이 활동하였다.

2) 〈아비뇽의 여인들〉: 피카소가 파리에서 1907년 완성한 대작. 서구 미술계의 전통적이고 이상적인 인간의 육체의 아름다움 대신 원시적인 자세와 얼굴의 여인을 표현하여 서구 전통 회화의 기본적인 개념을 파괴한 작품이다. 1907년 늦은 여름에 완성됐는데, 피카소는 이 그림을 그리기 위해 약 100여 개가 넘는 데생을 하고 수십 번 이상 덧칠을 했다고 한다. 피카소가 몇 달 동안 문을 걸어 잠그고 그렸기 때문에 이 그림이 어떻게 그려졌는지는 오로지 피카소 자신만 알지만, 확실한 것은 이 그림이 완성되어 공개됐을 때 다른 화가들을 큰 충격에 빠뜨렸다는 사실이다.

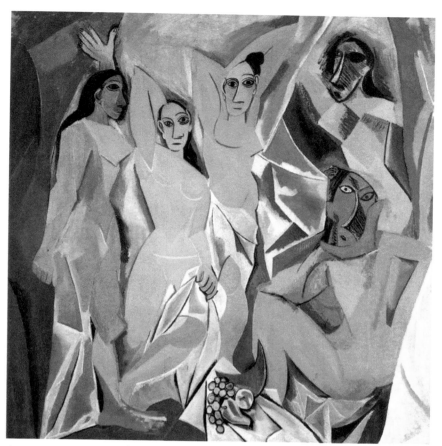
〈아비뇽의 여인들〉, 피카소, 1907

그림에는 가장 기본적인 구도조차도 제대로 없었고 인물들의 얼굴이나 각도도 정상적이지 않았기에 다른 화가들은 피카소의 이 그림에 전혀 공감하지 못했다. 공감과 지지는 고사하고 오히려 피카소와 친분이 있던 화가들이나 작가들에게 많은 비판을 받기까지 했다. 그 이유는 이 그림은 그동안 화가들이나 사람들이 회화에서 받은 감동이나 지식, 관례 등 모든 것을 부정하는 그림이었기 때문이었다.

당시 유명한 화가였던 마티스나 그의 절친한 친구 조르주 브라크, 그리고 피카소를 매우 좋아한 시인 아폴리네르 등도 이 작품에서만큼은 피카소를 이해할 수 없었기에 그를 비판하는 대열에 서게 된다. 20세기 '입체주의'라는 새로운 지경을 여는 작업은 이렇게 커다란 비판과 함께 매우 큰 스캔들처럼 시작되었다. 그래서 이 그림은 피카소의 입체주의 미술의 서막을 알리는 동시에 20세기 미술의 변환점이 되는 작품으로 평가받는다.

한 가지 재미있는 사실은 〈아비뇽의 여인들〉이라는 제목은 몇 년이 지나서 붙여진 제목이고, 원래 맨 처음 피카소가 붙였던 제목은 〈아비뇽의 매춘부들〉이었다는 것이다. 그 이유는 실상 에스파냐 바르셀로나에 있던 창녀촌의 여자들을 그렸기 때문으로 알려져 있다.

피카소의 그림 인생에서 초기작에 해당하는 그림이지만 모든 친구, 동료 화가들의 주의와 입체파가 혼재된 작품 등을 그렸고 입체파와 초현실주의가 절충된 양식의 그림도 많이 그렸다. 19~20세기에 걸쳐 표현 양식의 발전에서 혁명적인 역할을 했으며 1907년 조르주 브라크와 함께 입체파 운동을 시작한 이래 전 세계 예술가들에게 엄청난 영향을 끼치는 최고의 화가 중 한 명이 된다.

1) 암울한 청색시대

현재 피카소는 서양 미술사에서 절대적인 자리를 차지하고 있지만, 그가 처음부터 오늘과 같은 대단한 명성을 지녔던 화가는 아니었다. 19세라는 어린 나이에 절친한 고향 친구와 함께 위대한 화가로서의 꿈을 안고 당시 유럽 최고의 문화와 예술의 도시로 명성을 떨치던 파리에 왔지만 찢어지게 가난한 생활로 인한 고통에서 벗어나기는 힘들었다. 파리에 와서 겪는 경제적 어려움과 문화적 차이에서 오는 상실감 등으로 피카소와 친구 카사헤마스는 처음에는 화가로서의 다짐보다는 이성 친구를 사귀는 일에 몰두하기도 했다. 특히 카사헤마스는 제르맹(Germaine)이라는 여자 친구를 사귀는 것으로 여러 어려움을 잊고 살던 중 자신이 혈기왕성한 젊은이임에도 불구하고 성적인 불구자라는 사실을 알고 나서 여자 친구와 함께 자살할 결심을 한다. 권총으로 제르맹을 먼저 쏘고 그녀가 쓰러지자 곧바로 자기의 오른쪽 관자놀이에 총을 대고 쏘았다.

반응이 너무도 부정적이고 비판적이어서 그림을 그린 지 10년이 지나서 전시회에 출품했다. 그림 속 여인들의 시선은 앞에서 보든, 옆에서 보든 혹은 뒤로 돌아앉아 있든 모두 정면을 향하고 있다. 비록 몸은 뒤로 돌아 있지만 얼굴과 눈이 앞을 보고 있다는 것은 상식적으로 있을 수 없는 일이다. 그러니 당시 이 그림을 처음 접한 사람들이 그림을 이해하지 못하고 그를 비판한 것은 어쩌면 지극히 당연한 반응이었을 것이다.

1901년 2월의 어느 추운 겨울이었는데, 애인과 동반 자살한 고향 친구로 인해 피카소는 극도의 정신적인 충격을 받게 된다.

카사헤마스의 자살은 피카소가 파리로 유학을 온 이후 경험하게 된 가장 큰 사건이었으며 정신적으로 매우 커다란 충격이었다. 피카소는 그를 기리는 초상화와 더불어 친구를 위로하는 그림을 그려주었고, 그 당시의 엄청난 충격은 그의 작품 전체를 청

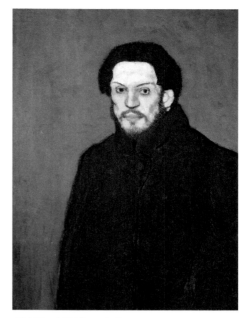

〈청색 자화상〉, 피카소, 1901

색으로 물들였는데 그것이 미술계에서 말하는 피카소의 '청색시대'이다.

이 암울한 시기에 그려진 피카소의 〈청색 자화상〉은 온통 푸른색을 배경으로 그 자신이 짙은 청색 외투를 걸친 모습으로 단순하게 처리되었다. 단 한 가지 색으로만 피카소는 자화상을 연출해낸 것이다. 창백한 얼굴은 면도를 하지 않은 검은 턱수염과 함께 슬픔과 초췌함을 보여주고 있다. 고요하고 중압감을 주는 청색 화면에서 먼 곳을 응시하고 있는 피카소의 허망한 얼굴과 더불어 자신의 슬픔을 최대한 자제하고 억제하려는 피카소의 내재된 암울한 표정을 읽을 수 있다. 서구 회화에서 청색은 이성적인 색채로 차가운 색에 속한다. 동시에 청색은 우울한 색이다. 회화적 추상의 대가인 칸딘스키는 청색을 전형적인 하늘의 색으로 보았으며 그 색이 극도로 심화되어 짙은 색으로 가면서 인간적이라 할 수 없는 슬픔의 배움을 얻는다고 하였다.

청운의 꿈을 안고 파리로 유학을 왔던 피카소에게 20대 초반부터 중

반까지는 그의 화가 인생에서도 매우 암울했던 시기로 기록되어 있다. 이 시기를 앞에서 말했다시피 '청색시대'라고 한다. 피카소는 비록 경제적으로 매우 힘들었지만 그럼에도 불구하고 그림을 그리는 것을 소홀히 하지 않았다. 피카소가 타국에 사는 동안 주로 어울리고 교감했던 대부분의 사람들은 처지가 비슷한 가난한 사람들이었다. 그래서 그가 당시에 주로 그렸던 사회의 소외 계층, 즉 부랑자나 알코올중독자, 거지, 병든 노인 등은 피카소의 청색시대와 잘 어우러지는 제재들이었다.

청색시대에 피카소가 그린 그림들로는 에스파냐의 유명한 사창가 포주를 그린 〈셀레스티나〉, 〈병에 걸린 여인〉, 〈다림질〉, 〈인생〉 그리고 〈장님의 아침식사〉 등이 있다. 암울했던 시기에 피카소가 관심을 보였던 사람들은 위에서 언급한 것처럼 사회에서 철저히 소외된 사람들이었다. 자신이 처한 암울하고 어두운 상황처럼 그림의 주인공들도 어둡고 암울했으며, 그림도 매우 음울한 그림들을 많이 그렸다. 이 때문에 청색시대에 그려졌던 파리 초창기의 그림들은 제대로 팔리지도 않았을뿐더러 대중에게 알려질 만큼 유명하지 않았다.

피카소는 엄청난 다작 화가였는데(레오나르도 다빈치가 채 20점이 안되는 것에 비해 피카소는 무려 3만 점 가까운 그림을 그렸다), 이 시기에도 그림을 많이 그리기는 했지만 거의 팔리지 않았기 때문에 피카소의 화가 생활은 곤궁함의 연속이었고 이것으로 인해 그의 초창기 인생도 우울한 청색이 지배하게 되었던 것이다.

2) 독특한 여성관과 순환식 결혼관

이슬람권을 제외한 대부분의 유럽 국가에서는 일부일처제 결혼관을 지지하고 오랜 기간 유지해왔다. 다수의 이슬람 국가들은 전통적으로 1부 4처까지 인정했지만 그것은 그들 나름대로는 가난하고 돌봐줄 남편이 없는 여인들을 돕는다는 생각에서였다. 국가와 부족 간의 크고 작은 전쟁이 빈번한 지역에 거주하는 여인들은, 남편이 전쟁에 나가 전사하면 하루아침에 배우자를 잃고 그로 인해 어린 자녀와 함께 살아가야 할 길이 막막해지는 것이다. 여인들이 자유를 향유할 수 없고 남성들이 만든 많은 굴레 속에서 당당히 얼굴조차 함부로 드러낼 수 없는 사회에 사는 여인들이기에 남편 사후 사회활동을 마음대로 하기는 쉽지 않았을 것이다. 그럴 때 전사한 남편의 형제들이나 사촌들이 미망인을 거둬서 데리고 살고 자식을 낳아 가문을 잇게 하면서 일부다처제가 자연스럽게 생겨났고 이것이 현재 이슬람 세계에서 흔히 볼 수 있는 가족 형태로 정착된 것이다.

이슬람 국가를 제외한 서양에서는 일부일처제를 유지했다. 그러나 국가의 사회적 관례와 전통을 거부한 채 자유로운 영혼처럼 살았던 예술가가 있었다. 속된 말로 '순환식 일부일처제 결혼관'이라고 해서 한 사람의 남편과 한 사람의 부인이기는 하지만 때로는 이혼을 정식으로 하지 않은 채 살기도 하는 것이다. 이런 결혼관을 세상에 처음으로 드러낸 세계적 유명인사가 바로 파블로 피카소였다. 한마디로 피카소는 평생에 걸쳐 수많은 여성들과 함께 살았던 굉장히 독특한 결혼관을 가진 사람이었다.

피카소는 살아생전 엄청난 숫자의 그림을 그린 다작 화가로도 유명한데 대부분의 그림들은 모두 그가 사귀거나 결혼했던 여인들과 밀접한 관련을 갖고 있다. 그러므로 피카소의 그림들을 제대로 이해하기 위해서는 우선 피카소의 여성관과 결혼관을 살펴보는 것이 좋다. 오죽하면 피카소는 살아생전 여인들을 향해 "나에게 여성은 크게 두 부류로 나눠진다.

여신(Goodness)이거나 혹은 집을 잘 지키는 문지기(Doormates)이거나, 라고 말했을까. 여성들을 '여신'이나 '문지기'로 봤다는 것은 어떤 상황에서도 여인들과 함께 있어야 함을 의미한다.

이처럼 여인들을 가까이하는 걸 즐겼던 피카소였지만, 그중에서도 일곱 명의 여인들이 특별한 존재로 다가왔으며, 그녀들의 영향은 피카소의 작품 곳곳에 녹아들어 있다. 물론 피카소의 인생에는 그 외에도 숱하게 많은 여인들이 스쳐갔지만, 이들 일곱 명의 여인들은 피카소와 비교적 오랜 기간 함께 동거, 결혼 그리고 이혼을 반복하면서 살았던, 피카소에게는 매우 특별한 여인들인 것이다. 그들을 살펴보면 한 가지 공통점이 눈에 띄는데 인생의 달콤함과 행복감은 주로 피카소의 몫이었고, 반대로 인생의 쓴물을 모두 여인들의 차지였다는 것이다. 그들의 말로가 그것을 증명한다. 일곱 명의 여인들 중 두 명은 자살했고, 다른 두 명은 정신병자와 같은 삶을 살게 된다. 게다가 한 여인은 피카소보다 무려 40세나 연하였음에도 불구하고 결과적으로 피카소보다 장수했던 여인은 단 한 명밖에 없었다. 교제하고 동거했던 연인들이 일찍 죽거나 정신병이 들거나 혹은 자살을 했다는 것은 결코 일반적으로 볼 수 있는 사례가 아니다.

피카소의 그림 가운데에서도 가끔은 난해한 그림들이 있는 것처럼 그의 여성관에서도 이해할 수 없는 일들이 가끔 있었다. 8년 동안이나 함께 살았던 여인이 정신병원에 들어가는 날, 무려 42세나 어린 또 다른 여성과 동거를 시작했던 것이다. 게다가 결핵에 걸려 한 발짝도 움직이기 힘든 동거녀를 집에 놔두고는 곧바로 새로운 여성과 사랑에 빠진 적도 있었으니 피카소의 여성관이나 세계관도 평범하지만은 않았던 것 같다.

그렇다면 한 가지 의문점이 든다. 왜 피카소의 여성관이나 세계관은 그토록 독특했던 것이며, 언제부터 피카소는 이와 같은 순환식 결혼관을 갖게 된 것일까? 결론적으로 말하면 대다수의 피카소 연구자들은 피카소가 태어나서 자라고 살았던 그의 고향인 에스파냐 남부 말라가(Malaga) 지방을 주목하기도 한다. 피카소가 비록 일반 사람들이 보기에는 상당히 비정상적으로 많은 여자들과 동거하거나 교제하면서 살았지만 그가 자란 말라가 지방에서는 오래전부터 있었던 일종의 풍습이었을 것으로 여긴다.

말라가는 북아프리카로 이어지는 관문 역할을 하는 도시인 영국령 지브롤터(Gibraltar)에서 차를 타고 동쪽으로 한 시간 정도만 가면 되는 해안가 도시이다. 지브롤터도 그렇지만 이쪽 지역은 옛날부터 북아프리카를 거쳐 호시탐탐 유럽 대륙을 넘보던 이슬람 세력들이 유럽 대륙으로 넘어오기 위해서는 반드시 통과해야 하는 지역이었다. 8세기경에도 아프리카를 이슬람으로 물들인 이슬람 군대가 기독교 국가들로 이루어진 유럽 대륙을 정복하기 위해서 에스파냐가 있는 이베리아 반도를 정복하고 중부 유럽(특히 프랑스의 투르-푸아티에 지역)까지 진출하면서 최후의 기독교 세력과 승승장구하던 이슬람 세력이 최후의 일전을 벌인 적도 있었다(투르-푸아티에 전투).[3] 그 당시도 에스파냐의 지브롤터 지역이나

---

[3] **투르-푸아티에 전투(Battle of Tours-Poitier)**: 732년 프랑스 중부 투르-푸아티에 근처에서 벌어진, 유럽의 기독교 세력들에게 매우 중요한 전투. 622년경부터 기세를 올린 이슬람 세력은 14년 만에 시리아를 무너뜨리고, 6년 만에 이집트를 다시 2년 만에 페르시아(이란)를 정복했다. 그로부터 54년 동안 북아프리카 곡창지대를, 이어서 13년 만에 이베리아 반도로 들어와 에스파냐마저 점령하기에 이르렀다. 그 후 약 20여 년 동안 에스파냐를 점령했던 이슬람 세력은 좀 더 풍요로운 땅인 중부 유럽으로 세력을 확장하기 위해서 드디어 프랑스 중부 지방까지 이르렀다. 당시 이슬람 세력의 선봉장은 이슬람 명문 가문 출신인 알 가피키로서 보병 15,000여 명 이상을 동원해서 공격에 나섰고, 유럽의 기독교 세력 수호의 책임을 지고 프랑스의 장군으로 사실상 프랑크 왕국을 지배하고 있던 카를 마르텔은 약 10,000여 명의 보병을 대동하고 맞섰다. 전투의 결과는 총사령관 알 가피키를 잃은 이슬람 세력의 패배로 끝나고 유럽은 계속해서 기독교가 지배하는 땅으로 남을 수 있었다. 역사에서 '만약'이라는 가정은 무의미하지만

피카소의 고향 말라가 지역, 그리고 그 유명한 알함브라 궁전이 있는 그라나다 지역 등은 모두 이슬람 세력의 수중에 떨어졌고, 그 후부터 이들 에스파냐 남부는 아직까지도 이슬람의 영향이 곳곳에 남아 있는 지역이 되었다. 그랬기에 피카소가 태어나고 자랐던 말라가도 이슬람의 영향으로 한 명의 남자와 여러 명의 여자가 함께 사는 일부다처제를 비롯한 순환식 결혼과 이를 위한 이혼 등을 어렵지 않게 보고 들을 수 있었던 도시였다는 것이다.

그렇다면 이슬람 국가나 이슬람 문화가 있는 지역은 왜 자유로운 결혼관과 이혼관을 갖게 된 것인가? 이슬람의 잔재가 아직도 남아 있는 말라가 지방을 포함한 에스파냐 남부 지역이 유럽의 다른 지역보다 남녀 간의 결혼과 동거 그리고 이혼을 관대하게 받아들이는 것은 어떤 연유에서 기인한 것일까? 다양한 이유들이 있겠지만 그중 한 가지는 '전쟁'에서 찾을 수 있다. 유럽 대륙 기독교 세력의 최후의 보루라고 할 수 있는 에스파냐 남부 지역은 수백 년 동안 끊임없이 이어진 북아프리카 이슬람 세력과의 전쟁으로 막대한 피해를 입게 된다. 그중에서도 가장 큰 피해는 바로 전쟁에 나가 싸우다 죽는 젊은 남자들이었다. 대부분 한 가정의 가장인 남자들이 많이 죽으면서 지역 전체의 남성들의 숫자가 급감하게 된 것이다. 남편들이 죽으면 홀로 남겨진 미망인과 그 자식들도 곧바로 생계에 큰 영

만약 이 전투에서 카를 마르텔을 중심으로 한 기독교 세력이 이슬람 군대에게 패배했다면 아마도 유럽은 기독교가 아닌 이슬람이 지배하는 땅이 됐을 수도 있었을 것이다. 이런 의미에서 이 전투가 갖는 의미가 매우 크다 하겠다. 한 가지 재미있는 것은 자의반 타의반 이 전투의 결과로 인해 유럽에 봉건제도의 기틀이 마련됐다는 것이다. 전투에서 승리했지만 카를 마르텔은 이슬람 세력의 보병과 기병대에 큰 곤욕을 치렀는데 특히 기병대의 위력을 절실하게 느꼈다. 카를 마르텔은 기병대를 양성하기로 마음먹었지만 보병에 비해 기병 한 사람을 중무장시키는 비용이 문제였다. 결국 유력 귀족들에게 영토를 나눠주고 기병부대를 양성한 것이 유럽의 봉건제도의 시작이 되었다.

향을 받을 수밖에 없다. 한번 전쟁을 치르고 나면 수많은 미망인과 고아들이 넘쳐나게 된다. 이런 문제를 해소하는 길은 살아남은 남자들이 그들 미망인과 고아들을 데리고 살면서 그들을 책임지는 것이었다. 그렇게 해서 자연스럽게 끊어진 가문의 대를 이을 수도 있었기 때문에 이슬람의 일부다처제는 어느 면에서는 사회가 남겨진 미망인들과 고아들을 책임진다는 의미도 있었던 것이다.

그러나 아무리 에스파냐 남부 지역에 이슬람 문화가 남아 있다 해도 말라가 지역은 완전한 이슬람권은 아니다. 그랬기에 기존의 이슬람 국가의 일부다처제와는 조금 다른 방식의 결혼관이 있었다. 예를 들어 이슬람을 숭배하는 무슬림들처럼 여러 명의 여인을 배우자로 두기는 하지만 이슬람과는 달리 한꺼번에 여러 명의 여인들과 같은 공간에서 살지는 않는다. 그들은 결혼한 뒤에 다른 여인을 얻기 위해 곧바로 이혼하거나, 집 외의 다른 공간에 새 여인을 두고 동거하는 방식을 택한 것이다. 비록 한 가정 안에는 단 한 명의 여인만이 있지만 실질적으로는 여러 장소에서 여러 명의 여인과도 같이 사는 것이다. 흔히 이슬람의 일부다처제와는 조금 다른 이런 결혼 방식을 '순환식 결혼관'이라는 말로 표현한다.

3) 피카소와 일곱 여인

피카소의 삶에서 가장 중요했던 것을 두 가지만 들라고 한다면 그는 아마도 그가 사랑했던 수많은 그림들과 함께 아름다운 여인들을 꼽았을 것이다. 피카소의 많은 그림들은 여러 명의 여인들과도 밀접한 관련을 맺고 있고 실상 대다수의 그림들이 피카소가 함께 살았던 일곱 명의 여인들과 큰 관련이 있다. 비록 피카소가 일곱 명의 여인 모두와 행복하지는 못했었고, 또 어떤 면에서는 완전한 이별을 하기도 전에 동시다발적으로 여인들을 만나기까지 했지만, 그럼에도 불구하고 피카소의 삶에서 여인들이 끼친 영향은 매우 지대했다고 말할 수 있다. 여기서는 피카소와 동고동락했던 일곱 여인들을 살펴보도록 하자.

첫 번째 여인은 페르낭드 올리비에(Fernande Olivier)라는 프랑스 여인으로 피카소가 프랑스로 유학 와서 힘들었던 시절에 만나 큰 위안을 얻었다. 피카소의 나이 23세부터 약 7년 동안 동거했었는데 매일매일이 고달픔의 연속이었던 피카소에게 한 줄기 구원의 빛을 선사했었던 여인이다. 피카소와 동갑으로, 10대 시절 결혼하여 남편의 폭력에 시달리다가 파리로 도망쳐온 기구했던 여인이었지만 피카소에게 많은 도움을 주고 헌신했다. 피카소에게 프랑스어도 가르쳐주고 가난해서 모델을 구할 수 없는 그를 위해 그림 모델을 자처하기도 했으며 음식과 청소 등 모든 필요를 채워주었다.

피카소는 그녀를 만난 이후로 이른바 '장미 시대(Rose Period)'라는 새로운 화풍에 눈뜬다. 이 화풍은 이름 그대로 붉은색과 분홍색을 많이 쓰는 화법으로 인생의 환희와 기쁨을 작품에 표현했다. 올리비에를 만나기 전까지 피카소는 함께 프랑스로 왔던 고향 친구 칼로스 카사헤마스의 자살 사건으로 심신과 영혼이 매우 피폐해져 있던 상태였다. 피카소는 피폐한 영혼을 주로 파란색을 이용해서 그렸으며 이런 화풍의 그림을 그리던 시기를 '청색 시대(Blue period)'라고 한다.

피카소에게 있어서 푸른색은 죽음, 고통, 그리고 비극의 색깔이었다. 이처럼 피폐한 영혼으로 헤매고 있던 피카소를 올리비에는 어둠의 청색에서 환희의 장밋빛으로 인도해주었다. 또한 그녀는 피카소를 입체적 추상화, 즉 큐비즘(Cubism)의 세계로 인도한 여인이기도 했다. 그녀와 함께 피레네 산맥으로 여행을 가서 그렸던 그림이 바로 큐비즘의 원천이기도 하고 피카소에게 명성을 안겨다 준 〈아비뇽의 여인들〉이었고 올리비에는 그 그림 속 여인의 모델이 되기도 했다.

두 번째 여인은 에바 구엘(Eva Gouel)이라는 여인으로 올리비에와의 사랑이 식어가던 즈음 새로 만났다. 피카소보다 네 살 연하였던 그녀는 다른 화가의 애인이었지만 피카소가 거의 낚아채다시피 했다. 특이한 점이 있다면 피카소의 여러 여인들 중 유일하게 피카소가 자신의 그림 모델로 쓰지 않은 여인이라는 것이다. 나중에 피카소는 자신이 만났던 여인들 중 가장 만족감을 준 여인이 에바 구엘이었다고 고백했는데, 불행히도 그녀는 피카소와 만난 지 4년 만인 1951년 불과 30세의 나이로 삶을 마감한다.

피카소의 여성관과 결혼관에서 이해하기 어려운 점이, 그토록 사랑했던 여인이었는데도 불구하고 젊은 나이에 결핵에 걸려 힘들어하던 에바 구엘을 제대로 돌보지도 않은 채 새로운 여인들을 찾아다녔다는 것이다. 정상적인 남녀 관계에서는 다소 이해하기 어려운 연애관에는 에스파냐 남부 말라가에서 태어나고 성장했던 환경이 영향을 미치지 않았을까 짐작된다. 앞에서도 말했듯이 에스파냐에서도 특히 이슬람의 영향을 많이 받았던 지역이 말라가였다. 그곳에서 태어나고 성장했던 피카소에게는 여러 연인들을 두루 만나고 생활하는 게 그리 특이한 일이 아니었을 것이다.

세 번째 여인은 올가 코클로바(Olga Khokhlova)라는 우크라이나에서 온 발레리나였다. 20세기 초, 유럽 전역에서 선풍적인 인기를 끌었던 러시아 발레 붐을 타고 파리에 와서 공연을 하던 중에 피카소와 만나게 되었다. 당시 피카소는 프랑스 순회공연 중이던 올가의 발레 팀을 따라다

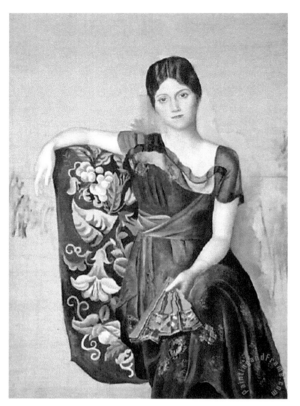
〈올가의 초상〉, 피카소, 1917.

니면서 그녀들의 춤추는 모습을 화폭에 담곤 했는데 그러던 중에 약 60명의 팀원 가운데에서 가장 아름다웠던 그녀를 새로운 애인으로 삼았던 것이다. 그들은 1917년부터 동거를 시작해서 1년 후인 1918년 정식으로 결혼을 하고 아들 하나를 낳게 된다.

에스파냐의 시골 마을에서 파리로 와 경제적으로 힘든 삶을 살아가던 피카소가 가난한 화가의 삶에서 벗어날 수 있었던 것은 전적으로 올가 덕분이었다. 당시에는 춤추는 발레리나였지만 올가는 사실 우크라이나에서는 명문 군인 집안의 딸이었고 러시아와 우크라이나 부자들과의 교제에 상당히 능했다. 러시아 혁명이 발발하자 러시아와 우크라이나에서는 더 이상 편안히 살기 힘들었던 부자들이 대거 자유의 나라인 프랑스 파리로 몰려들었다. 올가는 그 틈을 놓치지 않고 집안의 힘을 이용해서 부자들과 함께 상류층으로 자리를 잡으면서, 그들의 모임에 남편 피카소를 적극적으로 소개했던 것이다. 특히 올가가 러시아 부자들에게 피카소의 그림을 적극적으로 소개하면서, 피카소는 지금까지 선보였던 조금은 난해한 큐비즘이나 추상화가 아닌 그들의 입맛에 맞는 전통적인 그림들을 많이 그리게 된다.

피카소는 러시아와 우크라이나 부자들과 교류하면서 그림을 많이 팔았고, 곧바로 경제적인 자유를 누릴 만큼 부를 쌓을 수가 있었다. 즉 피카소의 그림들을 좋은 값에 평가해준 사람들은 프랑스인들이 아닌 러시아와 우크라이나 사람들이었던 것이다.

네 번째 여인은 피카소의 나이 46세에 만났던 17세의 프랑스 소녀 마리 테레즈 월터(Marie Thérèse Walter)였다. 자신에게 상류층 문화를 맛보게 해줬고 경제적인 도움까지 주었던 올가와의 관계도 결혼 10년차에 접어들면서 삐걱거리고 있을 때 우연히 지하철에서 이 소녀를 보게 된 것이다. 피

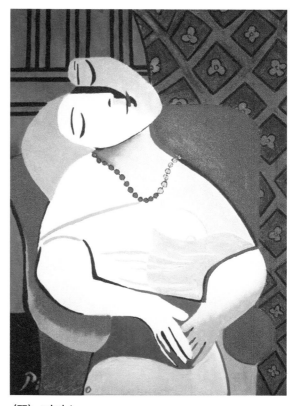

〈꿈〉, 피카소.
마리 테레즈를 모델로 그렸다.

카소는 지하철에서 금발의 아름다운 소녀를 보자마자 그녀의 팔을 끌면서 "나는 피카소인데 당신과 함께 새로운 예술 세계를 만들고 싶소."라고 말했다고 한다. 결국 1년을 기다려서 그녀가 18세가 되어 미성년자 꼬리표를 벗어던지자마자 바로 동거에 들어가게 되었다. 올가와의 결혼을 정식으로 끝내지 않은 상태에서 아파트를 얻어 비밀 동거까지 시작했던 것이다. 당시 프랑스 헌법에는 배우자 두 사람 모두의 동의가 없이는 이혼이 성립되지 않았기에 피카소와 올가 두 사람은 평생 동안 정식 이혼을 하지 않은 상태로 별거 부부로 남게 되었다.

사실 프랑스 헌법에 의하면 올가 이후에 만난 모든 피카소의 여인들은 불법이고 불륜이 된다. 항간에는 배신에 분노한 올가가 피카소에게 저주의 편지를 보내는 등 악처처럼 행동했다고 알려졌지만, 사실 이들의

이혼은 올가가 아닌 피카소의 반대로 성립되지 않았던 것이다. 피카소가 이혼에 응하지 않은 이유는 간단했다. 이혼을 하게 되면 그동안 자신이 번 재산의 절반을 넘겨줘야 한다는 사실을 알고 있었기 때문이다.

나이 차이가 무려 29살이나 났던 마리 테레즈와의 동거는 8년 동안 지속됐고, 혼외 자식도 한 명 낳았다. 이 여인은 드물게도 피카소보다 4년을 더 살았는데 피카소가 죽은 지 4년 만인 1977년 천국에 먼저 간 피카소를 자신이 돌봐야 한다고 하면서 스스로 목숨을 끊었다.

다섯 번째 여인 도라 마르(Dora Maar)는 피카소보다 26세 어렸다. 이 여인과의 만남은 우연이었는지 의도적이었는지 모르겠지만 꽤나 특별했었다. 어느 날 파리의 한 카페에서 차를 마시던 피카소는 맞은편에 앉아 식사를 하던 여인을 발견한다. 그녀가 식사용 나이프를 잘못 잡아서 손에서 피를 흘리는 것을 본 피카소가 다가가서 손수건을 내밀었던 게 인연의 시작이었다. 도라 마르는 마리 테레즈와는 달리 외형적인 매력보다는 사진을 찍는 전문 예술가로 매우 지적이면서도 이성적인 여인이었다.

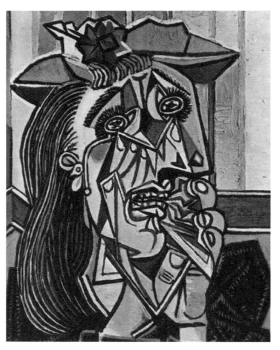

〈우는 여인〉, 피카소, 1937. 전쟁의 비극을 도라 마르의 우는 얼굴로 표현했다.

당시 파리는 초현실주의 논쟁으로 뜨거웠는데 피카소의 입장에서 도라 마르는 이러한 논쟁을 사진으로 표현하던 매우 지적인 여인으로 보였을 것이다. 피카소는 그녀를 통해 그동안 자신이 전혀 알지 못했던 새로운 세계를 탐구하게 되었다. 피카소가 그린 〈우는 여인〉 시리즈를 비롯한 전쟁의 참화를 추

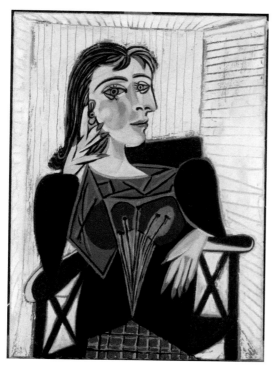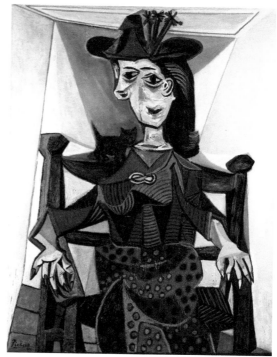

〈도라 마르의 초상〉

상적으로 표현한 〈게르니카〉 등, 수많은 초현실주의 그림들이 그녀와의 만남 속에서 받은 영감을 바탕으로 그려졌다.

특히 그녀는 〈우는 여인〉의 모델이기도 했는데 실제의 삶에서도 도라 마르는 눈물을 자주 흘렸던 매우 감성적인 여인으로 알려졌다. 피카소는 평소 "도라 마르는 우는 여인이다. 나에게는 여성이 우는 것이 매우 중요하다."라며 그녀를 기억했다고 한다. 매우 지적이면서도 지극히 이성적인 여인이었던 그녀가 매일 울었던 이유는 바로 피카소의 바람기 때문으로 알려졌고, 결국 그녀는 그로 인해 정신병까지 걸리게 됐다. 함께 살면서 사랑을 나누었던 한 여인이 상대방의 바람기로 인해 정신적인 문제까지 생겼다고 한다면 피카소의 여인들을 향한 주체할 수 없는 마음이 얼마나 뜨거웠고 변덕스러웠는지 짐작할 만하다. 게다가 이 당시 도라 마르와 교제할 때는 정식 부인인 올가가 살아 있음에도 불구하고 이혼하지

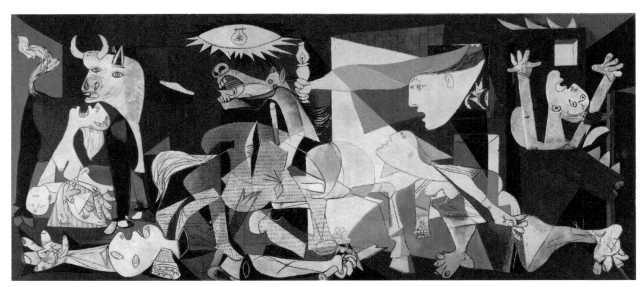

〈게르니카〉, 피카소, 1937
왼쪽에 아기를 안고 우는 여인이 마리 테레즈, 오른쪽에 절규하는 여인이 도라 마르이다.

않은 상태였고, 또 다른 애인인 마리 테레즈는 다른 아파트에 기거하고 있을 때였으니 피카소의 바람기가 어느 정도였을지 상상이 간다.

피카소가 동시대를 산 다른 예술가들에 비해 훨씬 많은 사진을 남길 수 있었던 것도 전적으로 사진을 다루던 도라 마르 덕분이었다. 도라 마르는 피카소가 그림을 그리는 모습들을 자주 사진에 담았고, 특히 〈게르니카〉를 그리던 당시의 모습을 찍은 사진들은 아예 새로운 예술작품으로까지 여겨지고 있을 정도니 피카소는 도라 마르의 도움을 많이 받았다고 할 수 있겠다.

피카소의 입장에서도 동시에 세 명의 연인들과 인연을 이어가야 했으니 그의 고민과 괴로움도 컸을 것이다. 이런 상황에서 그는 또 다른 새로운 여인을 만나는 것으로 이 괴로움을 극복하려고 했다. 그렇게 해서 피카소의 여섯 번째 여인이 된 사람이 프랑수아즈 질로(Fraçoise Gilot)였다.

질로는 피카소보다 무려 42세나 젊은 여인으로 피카소를 만날 당시 겨우 21세였고, 피카소가 63세이던 1944년부터 약 9년간 동거했다. 그녀는 대학에서 법학을 전공하던 인텔리(지식 계급) 여성으로 피카소를 만나면서 예술 세계의 심오함에 심취하게 됐으며 평소 "친구나 가족 모두와는 대화가 안 통하지만 피카소를 만나는 순간 서로를 공감하게 됐다."고 할 정도로 피카소를 많이 의지했다. 그렇지만 결코 맹목적인 순종형이나 수동적인 여인은 아니었다. 오히려 인텔리에다 부유한 가문 출신임에도 불구하고 온 가족의 반대를 누르고 자신의 의지로 피카소와 동거를 시작할 정도로 강단이 있었다. 게다가 프랑수아즈는 피카소가 만난 일곱 명의 여인들 중에서 거의 유일하게 장수했고 미국과 프랑스를 다니면서 화가와 작가로서의 삶을 살고 있는 여인이기도 하다. 프랑수아즈는 피카소와 어린 나이(21세)에 만나서 9년 동안 동거했는데 이 9년간의 동거를 바탕으로 책을 써서 베스트셀러 작가가 되기도 했다. 또한 대학에서 법학을 전공한 이지적인 여인답게 예술에 관한 책을 무려 10권이나 쓸 정도로 글 쓰는 능력 또한 탁월했으며 다른 여인들처럼 피카소만 바라봤던 것이 아니라, 스스로가 원해서 동거 생활을 청산할 만큼 매우 주도적이었다. 피카소가 자신과 동거를 하던 중에 또 다른 여성과 깊은 관계가 되었음을 알게 되자 미련 없이 그를 떠났으며 자신의 두 아이를 피카소의 자식으로 입적시켜 막대한 위자료와 유산까지 받을 수 있게 한, 매우 지능적이고 철저하며 주도면밀했던 여인이었다.

마지막 일곱 번째 여인 자클린 로크(Jacqueline Roque)는 피카소가 프랑수아즈에게 버림받다시피 한 상처를 치유해줬던 여인이다. 두 사람이 만난 1954년 당시 피카소는 이미 73세의 노년이고 자클린은 비록 미망인이었지만 겨우 27세밖에 되지 않았다. 자클린은 경제적 이유로 피카소의 도자기 공장에서 일하고 있었는데 피카소가 80세가 되던 1961년 심야 비밀 결혼을 했다. 피카소는 자클린의 거듭되는 결혼 요구 때문에 결

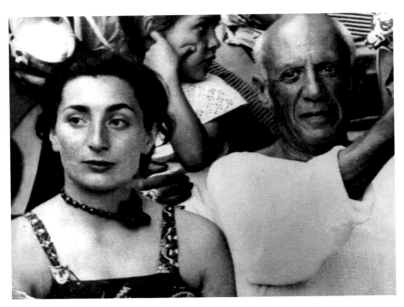
피카소와 자클린 로크

국 비밀 결혼을 한 것인데, 이것이 그의 인생에서 두 번째 정식 결혼이기도 했다.

자클린과의 결혼은 피카소가 노년에도 왕성한 작품 활동을 할 수 있게 해주었는데, 특히 자클린을 모델로 한 작품은 무려 400여 점에 이를 정도였다. 믿기 힘든 말이지만 어떤 날은 하루에 60~70점의 초상화를 그렸다고도 한다. 이미 예술의 전성기를 지난 노년의 피카소가

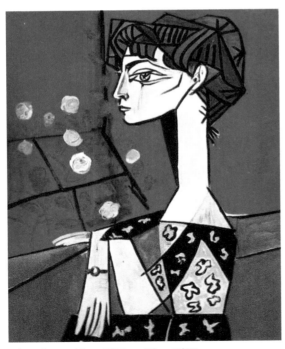 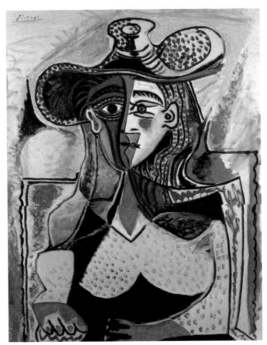
자클린 로크를 모델로 그린 그림들

어떻게 그렇게 많은 작품들을 그렸는지에 대한 재미있는 이야기 중에는 피카소가 자클린의 극성에 마지못해 그녀의 초상화를 다량으로 그렸다는 일화도 있다. 경제적인 부분에 유독 집착했던 여인이었지만 자클린은 피카소의 뒷바라지에 지극정성을 쏟았다고 알려졌고, 피카소가 사망한 지 13년 만에 권총 자살로 삶을 마감한다. 피카소가 만난 일곱 명의 여인들 중에서 두 번째로 자살을 택했던 비운의 여인이기도 했다.

2. 나치의 잔학성을 고발하는 〈게르니카〉

1) 그림에 담긴 피카소의 메시지는 무엇인가?

피카소의 유명한 작품 중 하나인 〈게르니카(Guernica)〉는 1937년 1월, 에스파냐 공화주의자에게 작품 의뢰를 받은 것으로 같은 해 파리 박람회에서 전시할 그림이었다. 피카소는 당시 점점 강해지던 나치즘에 두려움을 느끼고 있었고, 나치와 결탁해서 권력을 공고히 한 프랑코에 저항하는 공화주의자들을 지지하고 있었기에 그들의 의뢰를 수락한 것은 당연한 일이었다.

그러나 피카소는 작품 의뢰를 수락하고도 무슨 이유에서였는지 곧바로 작품 구상에 들어가지 않았고 결국 나치에 의해 4월 26일 바스크 지방의 평화롭던 작은 마을 게르니카가 무차별 폭격을 받을 때 까지도 의뢰 받은 작품을 그리지 않았다. 프랑코 측에서는 일부 불순한 바스크 주민들이 마을에 방화를 한 것이라고 주장했지만 실제로는 당시 나치가 개발한 신형 폭탄과 소이탄의 성능을 시험하기 위한 무차별 폭격이었음이

후일 뉘른베르크 전범재판[4]에서 히틀러의 최측근이었던 괴링에 의해 만천하에 드러났다.

이처럼 정치적으로 매우 혼란스럽고 끔찍했던 상황에서 피카소는 나치의 무차별 폭격으로 아수라장이 된 게르니카 마을의 모습을 매우 상징적이고도 추상적인 방법으로 형상화하여 단 몇 주 만에 어두운 회색 톤의 그림을 완성했다. 그는 입체주의와 추상 기법을 적극 활용해서 수많은 암시적인 인물들과 동물이 등장하는 이 그림을 그리는 것으로 피카소 나름대로 나치와 프랑코에 대한 저항 의식을 표출한 것으로 알려졌다.

〈게르니카〉를 통해서 피카소가 우리에게 전하려 했던 메시지는 무엇이었을까? 이 그림은 입체주의와 초현실주의에 의해 그려진 그림이다. 동물들과 사람들이 많이 등장하는데 모두 찢겨지고 고통에 처한 모습들이다. 두 팔을 벌려서 강렬히 절규하는 여인, 상처를 입고 기어가는 여인, 누군가에게 저항하다가 죽임을 당하면서도 손에서 칼을 놓지 않고

---

4)   **뉘른베르크 전범재판(Nuremberg Trials)**: 1945년 독일의 뉘른베르크에서 나치 독일의 전범들과 유대인 학살 관계자들을 심판하기 위하여 열린 연합국측의 국제군사재판. 뉘른베르크 국제군사재판이라고도 한다. 당시 피고들은 침략 전쟁의 공모와 참가, 계획, 실행과 전쟁범죄, 유대인 학살 같은 비인도적 범죄 등의 이유로 기소되었다. 이 재판 당시 논란이 됐던 것이 '사병', 즉 계급이 낮은 병사들과 하사관들의 경우 군대의 특성상 명령에 따라야만 하는 위치에 있었는데 이들을 어떻게 처벌해야 할 것인가 하는 문제였다. 나중에 미국 할리우드 영화사인 유나이티드 아티스트에서 1961년 이 재판을 소재로 한 유명한 영화 〈뉘른베르크 재판(Jugement of Nuremberg)〉을 제작하기도 했다. 이 재판은 1945년 10월 1일부터 이듬해까지 1년 동안 1급 전범 24명을 기소하는 것으로 시작했는데 이들 중 2명은 구금 중 자살했고, 나머지 22명에 대한 판결이 내려졌다. 히틀러의 심복 헤르만 괴링을 비롯한 주요 피고인 12명에게 사형이 선고되었는데, 괴링은 그해 가을 자살했고 나머지 범인들에게는 괴링이 자살한 다음 날 사형이 집행되었다. 이것이 1차 재판이었고, 2차 재판은 나치 독일의 전쟁범죄인 유대인 학살에 관한 재판이었다. 1946년 12월부터 1949년 3월까지 진행됐는데, 이번에는 군인들이 아닌 유대인 학살에 관여했던 의사, 관료, 법률가 등 185명이 기소되었다. 이들 중 25명에게 사형, 20명에게는 무기징역이 선고되었다. 세상에서 가장 유명한 재판으로 꼽을 수 있다.

있는 사람, 게다가 이미 죽은 아이를 안고 비통에 잠긴 여인들의 모습이 보인다. 또한 그림 중앙에는 썩 어울려 보이지는 않지만 촛불을 들고 뭔가 세상을 향해 마치 이 모든 일의 참상을 알리려는 모습의 여인도 있다.

이 그림에 등장하는 모든 사람들과 동물들 중 유일하게 고통 속에 잠겨 울부짖거나 괴로워하지 않고 멀쩡한 모습으로 있는 유일한 존재는 왼쪽 위에 있는 뿔 달린 황소뿐이다. 나중에 이 그림 〈게르니카〉를 보던 사람들이 이 황소에 대해 궁금해하자 피카소는 "그것은 그냥 황소일 뿐이다."라고 간단하게 말했다고 하지만 후대의 사람들은 그 황소에 새로운 의미를 부여하곤 했다. 아마도 그 황소는 당시 한창 기세를 부리던 히틀러와 나치 정권을 의미할 거라는 해석이었다. 황소의 무표정하면서도 어딘지 모르게 기괴한 분위기를 자아내는 표정은 마치 고대 그리스 신화에 등장하는 반인반수의 괴물 미노타우로스[5]와 흡사하다는 것이었다. 머리

---

[5] **미노타우로스** : 그리스 신화에 등장하는 유명한 괴물로 인간 여성과 수소 사이에서 태어나 머리는 수소의 모양이고 몸은 인간의 몸을 하고 있는 반인반수이다. 옛날 크레타에는 미노스라는 왕이 있었는데 그는 왕이 되기 전에 "제가 신들의 가호를 받고 있다는 증거를 사람들에게 보여주기 위해서 바다에서 황소를 한 마리 내보내주십시오. 그러면 그것을 잡아 반드시 신께 제물로 바치겠습니다."라고 바다의 신 포세이돈과 약속을 했다. 포세이돈은 그의 소원대로 황소를 한 마리 보내주었다. 바다에서 황소가 나오는 것을 본 사람들은 모두 놀라서 미노스를 왕으로 세웠는데 미노스는 막상 왕이 되고 나자, 그 황소를 잡아 제물로 바친다는 것이 아까워 자기의 외양간에 가두어놓고 대신 다른 소를 제물로 바쳤다. 이에 분노한 포세이돈이 벌을 내려 그의 아내가 황소와 가까이하게 하여 반은 소이고 반은 사람인 괴물이 태어났는데 그가 바로 미노타우로스였던 것이다. 미노타우로스란 '미노스의 소'라는 단순한 뜻이다. 미노스 왕은 감히 이 괴물을 죽이지 못하고, 일단 들어가면 출구를 찾을 수 없는 특수한 설계의 미궁을 만들게 하여 가두어두었다. 어느 날 미노스의 왕자 안드로게오스가 아테네에서 열린 경기에 참가했다가 죽었는데 분노한 미노스 왕은 아테네 사람들이 왕자의 우승을 시기해서 죽인 것이라 하여 아테네를 공격했고, 평화를 맺는 조건으로 9년마다 각각 7명의 남녀를 공물로 바칠 것을 요구하여 이를 미노타우로스의 먹이로 삼았다. 한편 아테네의 왕 아이게우스에게는 용맹한 아들 테세우스가 있었다. 테세우스는 공물로 바쳐지는 다른 남녀들과 함께 크레타로 가면서 왕에게 "제가 만일 괴물을 이기고 돌아오면 지금과 같은 검은 돛이 아니라 흰 돛을 올리겠습니다."라고 약속하였다. 테세우

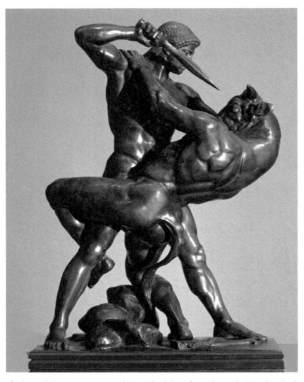

〈미노타우로스를 죽이는 테세우스〉, 앙투안 루이 바리

와 꼬리는 황소의 모습, 몸은 인간의 모습으로 크레타 섬에 살면서 사람들을 마구 잡아먹었던 그 괴물이 피카소의 황소와 같은 이미지라는 것이었다. 결과적으로 이 그림을 그렸던 피카소는 황소의 모습에 큰 의미를 부여하지 않았지만 문학이나 예술의 특징 중 하나가 바로 저자나 화가의 의도와 상관없는 해석이나 의미 부여가 가능하다는 것이니 이런 해석도 크게 무리는 없다.

게다가 그림이 표현하는 참상을 얼핏 보면 남자와 여자가 울부짖고, 황소와 말 같은 동물이 등장하는 등 도무지 그림의 통일성과 의미를 유

스가 크레타에 도착하자 미노스의 딸 아리아드네가 첫눈에 반하여 "당신이 나와 결혼하겠다면 내가 당신에게 미궁에서 빠져나올 수 있는 지혜를 알려 드리겠습니다."라고 제안하고 테세우스는 이를 승낙한다. 아리아드네는 테세우스에게 실 한 뭉치를 주면서 "제가 실 한쪽 끝을 잡고 미궁 밖에 서 있을 테니 당신은 계속해서 실을 풀어가면서 미궁 안으로 들어가세요. 그리고 나오실 때는 이 실을 따라 나오세요."라고 알려주었고 결국 테세우스는 미궁에 들어가 괴물을 처치한다. 테세우스가 아리아드네와 함께 고향 아테네로 돌아가는 항해 도중, 아리아드네가 뱃멀미를 심하게 하여 낙소스라는 섬에 잠시 배를 대고 해변에 아리아드네를 눕혀놓고 잠시 배에 볼일을 보러 갔는데 갑자기 폭풍이 불어 배가 바다 한가운데로 떠밀려간다. 겨우 섬에 돌아와 보니 아리아드네는 신의 노여움으로 이미 죽어 있었다. 테세우스는 슬픈 나머지 흰 돛을 올리는 것을 깜박 잊어버리고 그냥 검은 돛을 단 상태로 아테네로 돌아온다. 아들이 흰 돛을 달고 돌아오기만 애타게 기다리던 아이게우스 왕은 돌아오는 배의 검은 돛을 보고 슬픔을 이기지 못하고 절벽에서 몸을 던져 목숨을 끊는다.

추하기가 어려워 보인다. 특히 그림 중앙에 있는 말은 고통 속에 울부짖고 있으며 시체들은 좁은 땅바닥에 서로 엉망으로 뒤엉켜 있는 등 그림에서 보는 첫 인상은 온통 절망, 두려움, 공포에 사로잡힌 인물들과 동물들뿐이다. 게다가 입체주의와 추상 기법을 사용했기에 인물들의 얼굴에서는 개성이라고는 찾아볼 수 없고 형태조차 매우 불완전하다. 피카소가 이처럼 조금은 난해하거나 희한한 그림을 그린 의도는 예술계까지 접수해서 통제하고 있던 나치에 대한 그 나름의 저항이었던 것으로 여겨진다. 1937년 7월 19일 당시 나치가 점령 중이던 독일의 뮌헨에서는 예술 전시회가 예정되어 있었다. 이 전시회에 출품하는 모든 작품들은 나치가 공식적으로 정한 예술 규칙을 철저히 지키는 것으로 한정되었는데 이런 정치에 의한 예술의 굴욕을 그 나름의 방법으로 비꼬았다는 것이다.

그림을 보면 땅에 쓰러진 인물들이 얼굴을 하늘을 향해 누워서 입을 벌리고 있는데 이것은 끔찍한 위험이 하늘로부터 온다는 것을 암시하고 있다. 평화롭게 살던 게르니카 주민들에게 어느 날 갑자기 나치의 폭격기들이 나타나서 엄청난 양의 폭탄들을 투하했고, 이로 인해 마을 주민 2천 명 이상이 불타 죽었으니 그림 속의 인물들이 저런 자세와 표정으로 하늘을 보는 것에는 상당한 암시가 있다.

또한 피카소는 사람들뿐만이 아니고 황소와 말 등 동물들도 그렸는데 이것도 나치의 야만적 공격성을 경고한 것으로 여겨진다. 즉 게르니카 폭격에서 드러났듯이 나치의 공격은 단순한 인명 살상이 아니고 근원적인 모든 생명 자체의 말살을 획책했다는 것이다. 이런 설명이 수긍이 가는 것은 게르니카 폭격은 나치가 체계적으로 계획해서 군인들이 아닌 힘없는 민간인들을 대상으로 자행했던 최초의 대규모 학살이었기 때문이다. 즉 과거에도 전쟁 중에 폭격이 있었지만 그동안에는 민간인이 아닌 총을 든 군인들을 대상으로 한 폭격이었는데 이런 전쟁의 법칙을 나치가 처음으로 무시했던 것이 바로 게르니카 폭격이었다.

나치의 폭격 당시 게르니카는 군인들이 직접적으로 전투를 벌이던 곳이 아니었고, 마을의 시장이 열려 수많은 어린이들과 부녀자들 그리고 노약자들이 걱정 없이 일상을 누리고 있었다. 이런 마을에 무자비한 폭격이 이루어졌으니 나치의 이런 폭격에 그 어떤 고려 사항이나 전쟁의 법칙 같은 것이 존재할 리 만무했다. 당시 나치의 폭격에서 가장 중시됐던 것은 새로 만든 소이탄과 폭탄이 얼마나 많은 사람들을 빠르고 잔인하게 죽일 수 있는가 하는 것이었다. 나치의 게르니카 마을 폭격은 이후 전쟁과 무관한 사람들을 집단적으로, 그리고 계획적으로 치밀하게 학살하는 하나의 전례가 되었다는 점에서 그 충격이 큰 것이다.

그림에 등장하는 상징적인 동물인 말은 피카소의 상상력 속에서는 순박하고 평화로운 에스파냐 민중들을 암시한다. 그런 말이 옆구리를 날카로운 창에 찔려서 상처 입고, 괴로운 모습으로 울부짖는 것도 특별하다. 말의 입속에서 튀어나온 혓바닥은 보통의 혀가 아닌 뾰족한 칼 모양을 하고 있는데 이런 말의 비참한 모습은 모두 당시 에스파냐 민중들이 처한 위태로운 상황을 상징하고 있는 것이다.

2) 당시에 도대체 무슨 일이 있었는가?

피카소의 그림 중 〈아비뇽의 여인들〉만큼이나 유명한 〈게르니카〉는 들라크루아의 〈키오스 섬의 학살〉과 고야의 〈1808년 5월 3일의 학살〉과 더불어 전쟁과 전쟁이 가져오는 참상에 대해 큰 울림을 주는 작품이다. 그중에서도 특히 피카소의 이 그림은 제2차 세계대전이 발발하기 2년 전, 날로 증가하고 있던 파시즘의 위협에 커다란 경종을 울린 작품이기도 하다. 그런 의미에서 이 그림이 주고자 하는 전쟁과 그 이후의 참상에 대한 메시지는 피카소가 그림을 그렸던 시기보다 날이 갈수록 그 의미를 더해가고 있다.

피카소가 이 그림을 의뢰받은 것은 1937년 1월의 어느 날이었는데, 당시 에스파냐의 정세는 매우 혼란스런 상태에 있었다. 에스파냐에 있던 공화주의자들은 파시즘 일당독재를 구축하고 파시즘 국가를 세운 프랑코 장군[6]에 맞서 힘겨운 싸움을 벌이고 있었다. 공화주의자들은 그 해

---

6) **프랑코 장군(Francisco Franco, 1892~1975)** : 에스파냐의 장군이자 정치가 그리고 독재자이자 학살자. 에스파냐의 근대 이후의 역사에서 절대 빼놓을 수 없는 인물이자 유럽 최후의 파시스트라는 평을 받는 인물이다. 1936년 공산당과 기타 좌파의 연합세력인 인민전선의 집권에 위기감을 품은 에스파냐 우파의 반란으로 시작된 에스파냐 내전의 주역으로 권좌에 올라 1939년 에스파냐의 독재자가 되고 1947년에는 에스파냐를 왕정 체제로 되돌린 뒤 스스로 섭정이 되어 종신 권력을 획득하여 1975년 사망할 때까지 에스파냐를 철권통치했다. 그는 군총사령관, 유일한 합법정당인 국민운동당(팔랑헤) 당수, 국가원수, 내각 수반을 모두 겸임하며 헌법도 국민 기본권도 인정하지 않는 폭압적 체제의 수장으로 40년간 군림했다. 그의 권력엔 어떠한 제도적 한계도 없었고 마음대로 법을 만들어 권력을 행사했다.

알카사르 군사학교를 졸업하고 에스파냐령 모로코 베르베르인들과의 싸움을 통해 모로코 전쟁 영웅의 찬사를 듣고 최연소 대위, 최연소 중령 등을 거쳐 불과 29세인 1921년에 최연소 장군의 자리에 올랐다. 에스파냐의 전쟁 영웅이었기에 그의 결혼식에서 대부를 맡은 사람이 바로 당시 에스파냐의 국왕이었던 알폰소 13세였다고 한다.

에스파냐가 1931년부터 공화제를 채택하고 공화정부가 수립되자 이에 반발하다가 좌천되기도 했다. 이때부터 프랑코의 반정부 기질은 점점 확고해진다. 1935년 10월, 아프리카 무어인 부대와 외인부대를 이끌고 아스투리아스의 대규모 노동자 봉기를 진압한 공로를 인정받아 총참모총장에 오른다. 에스파냐의 군을 통솔하는 위치에 오르자 본격적으로 반정부 쿠데타를 획책하다가 1936년 2월, 인민정부가 본격적으로 수립되자 쿠데타를 준비했으나 실패하고 카나리아 제도의 수비사령관으로 쫓겨난다. 그러나 같은 해 7월, 모로코로 가서 드디어 에스파냐에 반기를 든 반정부 쿠데타를 본격적으로 일으켰으며 이후 2년 반에 걸친 내란에서 승리하며 일당독재 파시즘 체제를 구축하게 된다.

프랑코는 내전 기간 중 독일과 이탈리아, 두 파시즘 국가들에게 많은 도움을 받았다. 프랑코 자신도 친파시스트적 성향을 띠었기 때문에 2차 세계대전 동안 두 나라와

5월, 파리에서 예정된 만국박람회에 전 세계를 상대로 에스파냐를 대표하고 에스파냐의 실상을 알릴 수 있는 화가와 작품을 찾고 있었다. 그렇게 공화주의자들에 의해 선택된 것이 피카소였고, 그는 박람회에 출품할 그림을 의뢰받게 되었다. 당시 피카소 또한 에스파냐에서 확산되고 있는 파시즘에 두려움을 느끼고 있었기 때문에, 공화주의자들을 지지하는 의미에서 의뢰를 수락하게 되었다.

이처럼 〈게르니카〉는 회화로서 순수한 의미에서 그려졌다기보다는 공화주의와 파시즘의 대결 선상에서 의뢰되고 그려졌던, 어떤 의미에서는 상당히 정치적인 의미와 목적을 내포하고 있는 그림이라고 할 수 있다. 게르니카는 사실 에스파냐 북부 지방에 있는 한 작은 마을의 이름이기도 하다. 특히 게르니카는 바스크 지방의 성지로도 불리고 있는데 피카소가 〈게르니카〉를 그렸을 당시에는 인구가 고작 7천 명 정도밖에 되지 않던 아주 작은 시골 마을이었다.

참고로 바스크 지방은 프랑스와 에스파냐의 국경을 이루는 피레네 산맥의 양쪽 지방을 가리키는 말이다. 또한 이곳은 명목상으로는 현재 에스파냐의 한 주로서 에스파냐의 행정, 사법 체제에 속해 있지만 과거에는 마드리드를 주축으로 한 카스티야 지방과는 완전히 다른, 바르셀로나를 중심으로 한 카탈루냐 지역이었다. 그런데 프랑코 장군이 주축이 된 에스파냐 내전을 겪으면서 강제로 에스파냐에 편입된 것이다. 그래서 이

비교적 우호적인 태도를 유지했다. 이데올로기적으로 프랑코는 2차 대전 당시 나치스의 행동을 유대–볼셰비즘에 대항하는 문명의 수호자라며 칭송하고, 당시 에스파냐에 살고 있던 6,000명 정도의 유대인들의 명단을 만들어 히틀러에게 넘겨주는 등 나치스에 동조하는 모습을 보였다.
제2차 세계대전 중에는 독일, 이탈리아의 파시즘과 손잡고 전격적으로 그들 전범 국가들을 지원했으며 전쟁 실패 후 국제적으로 고립된다.

곳은 에스파냐이지만 언어도 인종도 관습도 에스파냐와는 전혀 다른, 마치 에스파냐 안에 있는 작은 나라 같은 느낌을 주는 곳이다. 에스파냐의 다른 지역과 달리 이곳은 지금도 학교나 상점, 관공서, 혹은 가정에서도 에스파냐어와 바스크어를 동시에 사용하고 있으며 지금도 계속 에스파냐로부터 분리 독립을 주장하는 뜨거운 화약고 같은 곳이기도 하다.

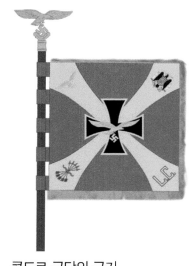

콘도르 군단의 군기

　이와 같은 바스크 지방의 조용한 시골 마을에 지나지 않던 게르니카 마을에 도대체 무슨 일이 있었던 것인가? 무슨 끔찍한 일이 있었기에 피카소는 그림의 제목을 아예 이 마을의 이름을 따서 〈게르니카〉라고 지었던 것인가? 결론적으로 지금은 인구가 약 1만 5천 명이지만 그림이 그려졌던 1937년 당시에는 인구 7천 명에 불과했던 이 평화롭던 마을에 히틀러의 나치가 보낸 콘도르 군단[7]의 폭격기 43대가 엄청난 양의 신형 소이

---

7)　**콘도르 군단(Legion Condor)** : 에스파냐 내전에 참전했던 독일 의용군 부대로 볼프강 폰 리히트호펜 대령이 이끌었다. 콘도르 군단의 43대의 폭격기에서 1937년 4월 26일 오후 4시 30분, 소형과 중형 폭탄 250킬로그램, 대인살상용 20파운드 폭탄, 그리고 독일 공군이 시험해보고 싶었던 신형 소이탄 등 폭탄 비를 매우 촘촘하게, 마치 폭탄으로 담요를 만들어 모든 지상을 덮어버리듯이 그렇게 융단폭격을 가했다. 참고로 흔히 사용하는 융단폭격이라는 말도 이날 게르니카 폭격에서부터 등장한다. 콘도르 군단을 상징하는 것은 깃발과 함께 〈분열행진곡〉이라는 군가인데 그 1절의 가사는 이렇게 되어 있다. "우리는 아득한 바다를 건너 증오와 전쟁이 발발했기 때문에 외국의 에스파냐 땅으로 진격했네. 자유의 영광을 위해 싸운다네. 이곳은 마르크스주의자와 빨갱이들이 지배했고 오합지졸들이 권력을 잡았네. 거기서 질서의 사자로서 독일의 도움을 가져왔네." 그리고 후렴은 "우리는 그들을 짐승 떼처럼 사냥했고 악마는 그걸 보고 웃기만 했다네. 하, 하, 하, 하, 하. 에스파냐의 하늘과 땅에 있는 빨갱이들은 어디에서도 휴식을 취하지 못했다네." 콘도르 군단의 병사들은 이 군가를 부르며 전쟁터와 에

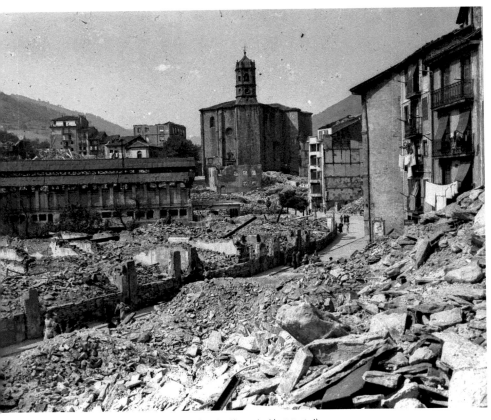
폭격으로 폐허가 된 게르니카(1937년)

탄을 비롯한 강력한 폭탄을 투하했다. 그것도 한창 봄이 무르익던 4월 26일 오후, 마침 이날은 게르니카 마을에 장이 서는 날이어서 평소보다 더 많은 어린이, 노인, 여인들 등 가장 연약한 사람들이 많이 몰려들었는데

한창 평화로운 분위기가 무르익던 오후 4시 30분경 근처에 있던 교회 종탑을 통해 다급한 공습 경보가 울려 퍼졌다. 먼저 콘도르 군단의 폭격기 한 대가 날아와서 폭탄을 투하하고 사라진다. 혼비백산한 마을 주민들은 일단 사망자와 부상자들을 수습하기 위해 분주하게 움직였다. 그러나 약 15분의 시간이 지난 후에 이번에는 43대나 되는 시커먼 폭격기들이 게르니카의 온 하늘을 뒤덮었다. 융단폭격이라는 말 그대로 이불로 온 땅을 덮듯이 그들의 머리 위로 엄청난 양의 폭탄비가 쏟아졌던 것이다. 에스

스파냐 내전에 그리고 게르니카 폭격에 나섰던 것이다. 민간인 마을 게르니카를 무자비하게 폭격한 이 사건은 공군 부대에 의한 역사상 최초의 민간인 마을 폭격이라는 불명예스런 이름으로 기록되어 있다.

파냐의 권력을 장악한 프랑코파와 손을 잡은 히틀러와 나치가 프랑코를 돕고 자신들이 개발한 신형 폭탄의 성능을 점검하기 위해서 게르니카라는 이 작은 시골 마을을 일종의 시험장으로 삼았던 것이다.

한창 치열한 전투가 벌어지던 전쟁터도 아니었고 군사 요새, 비밀 무기는 고사하고 주민 대부분은 전쟁이나 이념과는 거리가 먼 시골 사람들만 살던 작은 마을이 예고도 없이 무방비 상태에서 무자비한 폭격을 당했다. 게르니카 마을이 나치의 무자비한 폭격으로 초토화 된 지 3일 후인 4월 29일, 파리에 있던 각 언론은 학살의 참상을 담은 사진과 함께 이 사건을 대대적으로 보도했고, 나치는 연약한 민간인들을 공격한 파렴치한 행위로 인해 전 세계 여론의 강력한 지탄을 받게 되었다.

당시 히틀러가 보낸 43대의 나치 폭격기의 무자비한 폭격으로 인해 게르니카 마을에 있던 모든 가옥의 80% 이상이 파괴되었고, 사망자와 중상자를 합쳐 인구의 거의 50%에 육박하는 약 3천 명 이상의 주민들이 끔찍한 피해를 당했다. 그것도 단 세 시간 동안 이루어진 폭격으로 인해서.

이러한 만행에 분노한 피카소가 단 3주 만에 완성한 그림 〈게르니카〉는 아이러니하게도 정작 에스파냐에서는 나치에 협력했던 독재자 프랑코의 압력으로 인해 제대로 전시되지 못하다가 프랑코가 사망한 뒤 1981년, 피카소 탄생 100주년을 맞아 마드리드 왕립 소피아 예술센터에 소장된다.

3) 게르니카 폭격의 원인 : 에스파냐 내전

그렇다면 한 가지 궁금증이 생긴다. 도대체 왜 히틀러를 위시로 한 나치는 에스파냐 내전에 개입하고 민간인 마을까지 폭격했던 것인가? 이

궁금증에 대한 답을 얻기 위해서는 먼저 평화롭던 시골 마을 게르니카에 끔찍한 불 폭탄을 몰고 온 에스파냐 내전에 대해서 살펴봐야 한다.

1930년대 유럽은 이탈리아와 독일의 파시스트 정권이 세력을 얻었고 에스파냐도 같은 상황이었다. 군주제가 공화제로 바뀌어 공화당이 주축이 된 정부가 보통선거의 도입, 토지 개혁의 전격적인 실시 등을 추진했으나 가톨릭이 오랫동안 국부의 약 30%를 차지하고, 귀족들은 기득권과 지배력을 유지하기 위해 국민들의 자유와 권리를 억압하는 상황에서 참다운 민주주의의 실현은 불가능했다. 결국 나치 정권의 불법적인 도움과 기득권 세력의 지원을 받아 우익(우파)이 선거에서 득세하자 좌익 세력과 가난한 대다수의 민중, 노동자들은 총파업으로 저항했고 1933년 2월 선거에서 예상대로 사회당, 공산당 그리고 공화당이 연합한 인민전선이 승리하였다. 그러자 그해 7월 우파의 수장 프랑코 장군이 기습적인 쿠데타를 일으켜 에스파냐는 본격적으로 내란에 휩싸이게 된다.

앞에서도 언급했지만 바르셀로나를 중심으로 한 카탈루냐와 바스크 지방은 언어, 풍습, 문화가 달라서 늘 독립을 요구해왔다. 1936년 10월, 내전 중이던 인민전선 정부는 두 지역의 독립을 승인한다. 물론 이후에 카탈루냐와 바스크는 그 대가로 인민정부를 지지한다. 이런 상황에서 가장 비극적인 것은 1936년 시작된 에스파냐 내전이 좌파인 인민전선을 소비에트 연방이 지원하고, 우파인 프랑코 장군파를 나치와 이탈리아 파시스트 정부가 지원하는 양상으로 전개된 것이다.

실상 에스파냐인 자신들보다는 대리인들의 싸움이 되어버린 에스파냐 내전은 나치의 히틀러와 이탈리아의 무솔리니의 지원을 등에 업은 프랑코파의 승리로 종전될 때까지 에스파냐 전체를 황폐하게 만들었다. 이처럼 나치와 이탈리아 파시스트의 도움으로 승기를 잡은 프랑코는 아예 이 기회에 카탈루냐와 바스크 지방 전체를 점령하여 에스파냐 북부 지역을 장악하려 들었고, 이런 계획을 특히 히틀러가 전적으로 지원한다. 이런 상황 속에서 내전 중 가장 처참하고 전례가 없었던 민간인 마을 게르니카에 대한 대규모 폭격이 실행됐던 것이다.

당시 히틀러의 나치 군부는, 새로 만든 폭탄과 군부대의 공격 성능을 시험해보려던 참이었다. 이미 에스파냐 북부 지역에 있던 반프랑코 진영의 공군력이나 대공포들은 거의 궤멸된 상태였기 때문에 나치가 폭격기들을 보내서 새로운 폭탄의 성능 시험을 하는 데에는 아무런 위험도, 제지도 없었던 것이다.

결국 1939년, 3년간의 치열한 내전 끝에 공화파의 최대 거점이었던 카탈루냐의 바르셀로나가 함락되고 뒤이어 수도 마드리드까지 함락되면서 프랑코의 긴 독재정치 시대로 들어가게 되었다. 치열했던 에스파냐 내전에서 전투와 처형을 통해 약 50만 명, 기아와 전염병으로 약 50만 명 이상이 사망했으며 정치 보복과 강제 노동으로 약 20만 명 이상의 공화파 사람들이 직접적인 피해를 입었고, 약 100만 명 이상의 사람들이 처형과 보복을 피해 국외로 망명했다. 최근까지도 에스파냐는 당시 내전의 후유증을 완전히 극복하지 못한 채 지금도 바르셀로나가 중심이 된 카탈루냐 지역과 바스크 지역 사람들은 가끔씩 에스파냐로부터의 독립을 외친다. 이들이 테러를 자행하고 분리 독립을 시도하는 배경에는 이런 비극의 역사가 있었다.

오래전부터 바르셀로나가 주축이 된 카탈루냐 지방은 정치적 탄압을 상당히 많이 받아왔다. 에스파냐 역사를 거슬러 프랑코가 권력을 잡기 이전의 상황은 카탈루냐의 비극을 말해준다. 지금으로부터 300여 년 전인 1714년 9월 11일, 에스파냐 국왕 펠리페 5세의 군대가 동북부 카탈루냐 지방의 핵심 도시인 바르셀로나를 점령했다. 프랑스 부르봉 왕가의 후손인 펠리페 5세는 카탈루냐가 에스파냐 왕위 계승 전쟁에서 합스부르크가의 편을 든 데 분노해 권력을 잡은 후 정치적 보복의 일환으로 카탈루냐의 독립적 지위를 박탈해버렸다. 이때부터 바르셀로나를 비롯한 카탈루냐 지역의 독자적인 법률들은 모두 폐지됐고 의회는 강제 해산을 당했다. 카탈루냐 지역의 모든 정치적인 기능을 강제로 빼앗긴 이날 9월 11일은 카탈루냐 지방의 국경일(국치일)이 됐고, 당시의 치욕을 잊지 않기 위해 매년 9월 11일은 바르셀로나 지방을 비롯한 카탈루냐의 숱한 도시들에서 독립 요구 시위가 벌어지기도 한다.

2016년 9월 11일에도 카탈루냐 지역에서는 정치적인 독립을 요구하는 시위가 벌어졌고, 당시 추산으로 독립 요구 시위대 약 88만여 명이 거리로 쏟아져 나왔다는 에스파냐 신문『엘파이스』의 보도가 전해지기도 했다. 2016년 현재 카탈루냐 지역 전체 인구가 약 750만 명 정도인 걸 감안하면 카탈루냐인 10명 중 1명 이상이 독립 요구 시위에 나갔다는 것이다. 특히 카탈루냐 지역의 주도인 바르셀로나에서만 무려 54만 명이 참가했으며 카를레스 푸지데몬 카탈루냐 주지사는 "카탈루냐를 정치적 독립국가로 바꾸자."고 목소리를 높였다.

카탈루냐의 정치적 독립을 강력히 주장하는 독립파들은 2017년 10월 1일 분리독립 투표를 통해 카탈루냐의 독립을 관철시키겠다고 계획하고 있다. 그러나 문제는 에스파냐 중앙정부가 카탈루냐의 분리 독립을 절대로 허용하지 않는다는 것이다. 에스파냐 중앙정부는 지난 2014년 카탈루냐 지방정부가 독립 여부를 묻는 주민투표를 실시하려 하자 헌법재판소에 카탈루냐 지방정부를 제소하기까지 했다. 결국 헌법재판소는 카탈루냐 독립을 위한 주민투표에 법적인 효력이 없다고 판결했고, 이에 카탈루냐 지방정부는 비공식 주민투표로 만족해야 했다. 당시 주민투표에서 독립 찬성표가 80%를 넘었지만, 효력이 없는 비공식 투표였기 때문인지 투표율은 50%에 미치지 못했다.

그렇다면 바르셀로나를 중심으로 한 카탈루냐 지역이 그토록 에스파냐로부터 분리 독립을 원하는 데에는 오랜 정치적 이유 외에 혹시 다른 현실적인 이유가 있는 것은 아닌가? 최근 들어 카탈루냐의 독립 주장이 강해진 것은 남유럽을 강타한 재정 위기 때문이다. 마드리드를 포함한 대부분의 에스파냐는 재정 위기 때 가장 큰 타격을 받아 지난 2016년 7월 기준 실업률이 20%를 웃돈다. 그러나 카탈루냐는 전통적으로 에스파냐에서 가장 손꼽히는 부유한 지역으로, 지금도 카탈루냐 지역의 경제 규모는 에스파냐 전체 국내총생산(GDP)의 거의 20%를 차지할 정도이다. 그래서 카탈루냐 사람들은 에스파냐 중앙정부가 자신들에게 거둔 막대한 세금을 자신들이 아닌 가난한 남부 에스파냐 지방에만 쓰고 자신들에게는 혜택이 돌아오지 않는다는 불만을 품고 있다. 카탈루냐 지역은 에스파냐 중앙정부에 대한 정치적인 원한과 아픈 역사 외에도 이러한 지극히 현실적이고도 경제적인 문제까지 있기에 그렇게 정치적인 분리 독립을 하기 위해서 노력하는 것이다.

최근에도 카탈루냐와 바스크 지방에서 분리 독립을 하려는 시도가 있었고 이때마다 에스파냐 정부에서 강력히 저지하고 반대하기 때문에 그때마다 결국 테러가 발생했다. 에스파냐 역사에서 지우고 싶은 치욕적이고도 쓰라린 상처였던 에스파냐 내전에 관한 배경을 이해한다면 마드리드와 바르셀로나의 라이벌 의식도, 끊임없이 반복되는 카탈루냐와 바스크 지방의 치열한 분리 독립 시도도 잘 이해할 수 있을 것이다.

4) 에스파냐 내전과 에스파냐 축구 : 엘 클라시코 더비

축구를 좋아하는 사람들은 전 세계 더비[8] 중에서도 특히 엘 클라시코 더비(에스파냐 더비)가 가장 유명하다는 것을 알 것이다. 흔히 축구계에는 밀라노 더비(인터밀란–AC밀란), '맨체스터 더비(맨체스터 유나이티드–맨체스터 시티), 마드리드 더비(레알 마드리드–아틀레티코 마드리드), 로마 더비(AS로마–라치오 로마) 등 유명 더비가 있지만 역시 레알 마드리드와 FC바르셀로나 사이에 벌어지는 엘 클라시코 더비(에스파냐 더비)가 최고로 격렬하고 재미있다고 알려져 있다.

---

8) **더비(Derby) :** 축구 경기에서 쓰는 용어인데 특히 한국과 일본, 영국과 프랑스 등 라이벌 국가 간의 경기가 아닌 경쟁 의식이 강한 라이벌 팀 사이에 벌어지는 경기를 지칭한다. 한 지역의 주민들이 역사적·정치적 배경, 빈부격차 등 다양한 이유로 인해서 서로 다른 팀을 응원하게 되는 것이다. 평소에는 같은 지역에서 잘 공존하고 살지만 축구 경기가 벌어지는 날에는 서로 갈라져서 치열하게 경쟁한다. 그들은 더비를 전쟁이라고 표현할 정도로 매우 치열하게 생각한다. 축구계의 대표적인 더비로는 영국의 맨체스터 지역의 맨체스터 유나이티드와 맨체스터 시티의 경기, 이탈리아 로마를 놓고 경쟁하는 AS로마와 라치오 로마의 경기, 밀라노를 놓고 다투는 AC밀란과 인터밀란의 경기, 그리고 마드리드를 놓고 싸우는 레알 마드리드와 아틀레티코 마드리드의 경기 등이 유명하다. 가장 치열해서 전 세계 모든 축구인들의 관심을 끄는 더비로는 역시 레알 마드리드와 FC바르셀로나 간에 벌어지는 엘 클라시코 더비(에스파냐 더비)를 최고로 친다. 이들 두 팀은 에스파냐 내전이라는 쓰라린 역사를 거쳐왔기에 다른 어떤 팀들보다도 라이벌 의식이 강할 수밖에 없다. 특히 프랑코 정권에서 프랑코가 지지를 획득하고 인기를 유지하기 위해서 의도적으로 레알 마드리드를 적극 후원하고 반기를 들었던 바르셀로나를 박해했기에 바르셀로나 시민들이 마드리드를 향해 갖고 있는 투쟁심은 다른 그 어떤 더비와도 비교 불가라고 할 수 있을 것이다. 이들 더비 외에도 종교적으로 갈라지는 더비도 있다. 특히 스코틀랜드의 올드 펌 더비는 같은 지역(글래스고)을 대표하는 FC셀틱과 레인저스 사이의 더비인데, 정치, 경제보다 기독교와 가톨릭이라는 종교를 놓고 갈라져서 다툰다. 이들 두 팀의 선수들과 응원단들이 하나로 뭉치는 경우는 한 가지밖에 없는데 바로 스코틀랜드와 잉글랜드의 경기가 있는 날뿐이다. 그 정도로 더비를 치르는 사람들의 경쟁심과 투쟁심은 매우 뜨겁다. 유럽의 거의 모든 더비 경기는 단순한 축구 경기를 넘어서 거의 전쟁에 비유될 정도로 치열하기 때문에 소속팀에 있다가 라이벌 팀으로 이적을 하는 선수는 심심치 않게 신변의 위협을 느끼기도 하고 실제로 라이벌 팀으로 이적한 선수가 살해된 일도 있었다.

더비에는 한 가지 공통점이 있는데 바로 같은 지역을 두 개의 팀이 공동으로 사용한다는 것이다. 물론 대부분의 팀들은 축구장까지 공동으로 사용하기도 한다. 하나의 도시에서 두 개의 팀이 경쟁을 하니까 당연히 경쟁심이 발동할 수밖에 없다. 그런데 엘 클라시코 더비(에스파냐 더비)는 마드리드와 바르셀로나라는 엄청난 거리가 있는 팀들인데도 불구하고 경쟁심과 투쟁심이 유독 거세다. 이렇게 유럽의 거의 모든 다른 더비들과 다르면서도 가장 치열하게 싸우는 데는 뭔가 좀 더 특별한 이유가 있을 것이다. 마드리드와 바르셀로나가 유독 치열하게 경쟁하고 축구에서조차도 절대 양보할 수 없는 라이벌이 된 이유는 그 근저에는 에스파냐 내전에 얽힌 상처가 있기 때문이고 특히 바르셀로나가 당한 아픔이 워낙 컸기 때문이었다.

　　과거 세계 축구계에는 풀리지 않는 미스터리가 하나 있었다. 왜 에스파냐 국가대표팀은 월드컵이나 유럽컵과 같은 메이저 대회만 나가면 좋은 성적을 거두지 못하는가가 바로 그것이었다. 선수 개개인을 보면 모두 세계 최고의 클럽에서 주전으로 활동하는 최고의 선수들이었다. 그러나 국가대표로 불러서 한 팀으로만 묶어놓으면 모두 모래알같이 흩어지는 오합지졸이 되는 것이 상당한 의문이었다.

　　특히 단체 경기에서 가장 중요한 것이 팀 조직력과 희생 정신인데, 에스파냐 국가대표팀에겐 그것이 부재했다. 항상 조직력이 문제여서 개인의 능력은 출중한데 모아놓으면 모래알 같은 팀이 되는 것이 바로 에스파냐 국가대표팀이었다. 에스파냐 축구 국가대표로는 말 그대로 에스파냐를 대표할 만한 최고의 기량을 가진 선수들이 선발되는데 대부분의 선수들은 레알 마드리드 아니면 FC바르셀로나 소속이다. 1990년대까지 에스파냐 축구 대표선수들은 90% 이상이 두 팀 선수들이고 그 외의 팀 선수는 정말 드물었다. 최고의 선수들이 모인 팀이라면 보통은 최고의 성적을 거두는 게 일반적일 텐데 그렇지 못했던 원인이 바로 조직력 문제였던 것이다.

2000년대 들어, 에스파냐가 드디어 역사상 처음으로 월드컵과 유럽컵을 제패하면서 궁금증은 가라앉았지만, 1990년대까지 에스파냐 팀은 축구계의 미스터리한 존재였다. 에스파냐 축구팀은 왜 그런 이해하기 힘든 성적을 매번 남겨서 오랫동안 국제 축구계의 궁금증을 자아냈던 것일까? 세계 최고의 무대에서 주전 선수로 뛸 정도로 능력이 뛰어났던 최고 일류 선수들이 왜 유독 국가대표로 모이기만 하면 모두 모래알 조직을 가진 삼류 팀을 만들었던 것일까?

대답은 바로 위에서 언급한 대로 대표팀 선수들의 구성에 있었다. 거의 90% 이상의 선수들이 마드리드와 바르셀로나 소속 선수들이니 경기에 나갈 11명의 주전 선수들을 보면 거의 반반으로 나눠지게 됐다. 즉 5명 정도는 마드리드 소속, 또 다른 5명 정도는 바르셀로나 소속이다. 서로 극도로 싫어하고 역사적으로도 거의 원수 같은 지역을 대표하는 선수들이 한 팀으로 뭉쳤으니 당연히 조직력이 생길 수가 없었던 것이다.

2000년대 들어 새롭게 축구 대표팀을 구성한 코칭 스태프는 시합을 앞두고 과거 예상보다 저조한 성적을 거뒀던 월드컵과 유럽컵 경기를 비디오 녹화본으로 정밀 분석을 했다고 한다. 여기서 재미있는 현상이 발견됐고 이것 때문에 좋은 성적을 거두지 못했다는 것을 드디어 알게 된 것이다. 축구 경기를 해본 사람들은 쉽게 알지만 경기에서 승리하기 위해서는 나보다 더 좋은 위치에 있는 동료에게 공을 패스해야 한다. 그래야 좋은 기회를 얻은 선수가 골을 넣을 수 있고 그것이 승리로 이어지게 된다. 그런데 비디오를 유심히 살펴보니 이런 협조적인 플레이가 없다는 것이 문제였다. 90분을 뛰는 축구 경기에서 골을 넣을 수 있는 좋은 기회는 그리 자주 오지 않는다. 그런데 공을 소유한 선수가 자신보다 더 좋은 위치에 있는 선수를 발견하고도 공을 주지 않고 오히려 더 나쁜 위치에 있는 동료에게 전해주는 것이었다.

결국 사람들이 알게 된 것은 공을 소유한 선수는 골을 넣을 수 있는 좋은 위치에 있는 선수보다 되도록 자신과 같은 특정 팀 선수에게만 공을 준다는 사실을 간파했던 것이다. 즉 마드리드 선수는 아무리 좋은 위치에 동료가 있어도 그 선수가 바르셀로나 선수이면 공을 주지 않았고, 반대로 바르셀로나 소속 선수들도 의도적으로 마드리드 소속 선수에게는 좋은 공을 주지 않았던 것이다. 월드컵이나 유럽컵 같은 메이저 대회에 나오는 국가들이면 실력 차이가 거의 없는데 저렇게 이기적인 플레이를 그동안 했으니 당연히 좋은 성적을 거둘 수가 없었던 것이다.

이 정도로 바르셀로나와 마드리드 지역, 그리고 각 소속 선수들 사이에는 눈에 보이지 않는 커다란 역사적 장벽이 있었는데 이런 모든 것이 바로 프랑코 정권에서 저지른 카탈루냐(바르셀로나)와 바스크 지방(게르니카) 억압 정책에서 비롯된 것이었다. 즉 정치적인 이유가 그동안 축구를 비롯한 스포츠계까지 악영향을 주었고 이로 인해서 그동안 최고의 선수들로만 구성된 축구팀이었음에도 불구하고 그처럼 기대 이하의 성적을 거두었던 것이다.

제6장

평화로운 농촌, 슬픈 농부들의 〈만종〉

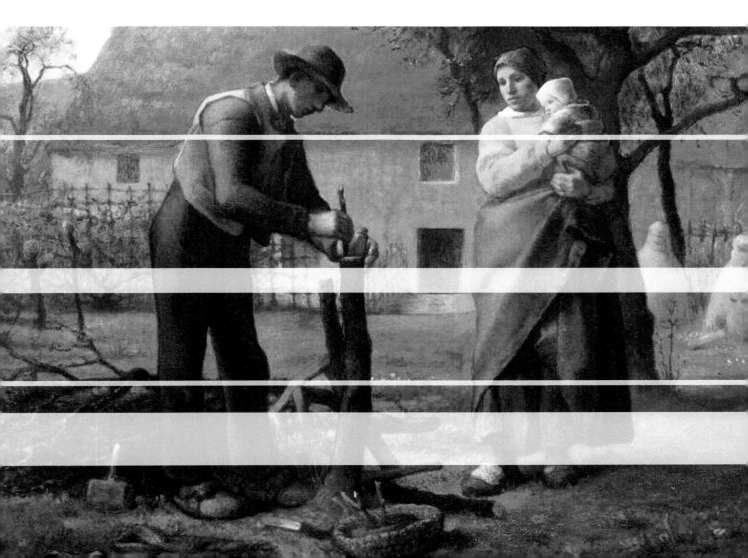

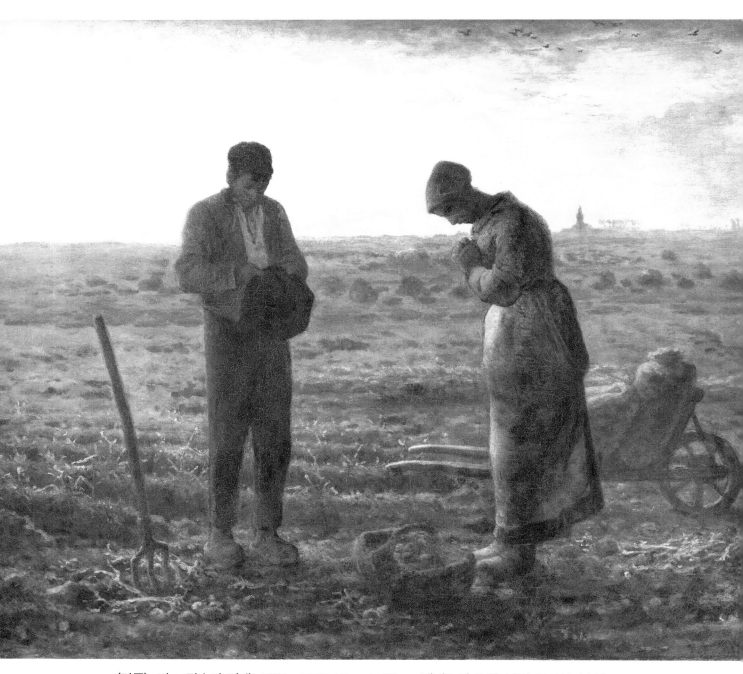

〈만종〉, 장 프랑수아 밀레, 1857~1859, 55cm X 66cm, 캔버스에 유채, 파리 오르세미술관

1. 농부들의 화가, 장 프랑수아 밀레

1) 밀레의 삶과 예술

프랑스에서 가장 유명한 화가를 얘기하라면 첫 손에 꼽히는 사람 중한 명이 바로 〈만종(L'Angélus)〉이라는 시대의 역작을 남긴 장 프랑수아 밀레(Jean François Millet, 1814~1875)라는 건 주지의 사실일 것이다. 아마도 이 그림을 한 번도 안 본 사람은 없을 정도로 전 세계에서 가장 유명한 그림 중 하나인 〈만종〉은 밀레의 나이 43세이던 1857년부터 1859년까지 2년간 만들어진 그림이다. '농부들의 화가'라는 별명을 얻을 만큼 프랑스 시골의 가난한 농부들과 목동들의 모습을 많이 그렸던 밀레의 〈만종〉은 1867년 만국박람회에 전시되자마자 프랑스에서 엄청난 반향을 불러일으켰다. 농촌 출신이었던 밀레는 "나는 일생을 통해 전원밖에 보지 못했으므로 나는 내가 본 것을 솔직하게, 그리고 되도록 능숙하게 표현하려 할 뿐이다."라고 말하며 일평생 농촌과 농부들의 진솔한 모습을 화폭에 담기 위해 애쓴 화가였다.

밀레는 1814년, 프랑스 노르망디(Normandie)의 그레빌 아그(Gréville-Hague)라는 지방의 작은 마을인 그리쉬(Gruchy)에서 태어났다. 이 지역은 전통적으로 농업을 주된 생업으로 삼아왔기에 밀레는 어린 시절부터 농부들의 생활과 농촌 풍경에 매우 익숙한 삶을 살아왔다. 성인이 된 후에도 번잡한 파리를 떠나 비교적 한적한 바르비종(Barbizon)에서 농촌의 삶을 화폭에 담는 화가가 된 것은 절대 우연이 아니었다.

밀레는 다른 화가들과는 달리 조금은 늦은 나이인 19세(1833)에 그의 소질을 알아본 아버지에 의해 고향에서 가까운 셰르부르 옥트빌(Cher-bourg-Octeville)이라는 지방으로 가서 초상화가로 유명한 폴 뒤무셀(Paul Dumouchel)과 뤼시앵테오필 랑글루아(Lucien-Théophile Langlois)에게서 그림을 본격적으로 배운다. 그림에 소질이 있어 이들 스승들이 마련해준 장학금을 받아 1837년, 23세 때부터 파리로 옮겨, 당시 명문 미술학교였던 '에콜 데 보자르(Ecole des Beaux-Arts)'에서 공부했는데 이때 루브르박물관을 매일 드나들며 거기서 푸생, 도미에, 샤르댕 등의 그림들을 보면서 많은 영향을 받았다. 특히 밀레는 이 시절 푸생의 그림들을 연구하는 걸 즐겼다고 알려졌다.

밀레는 프랑스 자연주의 화풍을 상징하는 화가로서 19세기 후반 고전적이고 전통적인 바탕에서 사실적인 세부 묘사가 합쳐진 그림들을 그렸으며, 프랑스대혁명 이후 혼란한 사회 환경 속에서 전원적인 농촌의 삶을 주로 그렸던 작가였다. 그가 이 당시 그린 농촌의 삶을 배경으로 한 그림들은 사회주의자들로부터는 많은 찬사를 받았지만, 보수주의자들에게는 격렬한 비판을 받기도 했다. 이 같은 혼란 속에서 정치적인 야망이 없었던 밀레는 35세인 1849년, 정치적 혼란의 중심지인 파리를 떠나 근교인 퐁텐블로 숲 속의 아름답고 작은 마을 바르비종에 정착해 살면서 자신의 대표적인 회화 양식인 자연주의에 충실한 그림들을 발전시켰다.

밀레를 중심으로 바르비종에서 살면서 그림을 그린 화가들을 흔히 '바르비종파(Barbizon School)'[1]라고 한다. 고전주의적 이탈리아 요소들을 사실주의 구조 안에 혼합한 밀레의 농촌과 농부 그림은 시간을 초월한 영원성과 연민의 감정, 노동자 계층 등의 고난을 잘 표현했다는 평을 받았다. 〈만종〉 외에도 〈이삭 줍는 여인들〉 〈씨 뿌리는 사람〉 등 농촌에서 평범하고 가난한 일상을 사는 사람들의 자연스런 모습을 포착해서 매우 사실적으로 그렸으며 그래서 '사실주의 화가' 혹은 '자연주의 화가'라고도 불리게 된 것이다.

밀레의 첫 작품은 초상화였는데 1840년, 파리 살롱전에 출품한 첫 작품이 순조롭게 전시되자 밀레는 아예 셰르부르로 돌아가서 초상화를 전문으로 하는 초상화가로 개업하게 된다. 다음 해에는 폴린(Pauline Virginie Ono)이라는 여인과 결혼했으나 그의 결혼 생활은 극심한 가난으로 인해 순탄치 않았고 급기야 1843년, 파리 살롱전의 전시 거부에 이어 아내마저 폐병으로 죽게 된다. 2년 후인 1845년부터 카트린(Catherine Lemaire)이라는 여인과 살다가 1853년 그녀와 두 번째 결혼식을 올리고 무

---

1) **바르비종파(Barbizon school)** : 파리 근교의 퐁텐블로 숲 근처에 있는 작고 평화로운 농촌 마을인 바르비종에서 유래하였다. 일각에서는 '1830년파' 혹은 '퐁텐블로파'라고도 불렸으며 주요 화가로는 '바르비종의 일곱 별'이라는 애칭으로 불렸던 밀레, 테오도르 루소, 코로, 뒤프레, 나르시스 디아즈, 트루아용, 그리고 도비니가 있었다. 이들 일곱 명의 화가들 외에도 사실주의 화풍의 대가였던 쿠르베와 유에 등도 자주 함께하곤 했다. 이들 바르비종파 화가들의 그림 특징은 자연에 대한 경외감의 표현이었다. 주로 자연에 대한 낭만적인 감정과 서정적이고도 전원적인 정취를 차분한 그림으로 그리는 것이었다.

려 9명의 자녀들을 낳는다.

밀레는 두 번째 결혼 생활 동안 살았던 프랑스 북부 항구도시 르아브르(Le Havre)를 떠나 다시 파리로 간다. 파리에 정착해서 열심히 그림을 그리던 밀레가 본격적으로 파리를 떠나 근교 농촌 마을 바르비종으로 옮긴 것은 그의 나이 35세인 1849년 6월 무렵부터였다. 문화의 집결지이자 중심지인 파리를 떠난 이유는 물가가 비싸서 삶이 힘든 것도 있었고, 당시 파리에서 심각한 전염병인 콜레라가 유행했던 것도 하나의 이유였다. 바르비종으로 거처를 옮긴 밀레는 본격적인 농민화가로서 전원 생활의 정경을 그려나가기 시작했다. 밀레는 비록 경제적인 어려움에 처할 때가 많았지만 화가로서의 신념을 굽히지 않고 가난하지만 성스러운 농민들의 모습을 종교적인 엄숙함으로 심화시켜서 표현하는 그림들을 그렸다. 바르비종 마을에서 전원적이고도 평화로운 그림 작업에 주력하던 밀레는 드디어 1850년 파리 살롱전에 그림을 전시하는데 이때 나온 그림이 바로 〈만종〉 〈이삭 줍는 여인들〉과 더불어 밀레의 초기 작품 중에서 걸작이라고 평가받는 〈씨 뿌리는 사람〉이었다.

〈씨 뿌리는 사람〉 외에도 〈만종〉 〈이삭 줍는 여인들〉 〈빵을 굽는 여인〉 등 파리 살롱전에 전시됐던 밀레의 그림들은 다양한 비평들과 혹평 속에서도 계속 인기를 모았고, 1860년대까지 그의 명예와 명성은 계속 이어진다. 밀레의 명성은 점차 높아졌고 이윽고 1870년 드디어 파리 살롱전의 심사위원으로 위촉되기에 이르렀다. 하지만 밀레가 누린 잠시의 안락함은 프랑스와 프로이센 사이에 발발한 보불전쟁[2]으로 일단락되었

---

2) **보불전쟁(프랑스-프로이센 전쟁)** : 1870년 7월 19일부터 1871년 5월 10일까지 진행된 전쟁으로 유럽 대륙에서 프랑스의 주도권에 종지부를 찍고 프로이센 주도의 통일 독일 제국을 성립시킨 전쟁이다. 당시 독일은 연방제 국가로서 여러 개의 나라로 나뉘어

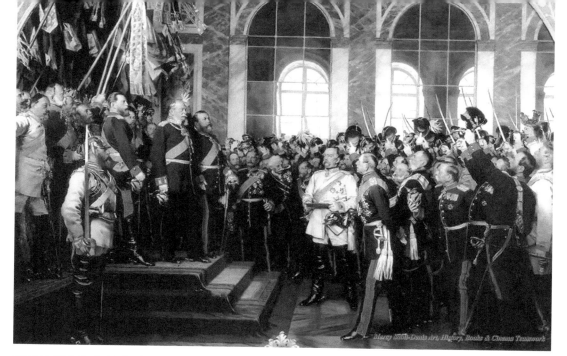

베르사유궁에서 독일 제2제국의 성립을 선포하는 빌헬름 1세와 비스마르크를 비롯한 신하들.

고, 밀레도 어쩔 수 없이 그의 가족들을 데리고 파리와 바르비종을 떠나 다시 셰르부르와 그레빌(Greville)로 거처를 옮기고 전쟁이 끝나는 이듬 해까지 머물게 된다.

밀레의 명성이 점차 높아짐에 따라, 프랑스 정부에서도 그에게 작품 을 의뢰하기에 이르렀다. 그러나 밀레는 건강상의 문제로 불행히도 정부

져 있었는데 프로이센은 북부 독일의 대부분을 차지한 나라였다. 이 전쟁의 직접적인 원인이 됐던 것은 에스파냐 왕위 계승이었다. 프랑스 출신의 부르봉 왕가가 에스파냐 혁명으로 인해 축출되고 왕위가 공석이 되었다. 이렇게 공석이 된 왕위에 프랑스 출 신이 아닌 프로이센 왕실과 인척 관계에 있는 레오폴트 대공을 옹립하려 하자 당시 강 대국이었던 프랑스가 강력 반발하며 나폴레옹 3세의 전격적인 선전포고로 인해 전쟁 이 발발했다. 철혈재상으로 불렸던 당시 프로이센의 재상 비스마르크의 치밀한 군사 작전으로 프랑스는 전쟁 발발 불과 44일 후인 9월 2일 항복 선언을 하게 됐으며 이 전 쟁에서의 패배로 인해 프랑스는 큰 후유증을 겪게 된다. 나폴레옹 3세는 패전의 책임 을 지고 폐위됐고 급진적인 노동자들을 중심으로 파리에서는 세계 최초의 노동자 정 부인 파리코뮌이 성립된다. 특히 이 전쟁의 패배가 프랑스 국민들에게 큰 치욕감을 준 것은 프랑스 영토였던 알사스 로렌 지방(스트라스부르그)을 프로이센에 넘겨준 것이 었지만 그보다 더 치욕스런 일은 프로이센의 빌헬름 1세의 황제 대관식을 독일이 아 닌 프랑스의 심장부인 베르사유 궁전에서 행한 것이었다. 이 전쟁을 승리로 이끈 프로 이센은 이후 국호를 도이칠란트로 바꾸었고, 이를 계기로 유럽의 정치 질서는 기존의 프랑스 중심에서 독일로 넘어가게 되었다.

의 의뢰를 완수하지 못하게 된다. 결국 밀레는 젊은 시절 가난 속에서 앓 았던 결핵이 원인이 되어 유명 화가로서의 명성을 누려보지도 못한 채 1875년 1월 20일, 삶을 마감한다.

프랑스 농부들의 화가로서 숱한 걸작들을 남긴 밀레는, 후대의 많은 화가들에게 영향을 끼쳤으며 대표적으로 빈센트 반 고흐가 있다. 특히 고흐는 동생 테오에게 다량의 편지를 썼는데, 주로 밀레와 그의 작품들 에 관한 이야기를 주고받았다. 반 고흐가 초기에 가장 많은 영향을 받았 던 사람 중 한 명이 밀레였던 것이다. 고흐 외에도 프랑스 노르망디의 아 름다운 전원 풍경을 서정적이고도 아름다운 화법으로 그림을 그린 클로 드 모네의 많은 작품들도 밀레의 풍경화에서 큰 영향을 받은 것으로 알 려졌고, 그림 구도와 상징적인 요소와 기법은 쇠라의 작품에도 지대한 영향을 행사한 것으로 여겨진다.

2) 밀레는 진정 그림으로 혁명을 꿈꾸었는가?

밀레의 〈만종〉과 〈씨 뿌리는 사람〉은 누구라도 좋아할 만한 그림이고 현재 전 세계 사람들의 막대한 관심과 호평을 받고 있다. 그러나 그가 이 그림을 처음 그렸을 당시에는 프랑스의 모든 사람들이 밀레의 그림을 좋 아했던 것은 아니었다. 〈만종〉은 가난한 농부 부부가 하루 일과를 마치 고 신에게 감사의 기도를 하는 장면으로 보인다. 때문에 관객으로 하여 금 숙연하고 엄숙한 느낌을 자아내지만, 당시 누군가는 이 그림을 싫어 했었다.

〈씨 뿌리는 사람〉은 〈만종〉과 〈이삭 줍는 여인들〉만큼이나 유명한 밀 레의 걸작으로, 그가 파리를 떠나 한적한 농촌 마을 바르비종에 정착해서 처음 그린 유화 중 하나이다. 그림에서는 어둠이 오기 전인 해질 녘, 경사진 산비탈을 배경으로 건장해 보이는 농사꾼이 씨를 움켜쥐고 뿌리면서 내려오고 있다. 태양이 없는데도 모자를 깊이 눌러써서 얼굴과 눈을 가린 모습과 근육이 돋은 팔뚝을 보면 그가 매우 힘겨운 노동을 하는 사람임을 쉽게 짐작할 수 있다. 특히 힘차게 앞으로 나아가며 씨를 뿌리는 역동적인 농부의 모습은 매우 인상적이다.

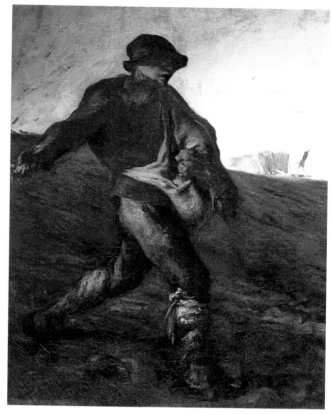

〈씨 뿌리는 사람〉, 밀레, 1850, 미국 보스턴박물관

그런데 아무리 살펴봐도 〈씨 뿌리는 사람〉이나 〈만종〉이나 우리가 연상하는 혁명이나 정치 혹은 전쟁 등의 이미지와는 매우 거리가 먼 그림임이 틀림없는데, 누가 이처럼 보기 좋은 그림들을 싫어했다는 말인가? 그러나 불행하게도 밀레가 〈만종〉과 〈씨 뿌리는 사람〉을 그렸을 당시, 가난한 사람들과 평범한 프랑스인들은 이 그림들을 좋아했지만 프랑스 권력의 정점에 있었던 제2제정[3] 세력들은 이 그림들에 제정 체제를 전복하려는 불순한 의도가 숨어 있다고

---

3) 제2제정(Le Second Empire) : 1852년 12월 2일, 나폴레옹 1세의 조카 루이 나폴레옹(나폴레옹 3세)이 권력을 잡은 후부터 프랑스-프로이센 사이에서 일어난 보불전쟁 패배하고 그가 포로가 된 직후(1870년 9월 4일)까지 이어졌던 프랑스의 정치 체제를 말한다.

경계하기도 했다.

〈씨 뿌리는 사람〉은 1850~1851년, 프랑스 살롱전에 전시되었을 때 의외로 큰 반향을 불러일으켰다. 전시회에서 이 그림에 대한 평가가 완전히 극단적으로 갈렸는데 보수적인 비평가들은 평범한 농부를 마치 영웅적인 모습으로 그렸다는 데에 매우 분개했다. 왜 당시 보수적인 사람들은 농부의 영웅적인 모습을 못마땅하게 생각했던 것일까? 게다가 평범한 농부들의 사실적인 모습을 그린 밀레의 이런 그림들이 어떻게 체제 전복을 꾀하거나 혁명을 꿈꾸고 선동하는 그림이라고 생각했던 것일까?

보수적인 기득권 세력의 입장에서는 밀레가 그림 속에 표현한 농부의 모습이 전혀 일반적인 농부의 모습이 아니라고 봤던 것이다. 평범한 농부를 마치 영웅처럼 묘사한 것이 기존의 신분제를 부정하려는 나쁜 의도가 있다고 여겨서 밀레의 그림을 좋지 않게 보았던 것이다. 또 하나는 밀레가 평범한 농부와 농촌의 그림과는 어울리지 않게 크고 웅장한 캔버스에 그림을 그린 것에도 다른 의도가 있다고 보았다. 기존의 관례에 의하면 큰 캔버스에는 주로 그 나라의 영웅들의 모습이나 왕족 혹은 귀족들의 모습을 그린 역사화나 유명한 신화의 장면을 그린 그림들을 그리는게 보통이었기 때문이다. 게다가 농부들은 사회에서 가장 밑바닥에 있는 있던 사람들이기 때문에 보통은 어리석은 사람이나 아주 초라한 모습으로 그리는 게 일반적이었다.

이외에도 〈씨 뿌리는 사람〉을 싫어했던 사람들은 아이러니하게도 이 그림에서 가장 인상적인 농부의 역동적인 발걸음에 트집을 잡았다. 그림의 구도를 볼 때 씨 뿌리는 농부의 크기가 예사롭지 않다는 것을 쉽게 알 수 있다. 게다가 가난한 시골에서 못 먹고 살아온 농부답지 않게 씨를 뿌리는 농부의 팔에는 단단한 근육을 바탕으로 한 강한 힘이 느껴진다. 고대 신화에나 나올 법한 괴물을 물리치는 영웅의 면모가, 가난한 시골 농부의 모습에서 보인다는 것이 일단의 사람들에겐 좋아 보이지 않았던 것이다. 가난한 시골 농부라고는 보이지 않는 그림의 주인공을 통해, 당시 프랑스 사회에서 가장 힘들고 핍박받으며 힘겨운 삶을 영위하던 민중이 마치 땅을 박차고 나가면서 새로운 세상을 열어나가는 듯한 그림을 그린 데에는 밀레가 민중을 선동하려는 목적이 있다고 생각했던 것이다.

그렇다면 정말 밀레는 그림을 통해서 프랑스 민중에게 무언가 특별한 메시지를 전하려 했고 정치에 참여하고자 하는 마음이 있었던 걸까? 밀레의 속마음을 정확히 알 수는 없겠지만 그는 다양한 형태로 정치 참여를 거부했다. 이미 수차례 동료 화가들에게 말했듯이 밀레는 정치적이기보다는 오히려 종교적인 화가였다. 밀레가 나타내고 싶었던 것은 정치적 메시지보다는 가난한 농민들에 대한 애정과 존경심 그리고 농촌을 중심으로 하는 자연에 대한 서정적 풍경이었으니 정치화가보다는 종교화가 혹은 전원화가라고 보는 게 좀 더 타당할 것이다. 그는 정치적 신념이나 이념적 배경이 있는 그림을 그린 것이 아니라 단지 어린 시절의 농촌 생활에 대한 추억을 화폭에 옮겼을 뿐이라고 고백하기도 했다. 체제 전복이라는 의심을 받던 〈만종〉에 대한 그의 고백을 들어보자.

> 만종은 옛날에 농촌에서 밭일을 할 때 만종이 울리면 고된 일을 잠시 멈추고는 모자를 벗어 들고 가엾게 죽은 자들을 위해 경건하게 삼종기도[4]를 올리게 하셨던 나의 할머니를 떠올리며 그린 그림이다.

---

4) **삼종기도(Angelus)** : 말 그대로 하루에 세 번 드리던 기도인데 특히 가톨릭에서 아침, 정오, 저녁의 정해진 시간에 그리스도의 부활과 성모 마리아를 숭배하는 마음을 담아 드리던 기도를 말한다. 여기서의 '삼종'이라는 말에는 교회 첨탑에 있는 종을 세 번 친다는 의미가 있다. 일반적으로 이때 치는 종은 한 번에 세 번씩 세 차례에 나눠 치고 조

〈만종〉과 〈씨 뿌리는 사람〉 외에도 밀레의 그림 가운데에는 가난한 자들을 선동하는 사회주의 좌파의 그림이라고 오해받은 그림이 하나 더 있는데 역시 너무도 유명한 〈이삭 줍는 여인들〉(1857)이다. 그림을 자세히 살펴보면 뒤쪽으로는 곡식 더미가 있고 희미하지만 땅의 주인이자 기득권 세력이라고 할 수 있는 관리인이 말을 타고 지켜보는 모습을 볼 수 있다. 관리인이 일꾼들을 감시하는 가운데 땅에 떨어진 단 몇 톨의 낟알이라도 주우려는 가난한 여인들의 모습을 그린 〈이삭 줍는 여인들〉도 19세기 당시 가난한 프랑스 농촌과 농민들의 모습을 반항적인 좌파 사상을 바탕으로 그렸다는 것이었다.

1848년 마르크스와 엥겔스의 공산당 선언 이후 프랑스에서는 좌파와 우파의 대립이 본격적으로 표면화되었다. 당시 밀레의 이 그림을 본 우파의 언론들은 이 여인들을 '혁명의 허수아비'라고 지칭하며 "이 그림을 그린 사람은 계층 간의 갈등을 부추겨 사회에 대한 불만을 조장하는 사회주의자다."라면서 문제를 제기했다. 우파의 또 다른 세력들도 "아니다, 이 그림을 그린 밀레는 일하는 가난한 사람이 주인이 되는 새로운 세상을 꿈꾸는 진짜 사회주의자다."라고 하면서 밀레를 대표적인 사회주의자로 몰아갔다.

즉 밀레의 〈씨 뿌리는 사람〉 〈만종〉 그리고 〈이삭 줍는 여인들〉을 본 우파와 기득권 세력들은 밀레가 겉으로 보기에는 농촌의 아름다운 풍경과 열심히 일하는 농부들의 숭고한 모습을 엄숙하게 그린 것처럼 보이지

금 있다가 다시 계속 치는 방식이다. 유럽에서 이 같은 삼종기도가 나오게 된 것은 11세기 십자군전쟁에서 그리스도의 명을 수행하는 십자군들을 위해 후방에 사는 신자들에게 잊지 말고 그들의 승리를 기원하는 기도를 드리는 것을 상기시키고자 매일 아침, 점심, 저녁 교회에서 종을 친 데서 유래되었다고 전해진다. 밀레의 그림에서 만종은 멀리 희미하게 보이는 교회와 여인의 합장한 두 손으로 표현되었다.

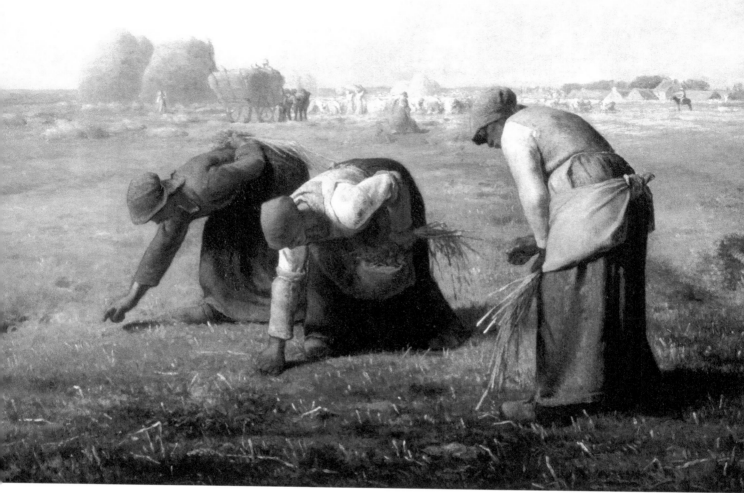

〈이삭 줍는 여인들〉, 밀레, 1857.

만, 실상 그 그림들의 내면에는 가난하고 억압받던 사람들인 농부들을 비롯한 민중들을 선동해서 프랑스 제2제정 체제를 위협하는 의도가 숨어 있었다고 본 것이다.

밀레는 자신의 그림들로 인해서 사회주의 좌파의 사상을 갖고 가난한 민중을 선동하고자 하고 나아가서는 프랑스 제2제정의 붕괴를 바란 화가라는 오명을 받았지만 정작 자신은 "나는 사회주의 같은 거는 모른다. 그저 나의 눈에 보이는 사실만을 그렸다."고 말하면서 혁명을 바라거나 정권의 붕괴를 꿈꾸었던 것이 전혀 아니라는 점을 여러 차례 피력했다. 그러나 이 그림이 여인들이 밭에서 허리를 굽히고 추수 이후에 남겨진 이삭을 줍고 있는 모습이 너무도 사실적으로 그려졌으며 곤궁에 처한 유

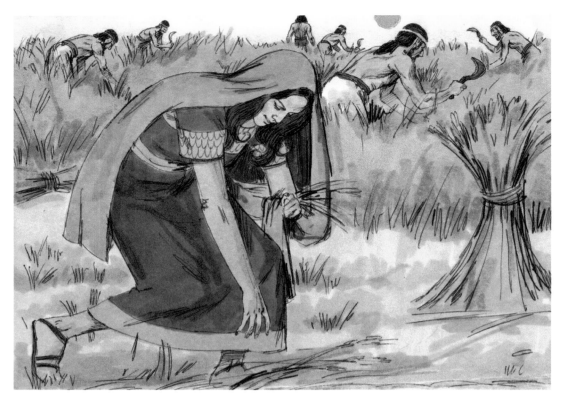

이삭을 줍는 룻 (구약, 룻기 2장)

럽과 아메리카의 노동자 계급, 즉 근대 가난한 민중의 삶을 그린 상징이자 기념비적인 그림이었던 것은 사실이다. 추수 이후에 땅에 떨어진 이삭을 줍는 것은 당시 사회에서도 가장 밑바닥 계급의 사람들이 하는 일 중 하나로 여겨졌다. 다시 말하면 땅에 떨어진 이삭을 줍는 사람들은 평범한 농부들보다도 더 가난한 약자들이었다는 것이다.

밀레의 〈이삭 줍는 여인들〉과 매우 유사한 내용이 성경에도 등장한다. 구약의 「룻기」에 비슷한 상황이 나오는데, 가난한 이방 여인 룻은 시어머니 나오미를 따라 아무런 연고도 없는 지방까지 오게 된다. 룻은 시어머니를 봉양하기 위해서 일을 하려 했으나 이방 여인이었기에 아무런 경제활동을 할 수 없었다. 결국 룻은 농부들이 추수하는 현장에 간다. 그곳에서 농부들이 추수를 하고 난 뒤, 땅에 떨어진 이삭을 주울 계획이었다. 이러한 룻의 의도를 알아차린 밭 주인 보아스는 그녀의 편의를 보아주고 은혜를 베푼다.

성경에서도 보듯이 서구 문화에서 땅에 떨어진 이삭을 줍는 일은 그야말로 사회에서 가장 연약하고 가난한 사람들이 하는 일이었다. 이처럼 별 특별한 메시지가 없는, 게다가 힘차고 영웅적인 모습의 농부도 아닌 한낱 가난한 농촌 여인들을 그린 〈이삭 줍는 여인들〉에 대해서조차 왜 기득권 세력들은 불순한 의도가 숨어 있다고 의심했던 것인가? 그 이유는 바로 이 그림의 구도에서 찾을 수 있다. 밀레는 이 그림에서 이처럼 가장 연약한 여인들을 마치 영웅과도 같은 구도 속에서 표현하고 있었다. 사실 밀레가 구상하고 그렸던 밑그림에 해당하는 맨 처음 그림에서는 이삭 줍는 여인들 옆에서 시중을 드는 사람까지 그렸다고 한다. 이처럼 밀레는 사회에서 가장 멸시받던 사람들을 마치 귀족이나 왕족같이 존귀한 모습으로 그렸다. 본 그림에서 시중드는 사람들은 멀리 밝은 빛에 비춰지는 일하는 여인들로 바꿔서 그려진 것이다. 이런 것이 당시 기득권들의 불만이었다. 또 하나 문제가 됐던 것은 그림의 중앙에 배치된 이삭 줍는 여인들 뒤로 말을 탄 감독관, 즉 땅 주인의 대리인이 희미하게 보였다는 것이다. 땅에 떨어진 이삭이라도 주워야 생계를 꾸릴 수 있는 가난의 상징인 여인들과, 그들을 지휘하고 감독하는 지주의 극적인 대조가 그림을 보는 사람들을 불편하게 한다는 것이었다. 즉 가난한 농민과 시골의 모습을 통해 '빈부 격차'라는 메시지를 대중들에게 제시한 그림이라는 것이 당시 기득권 당국자들의 불편한 시선이었다.

사실 가난하고 먹을 게 없어서 하루 종일 열심히 일을 해야만 살 수 있는 농부의 모습이나, 힘겹게 살아가는 가난한 소작농 여인들의 모습은 가난한 농촌 출신인 밀레에게는 그저 어릴 때부터 흔히 보아오던 너무도 평범하고도 일반적인 모습일 뿐이었다. 결론적으로 밀레는 〈만종〉〈씨 뿌리는 사람〉 그리고 〈이삭 줍는 여인들〉이라는 그림들 때문에 혁명을 꿈꾸거나 체제 전복을 원한다는 오해를 받았지만 실상 사회주의 운동이나 그 어떤 혁명과 체제 전복 운동에 가담한 적 없는 평범한 농촌화가였다.

그러나 1848년 혁명을 기점으로 프랑스 사회의 점진적인 민주화는 회화의 영역에도 영향을 미치기 시작했는데, 귀스타브 쿠르베(Gustave Courbet, 1819~1877)[5]를 중심으로 하층민들의 모습을 최대한 사실에 입각해서 그리기 시작했다. 이런 노력 덕분에 밀레의 그림들은 시골의 모습과 농민들의 모습을 나름대로 잘 그렸다는 평가와 함께 재정적인 지

---

5) Jean-Désiré Gustave Courbet(장-데지레 귀스타브 쿠르베, 1819~1877): 프랑스의 화가. 부농의 아들로 태어나 법학자가 되려 했으나 포기하고 화가의 길을 걷는다. 프랑스 근대 회화에서 리얼리즘(사실주의) 창시자로 불리는 쿠르베는 스위스 국경 근처 프랑슈콩테 주의 오르낭이라는 곳에서 출생했다. 1840년 아버지의 권유로 법률 연구를 위해 파리로 나왔으나, 얼마 후 화가를 지망하여 화숙(畵塾)에 다니며 습작에 몰두하는 한편 루브르박물관에서 에스파냐와 네덜란드파의 거장들의 작품을 열심히 공부하였다. 1844년 살롱전에 출품하여 첫 입선을 하고, 1849년 〈오르낭의 매장〉에서는 이색적 화재를 인정받았으나, 1850년의 〈오르낭의 매장〉은 화단의 평론을 양분하는 물의를 일으켰다. 부르주아적 시민 사회를 고발하는 작품을 계속 발표하는 등 급진적 사상과 행동 때문에 지나치게 사실주의 묘사에 치우친 불경스런 희화(戲畵)라는 비난을 받았다. 그러나 이러한 경향은 〈돌 깨는 사람〉(1849), 1855년 파리 만국박람회에 출품한 노작 〈화가의 작업실〉에 이르러 더욱 두드러졌다. 이 작품의 출품을 거절당하자 몽테뉴가에 손수 가옥(假屋)을 짓고 입구에 '사실주의'라는 큰 간판을 걸고서, 이 작품을 비롯한 40여 점의 작품을 전시하여 자신의 예술상 입장을 도전적으로 표명하였다. 그후, 〈센 강변의 처녀들〉(1856) 외에 많은 수렵도, 거친 바다 풍경, 나부(裸婦) 등을 제작하였으나, 1871년 파리코뮌 때 나폴레옹 1세 동상의 파괴 책임으로 투옥되었다가 석방 후, 스위스로 망명하여 객사하였다. 그의 사실적 작풍은 19세기 후반의 젊은 화가들에게 많은 영향을 끼쳤다. 그리고 당시의 고전주의와 같은 이상화나 낭만주의적인 공상 표현을 일절 배격하고 '현실을 있는 그대로 직시하고 묘사'할 것을 주장한 그의 사상적 입장은, 회화의 주제를 눈에 보이는 것에만 한정, 혁신하고 일상생활에 대한 관찰의 밀도를 촉구한 점에서 미술사상 가장 큰 의의를 남긴 것으로 평가받는다.
    한마디로 그의 화가로서의 특징은 철저한 사실주의라 할 수 있다. 천사를 그려달라는 누군가의 요청에 "천사를 데려오면 그려주겠다."라 답한 것은 매우 유명한 일화다. 그래서 사실주의를 무척 싫어하던 인상파 화가 에드가 드가는 쿠르베가 그린 그림을 보고 "그래서 어쩌라고? 차라리 사진을 찍으면 될 거 아냐?"라는 비아냥거림을 쏟았는데 당연히 쿠르베와 드가의 관계는 물과 기름이었다. 대표작으로 〈오르낭의 매장〉 〈안녕하세요, 쿠르베 선생〉 〈화가의 작업실〉 등이 있다.

원을 받기도 했지만 보수적인 기득권에게는 혹평의 대상이 되고 말았던 것이다. 그러나 밀레는 본인 스스로가 그토록 강조한 바와 같이, 자신은 정치에 대해 일절 관심이 없으며, 농촌과 농민들의 일상을 그대로 그렸을 뿐이라는 평소의 언급과는 달리 1871년, 사실주의의 대가였던 쿠르베와 함께 세계 최초의 사회주의 정권이자 노동자 정권이었던 '파리코뮌'[6]의 당원이 된 사실은 분명히 시사하는 바가 있다.

---

6) **파리코뮌 :** 1871년, 보불전쟁에서 승리한 비스마르크는 파리를 포위하고 프로이센의 독일제국 선언을 하게 된다. 비스마르크가 이끄는 프로이센군에게 패배한 프랑스군은 비스마르크와 빌헬름 1세에게 무조건 항복을 하게 되지만, 애초부터 정부 권력을 그다지 신뢰하지 않던 파리 시민들이 보불전쟁 참전 군인들과 합세해서 폭동을 일으키고 세계 최초의 노동자들이 중심이 된 사회주의 시민정부를 만드는데 이것이 바로 파리코뮌이다. 파리코뮌이 결성된 이후 파리 시민들은 자본가들과 부자들의 사유재산을 가난한 사람들에게 나누어주었고 8시간 이상 노동 금지, 의료 복지, 군인들 가족들에 대한 정부적 지원 등 다양한 복지 정책을 내걸었다. 1871년 3월에 출범한 세계 최초의 사회주의 정부 파리코뮌은 1871년 5월까지 약 2개월간 시민정부로 구성된 자치령으로 유지되었으며 파리를 점거하고 있었다. 한편 파리를 되찾기 위해 1871년 5월 21일, 티에르 대통령의 지시를 받은 베르사유 정부군은 파리 서쪽에서, 동쪽에서는 프로이센군이 진입하기 시작했는데 때마침 대부분 파리 시민들은 튈르리 정원에서 콘서트를 즐기느라 정부군과 프로이센군이 파리 외곽에서 쳐들어오는 것을 모르고 있었다. 결국 부랴부랴 시내 곳곳에 수십 개의 바리케이드를 세우고 치열한 시가전을 벌였지만 정부군에게 시민군이 당할 수는 없었다. 하루 만에 파리 서쪽의 대부분을 점령당했고, 5월 24일에는 파리의 절반이 파리 시내에 진입한 프랑스 정부군에 의해 점령당했다. 결국 1871년 5월 28일 페르 라셰즈에서 최후까지 항전했던 147명의 '코뮌 전사'들이 베르사유 정부군에게 밀려 파리의 동쪽 끝인 이곳까지 왔고 완전 포위당한 그들은 묘석들을 방패 삼아 밤새워 항전했으나 실탄이 떨어져 사로잡혔다. 그날로 총살당한 그들의 주검은 벽 밑에 판 구덩이에 묻혔다. 이로써 '역사적 대희망'이었다고 하는, 세계 최초의 노동자가 중심이 된 사회주의 시민정부 '파리코뮌'은 막을 내렸다. 코뮈나르(communard, 코뮌 참가자)들은 두 달의 해방 기간 동안 극심한 식량난으로 어려움을 겪는 가운데도 낮에는 토론으로, 밤에는 축제로 보냈다고 한다. 지금까지도 국제 노동자 연대를 상징하는 노래로 애창되고 있는 〈인터내셔널〉도 그때 만들어져 불렸던 노래다. 어느 역사가는 그들이 해방 초기의 기세로 정부군을 공격했다면 코뮌은 성공했을 수도 있었다고 쓰기도 했다. 그러나 코뮌은 실패했다.

2. 〈만종〉에 얽힌 여러 가지 이야기

1) 〈만종〉을 쟁취하기 위한 프랑스와 미국의 경쟁

현재 밀레의 최대 역작 〈만종〉은 프랑스 파리의 오르세미술관에 전시되어 있지만 이 그림이 파리에 머물기까지는 수많은 난관과 우여곡절이 있었다. 이 그림은 1867년 파리 만국박람회에 전시되어 일반인들에게 공개되자마자 많은 대중의 관심을 한몸에 받게 되었다.

밀레의 〈만종〉이 19세기 후반의 프랑스 대중에게 크게 어필할 수 있었던 이유로는 다음과 같은 것들이 있다. 우선적으로 인간이라면 누구나 좋아할법한 자연과 소박한 농촌 풍경 그리고 하루의 일과를 무사히 잘 마친 부부가 신에게 감사의 기도를 올리는 모습을 그렸다는 것이다. 경건하고 소박한 그림을 싫어할 사람은 없다. 이것이 이 그림이 대중의 관심과 인기를 얻게 된 첫 번째 이유였다. 두 번째 이유로는 〈만종〉이 전시될 당시인 19세기 후반 프랑스 사회의 시대적인 영향을 꼽을 수 있다. 19세기 후반 프랑스 사회, 특히 대부분의 프랑스 농촌은 아직 기계화나 근대화, 그리고 산업화가 완전히 정착하기 전이었으므로 대부분의 농민들이 기계가 아닌 손과 몸을 이용해서 재래식으로 농사를 지었다. 특히 18세기 후반 영국에서 시작된 산업혁명은 유럽 전역을 변화시키고 있었다. 산업화와 기계화에 힘입어 자본가들은 점점 더 부유해지고, 반대로 노동자들과 농민들의 삶은 과거보다 더 피폐한 삶을 살게 되었던 것이다. 이런 분위기였으니 대중 중 대부분을 차지했던 가난한 시골 출신 사람들은 자신들과 흡사한 가난한 농부 부부의 경건한 모습을 친근한 화법으로 그린 밀레의 그림을 보고 자신들의 삶과 동일시할 수 있었다. 그러니

〈만종〉이 만국박람회에서 공개되었을 때 이 그림을 보고 열광했을 프랑스 대중의 반응을 짐작하는 것은 그리 어려운 일이 아니다. 게다가 밀레를 비롯한 바르비종파 화가들뿐만 아니고 조르주 상드 같은 작가, 루소 같은 철학자들조차도 '자연으로 돌아가라'고 하면서 급격히 시작된 산업화, 기계화의 물결 속에서 자연친화적인 전원의 삶을 최고의 삶으로 묘사하곤 했으니 일반 대중이 밀레의 〈만종〉을 좋아했던 것은 당시 시대적 상황을 보면 너무도 당연한 일이었던 것이다.

이렇게 인기가 많은 그림이었던 만큼 이 그림을 사고자 했던 부유한 사람들이 굉장히 많았다. 심지어는 한 명의 구매자를 거칠 때마다 그림 값이 무려 열 배가량 올랐다고 한다. 그러나 안타깝게도 정작 밀레는 자신의 그림이 이처럼 엄청난 그림이 되어가는 과정을 온전히 보지 못한 채 1875년 세상을 떠났다. 화가의 생전에는 가치를 제대로 인정받지 못하던 그림이 화가가 죽고 난 뒤에 가격이 엄청나게 오르는 경우가 있는데 바로 밀레의 〈만종〉이 대표적인 경우였다. 게다가 아이러니하게도 이 그림의 가치는 날이 갈수록 올라갔지만 정작 생존해 있던 밀레의 남은 가족들에게는 아무런 혜택이 돌아가지 않았고 결국 밀레의 가족은 늘 가난에 허덕이게 되었다. 이처럼 그림을 그린 화가나 그의 가족들에게는 별다른 금전적인 혜택이 돌아가지도 않으면서 그림의 가격만 치솟는 것을 방지하기 위한 조치들이 마련되었는데 그중 대표적인 것이 바로 'droit de suite(이익 나눔법)'[7]라는 제도였다.

---

7) **Droit de suite** : 화가가 그린 그림을 구입한 구매자가 그 그림을 다시 팔 당시 가격이 많이 올라서 막대한 금전적인 혜택을 받았으면 혼자 그 이익금을 독식하는 것이 아니고 수익의 일부를 의무적으로 원래 화가의 가족들에게 지급하도록 한 정책이다. 이 정책 덕분에 그림을 그린 화가가 사망하거나 그림을 팔아버렸어도 화가의 남은 가족들은 최소한의 경제적 혜택을 누릴 수 있게 되었다.

특히 밀레의 〈만종〉은 1889년부터 본격적으로 전 세계적인 명성을 얻게 되는데 그 이유는 이 그림을 소유하고 싶어 하는 수집가들 덕분이었다. '수요와 공급의 법칙'에 따라 〈만종〉이라는 그림은 하나인데 사려는 사람이 전 세계적으로 많았으니 그림의 가격이 하루가 다르게 치솟았던 것은 당연한 일이었다. 전 세계적인 경쟁이 붙었지만 그중에서도 미국과 프랑스의 자존심 경쟁이 매우 치열했다. 1889년 밀레의 〈만종〉을 위한 경매에는 당시 뉴욕에 기반을 둔 미국예술협회(American Art Association)와 워싱턴에 기반을 둔 코코란갤러리(Cocoran Gallery)가 그림을 차지하기 위해 힘을 합쳤고, 프랑스에서는 유명한 미술 후원자 앙토니 프루스트(Antony Proust)가 프랑스 사람들의 기부금을 모아서 경매에 참여했다. 처음 응찰 액수는 30만 프랑에서 시작했지만 곧이어 50만 프랑으로 올랐고, 이후 1천 프랑씩 오르다가 최종적으로 프루스트가 55만 3천 프랑에 그림을 낙찰받았다. 이 금액은 당시 현대 미술품에 매겨진 경매 액수로는 세계 최고를 기록했다. 그러나 낙찰의 기쁨도 잠시, 앙토니 프루스트가 그림을 낙찰받기 위해 모았던 기금에 문제가 생겨서 낙찰 대금을 제시간에 납부하지 못하게 되었다. 결국 밀레의 그림은 미국예술협회로 넘어갔고 이런 과정을 거쳐 〈만종〉은 최종적으로 미국인들의 손에 들어가게 됐던 것이다.

치열한 경쟁 끝에 승리한 미국은 1889년, 미국예술협회의 주최로 자국의 7개 도시에서 〈만종〉의 순회 전시회를 벌인다. 한편 미국에게 〈만종〉을 빼앗긴 당시 프랑스 대중의 분노와 실망감은 상상 이상으로 컸다. 그럴 수밖에 없었던 것이 이미 프랑스 출신 화가들의 작품 상당수는 외국인들에 의해 해외로 팔려 나가고 있었다. 때문에, 프랑스 국내에서는 자국의 화가들이 그려낸 훌륭한 작품들이 더 이상 외국에 유출되지 않게 하려는 애국주의적인 분위기가 팽배했다. 그럼에도 불구하고 또 다시 미국인에게 밀레의 그림을 빼앗기고 만 프랑스의 대중이 받은 충격은 가히 클 수밖에 없었던 것이다.

사실 〈만종〉은 처음부터 미국과의 인연으로 시작되어 그려진 그림이라고도 할 수 있다. 왜냐하면 처음부터 이 그림은 밀레 본인의 의지가 아닌, 토마스 G. 애플턴(Thomas G. Appleton)이라는 부유한 미국인의 주문으로 그려진 그림이었기 때문이다. 주문받아 그린 이 그림은 1859년도에 완성되었지만 주문자가 그림을 가져가지 못하게 되면서 그때부터 점차 대중들에게도 공개되기 시작했다. 주문했던 미국인이 그림을 찾아가지 않자 밀레는 4천 프랑에라도 그림을 팔기를 원했었다. 그러나 밀레의 바람에도 불구하고 〈만종〉은 원하는 주인을 찾지 못하고 결국 그는 벨기에 미술상에게 단돈 1천 프랑이라는 헐값에 팔아넘겼다고 한다. 이처럼 초기에는 크게 인기를 끌지 못했던 그림은 밀레의 사후가 되어서야 가치가 올랐고, 소장자도 여러 번 바뀌게 되었다.

미국과의 경쟁에서 패배한 지 1년 후인 1890년, 당시 파리의 루브르 백화점의 사장이면서 유통업계의 대부이자 밀레를 비롯한 바르비종파 화가들의 그림을 많이 모은 수집가 알프레드 쇼샤르가 상처받은 프랑스 대중의 마음을 위로하게 된다. 막대한 재력의 소유자인 쇼샤르가 약 80만 프랑이라는 당시로서는 엄청난 거금으로 그림을 다시 사들여서 1891년 1월 드디어 프랑스로 가져온 것이다.

프랑스 대중을 위해 가진 재물을 아끼지 않는 쇼샤르의 행동은 엄청난 애국적인 행위로 칭송받게 된다. 밀레의 그림을 다시 찾은 쇼사르는 이 그림을 죽을 때까지 소유하고 있다가 사후인 1909년 파리 루브르박물관에 기증하도록 한다. 이러한 우여곡절을 수차례 겪으면서 프랑스에 돌아온 〈만종〉은 루브르를 거쳐 현재는 인상파 화가들의 성지로 불리는 파리 오르세미술관에 소장되어 있다.

2) 치열한 예술품 경매

밀레의 〈만종〉처럼 작품 하나를 놓고 여러 사람의 치열한 경쟁을 거친 경우가 또 있다. 현대미술의 아버지라 불리는 마르셀 뒤샹(Marcel Duchamp, 1887~1968)⁸⁾의 대표작 〈샘(Fontaine)〉이 그것이다. 지금은 매우 유명한 작품으로 인정받고 있지만 이 또한 밀레의 〈만종〉처럼 제작 당시에는 사람들에게 별로 인정받지 못한 작품이었다. 솔직히 인정은 고사하고 그가 작품을 전시하려고 했을 때 당시 뉴욕의 전시장은 아예 작품으로 여기지도 않아서 처음부터 거부하기까지 했었다. 그랬던 이 작품이 현대에 오면서 미술사적으로는 물론이고 시장가치 측면에서도 엄청난 성공을 거두면서 크게 인정받고 주목받는 작품이 된 것이다.

---

8) **앙리 로베르 마르셀 뒤샹(Henri Robert Marcel Duchamp, 1887~1968)** : '현대미술의 아버지'로 불리는 프랑스계의 미국인 화가로 현대 미술의 새로운 영역을 개척한 인물이다. 다다이즘(Dadaism)을 주도하면서 초현실주의로의 이행에 큰 영향을 주었으며 팝아트(Pop Art)에서부터 개념 미술에 이르는 다양한 현대 미술은 물론 음악, 문학 등 다른 예술 장르에도 새로운 시각과 영감을 제공하였다. 개념 미술(Conceptual Art)이란 전통적인 예술가적 창작 의식을 버리고, 창작 예술작품 그 자체보다는 작가의 제작 아이디어나 창작 과정이 진정한 의미의 예술이라고 주장하는 반미술적 창작 태도를 의미하며, 이러한 개념 미술이 처음으로 나온 것은 뒤샹의 레디메이드(Ready-made)로부터다. 뒤샹이 주창한 '레디메이드'는 작가가 직접 작품을 만들지 않고 기성품을 그대로 작품으로 출품하는 것을 의미하는 것으로, 일상생활에서 사용하던 사물에 새로운 의미를 덧붙여서 작품으로 제시된다. 즉 모든 작품은 예술가가 직접 만든 유일무이한 창작물이어야 한다는 전통적인 예술 관념에 정면으로 반기를 들고, 고대 그리스의 플라톤과 아리스토텔레스 이후 2,300년 동안 추구하였던 서양 미술에 대한 정의와 개념을 완전히 바꾸어놓은 혁명적인 인물이 바로 뒤샹이다.

〈샘〉에 관해서는 많은 이야깃거리가 있다. 1917년 4월 10일, 뉴욕의 그랜드센트럴 갤러리에서는 한바탕 큰 소란이 일어나고 있었다. 이날은 그동안 예술계를 좌우하던 유럽의 독보적인 행보를 저지하고 미국의 새롭고도 독자적인 미술을 장려하고자 창설한 '독립전시회'의 첫 번째 전시가 열리는 날이었다. 주최측인 미국독립미술가협회는 출품 작품에 까다로운 조건이나 기준을 내걸지 않고 출품비만 내면 누구나 작품을 출품할 수 있도록 했다. 그러나 이러한 관대한 조건을 마치 악용하기라도 하려는 듯 심사위원들과 조직위원회의 기분을 몹시 상하게 하는 불쾌한 작품이 하나 출품된 것이다. 당시 주최 측과 심사위원은 물론이고 그곳에 참가한 모든 사람들을 경악으로 몰고 간 끝에 전시를 거부당한 작품이 있었으니 바로 위에서 말한 마르셀 뒤샹의 〈샘〉이라는 작품이었다.

뒤샹은 〈샘〉을 발표하기 전에 사람들이 미리 보지 못하도록 큰 휘장으로 덮어놓았다고 한다. 당연히 많은 사람들은 뒤샹이 도대체 얼마나 거창한 작품을 출품했기에 휘장으로 가렸을까 하는 큰 기대감을 가졌을 것이다. 그러나 막상 전시회 날 휘장을 들추자 모두들 큰 충격을 받을 수밖에 없었다. 휘장 안에는 멋들어진 그림도 아니고, 또는 잘 만든 조각도 아닌 그냥 공장에서 기계로 찍어낸 소변기가 하나 덩그러니 놓여 있었기 때문이었다. 너무도 황당해서 어처구니없어 사람들에게 뒤샹이 한마디를 했다고 한다. "소변기라는 선입견을 제하고 그것을 순수한 눈으로만 본다면 세련된 형태가 있다."

도대체 뒤샹은 무슨 생각으로 이런 말도 안 되는 행동을 하면서 그것을 예술이라고 주장했던 것일까? 혹자들은 뒤샹이 모든 예술가들은 뼈를 깎는 인고의 고통을 겪으면서 새로운 예술을 창조하는 것이라는 기존의 고정관념과 신비주의에 따끔한 일침을 가한 것이라고도 한다. 이

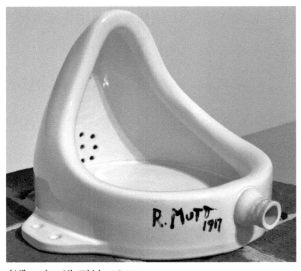

〈샘〉, 마르셀 뒤샹, 1917.

러한 방식을 현대미술에서는 오브제 양식[9]이라는 이름으로 부르는데, 이는 일상의 평범한 물건에 새로운 의미를 부여해서 하나의 새로운 예술작품으로 만드는 것을 의미한다.

사실 뒤샹의 〈샘〉은 유명한 작품이라고 하기에 좀 껄끄럽다. 평범한 남성용 소변기를 하나 구입해서 'R. Mutt 1917'이라고 서명한 뒤 전시장에 갖다 놓은 것이 전부이기 때문이다. 그러나 뒤샹 자신만큼은 가치 있는 작품이라고 여긴 탓에 1917년 뉴욕의 독립전시회에서 이 작품을 전시하려고 했었다. 그러나 작품이라고 여기지 않았던 주최 측은 단번에 거절했다. 물론 작품이라고 출품된 남성용 소변기는 실명으로 출품되지 않았으므로 심사위원 그 누구도 그 작품이 당시 전위미술의 수장 마르셀 뒤샹의 작품인지는 알 수 없었다. 출품비와 함께 소포로 배송된 작품은 상점에서 누구나 저렴하게 구입할 수 있는 일반적인 남성용 소변기였고, 하단엔 'R. Mutt 1917'이라는 작가의 서명만이 쓰여 있을 뿐이었다. 어디 한 군데 작가가 창의성을 발휘해 공들여 제작한 부분이라고는 찾을 수 없었다. 미술 역사상 당시 그 누구도 엄숙한 전시회에 소변기를 작품이라고 주장하며 출품했던 사람들이 없었으므로 심사위원들은

---

9) **오브제 양식** : 초현실주의에서 아무런 연관도 없는 일상 생활용품을 작품에 사용해 새로운 상징을 만들어내는 물체를 지칭한다.

당연히 머트라는 사람의 장난질로 여겼고 그래서 당혹함과 혐오감을 분출하며 작품의 전시를 거부했던 것이다

그렇다면 뒤샹의 〈샘〉처럼 평소에 별 의미 없이 이용하던 일상의 평범한 물건들이 어떻게 유명한 작품이 될 수 있는 것인가? 그리고 마르셀 뒤샹은 누구인가? 마르셀 뒤샹은 자신이 사용하거나 주위에서 흔하게 볼 수 있는 물건들, 예를 들어서 소변기, 자전거 바퀴와 의자 혹은 매일 사용하던 와인걸이 등 누구도 가치를 부여하지 않고 별 볼 일 없게 여겨지던 물건들도 흔히 예술가라고 불

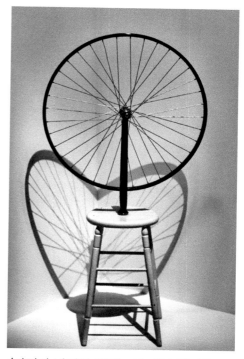

〈자전거 바퀴와 의자〉, 1913년 원작을 1964년 복제, 높이 : 126.5cm

리는 사람들이 특별한 의미를 재부여하면 훌륭한 예술작품이 될 수 있다는 것을 몸소 보여준 사람이었다. 현대미술에서 뒤샹이 시도했던 그런 예술을 '레디메이드'라고 명명했는데 뒤샹은 그런 의미에서 '레디메이드(ready-made) 미술'[10]의 창시자로 불리게 된 것이다.

---

10) **레디메이드(ready-made) 미술** : 레디메이드(Ready-made)란 용어는 '기성품'을 의미한다. 레디메이드 아트는 모더니즘 아트의 장르로, 1915년 뒤샹이 대량 생산된 물품으로 자신의 작품을 만들고 이를 지칭하면서 만들어낸 신종 용어이다. 뒤샹은 레디메이드 예술의 전설이 된 〈샘〉 이전에도 레디메이드 작품을 여러 번 만들었다. 뒤샹의 주장은 예술가가 '발견'하여 '선택한 물건'은 그것이 비록 흔하게 얻을 수 있는 기성품이라고 해도 얼마든지 예술품이 될 수 있다는 것이다. 단 여기서 중요한 것은 '누구나'가 아닌 '예술가'여야 한다는 것. 뒤샹은 작품에서 가장 중요한 것은 예술가의 '심상'이라고 주장했다. 예술은 사물이 아닌 심상에 깃들어 있다는 것, 즉 예술가의 심상이 담겨 있다는 그 사실 자체가 중요한 것이지 그것이 반드시 캔버스, 대리석, 목재, 혹은 석재 등의 재료일 필요는 없다는 것이었다. 예술가나 작가는 우선 심상을 떠올리고, 기획된 심상을 가장 성공적으로 나타낼 수 있는 수단을 찾는데 이때 그것이 비록 흔하게 볼 수 있는 기성품이라도 상관없다는 것이었다. 이러한 뒤샹의 단순한 논리는 기존

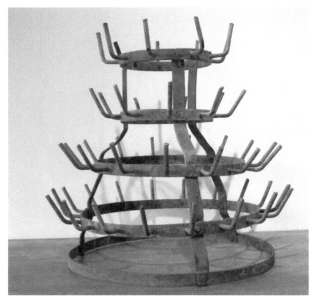

〈와인걸이〉, 1964년 복제된 작품 중 하나

마르셀 뒤샹이 별 볼 일 없던 일상의 사물들에 새로운 이름과 의미를 부여하기 시작하면서 새로운 예술을 창조했는데 그가 이런 시도를 한 이후 지금 이 시대까지 수많은 미술 작가들이 그의 영향을 받아 새로운 예술 활동을 하고 있다. 특히 새로운 예술인 '레디메이드'의 창시자인 뒤샹의 영향력이 지대해서 그런지 뒤샹이 1917년 처음 만

들어서 전시 거부를 당하는 수모를 자아냈던 남성용 소변기가 수많은 경쟁자들을 양산하기도 했다. 대표작인 〈샘〉 외에도 뒤샹은 오래전부터 평범한 기성품에 의미를 부여해서 훌륭한 예술작품으로 만드는 전위적인 예술 활동을 활발하게 하고 있었는데 몇몇 유명한 작품들이 있다.

〈샘〉이 유명해진 계기는 경매 때문이었다. 뒤샹의 작품이 처음 나온 지 약 82년 만인 1999년 어느 날 뉴욕 소더비 경매장[11]에 세상 사람의 관

의 예술 체계를 뿌리부터 흔드는 것으로 전통적인 예술계에게는 당시 충격적인 반란으로 받아들여졌다. 아무도 주목하지 않은 기성품을 예술작품으로 변모시키는 능력을 보여줌으로서 후대 예술가들에게 큰 영감을 준 뒤샹의 이러한 도전적이고 실험적인 예술 정신은 현대 미술을 진일보시켰다는 평을 받았으며 포스트모더니즘의 뿌리가 되었다.

11) **소더비 경매장** : 현재 세계적으로 가장 크고 활발한 경매를 하는 곳으로는 영국의 런던을 본거지로 하고 있는 소더비(Sotheby's)와 크리스티(Christie's) 경매장이 꼽힌다. 소더비는 1744년, 크리스티는 1766년에 설립됐으며 두 회사는 세계 미술품 경매의 약 85% 이상을 장악하고 있다. 너무도 유명한 그림인 고흐의 〈해바라기〉를 비롯해서 뭉크의 〈절규〉, 피카소의 〈여인의 두상〉 등의 그림들이 소더비와 크리스티 경매 회사를 통해 새 주인을 만났다. 직원 숫자는 소더비가 약 2천 명, 크리스티가 약 1600명 정도이며 두 회사는 약 40여 개국에 140개의 지사를 두고 1년에 평균 800여 회의 경매를

심을 끌 만한 작품이 나왔는데 바로 마르셀 뒤샹의 남성용 소변기였다. 수많은 경쟁이 붙은 끝에 무려 1,700만 달러(당시 우리 돈으로 약 170억 원)라는 어마어마한 금액으로 낙찰이 됐다. 흔하디흔한 남성용 소변기가 그런 막대한 금액의 가치를 지녔다는 것도 놀랍지만 더욱 놀라웠던 것은 당시 1,700만 달러에 낙찰됐던 그 소변기가 사실은 뒤샹이 1917년 처음 만들었던 오리지널 작품이 아니었다는 것이었다. 100년 전 만들어서 전시됐던 작품이라면 그나마 의미와 가치를 부여할 수 있겠지만 당시 그 작품은 오리지널이 아닌 뒤샹이 1964년에 새로 만든 여덟 번째 에디션이었다.

진행하고 있다. 참고로 우리나라에도 1990년 소더비 서울 지점이 열렸다. 한편 소더비가 지금 같은 명성을 얻은 것은 1960년대부터이다. 1950년 초반까지만 해도 비중이 크지 않은 그림이나 고서 등을 중개하던 회사였는데, 1955년에 뉴욕 사무실을 개점했고, 1950년대 후반부터 몰락한 유럽 귀족들의 소장품 경매를 담당하게 되었다. 즉 권세를 잃어버린 몰락 귀족들의 오랜 골동품과 예술품들을 돈 많은 미국 사람들과 아랍 부호들에게 팔기 시작하면서 대형 경매회사로 나아가는 기틀을 마련했다. 이후 1957년 네덜란드 자산가였던 와인버거의 미술품 경매를 위한 '와인버거 컬렉션'을 열었는데 여기에 엘리자베스 여왕을 비롯한 유명인사들이 3천 명 이상 참가하면서 본격적인 명성을 쌓게 된다. 몸집을 불린 소더비는 1980년대 초 금융 위기 때 경제적 위기에 빠지면서 미국의 쇼핑몰 거부에게 인수되어 미국 자본에 넘어가게 된다. 흥미로운 것은 소더비의 주인에 관한 것으로 각 나라의 흥망성쇠와 소더비의 주인 사이에 상관관계가 있어 보이는 것이다. 현재 소더비의 최대 주주는 미국에서 중국으로 이동했는데 특히 마오쩌둥의 손녀사위가 이끄는 타이캉 생명보험회사가 그 주인이다. 작년에 이 중국 회사가 소더비 지분 13.5%를 매입하면서 11.38%를 보유 중이던 미국 회사를 제치고 실질적인 최대 주주로 올라선 것이다. 그 옛날 해가 지지 않는 나라라는 찬란한 명성을 지녔던 대영제국에서 시작된 소더비가 20세기 세계를 이끌었던 미국 자본에 넘어갔고, 21세기 현재 미국을 능가하려는 중국 자본의 손에 넘어갔으니 소더비의 주인과 세상 국력과 관련이 있다고 볼 수 있다는 것이다. 많은 우여곡절을 겪은 소더비는 현재는 전통적인 미술품 경매 활동을 넘어 부동산과 금융 서비스로 사업을 확장해나가고 있다. 참고로 경매의 역사를 보면 고대 로마 시대에도 경매를 했다고 하는데 당시에는 전쟁에서 얻은 전리품들을 경매했었고, 불과 300여 년 전까지도 노예를 경매를 통해 사고팔기도 했었다. 우리가 아는 현대적 의미의 경매는 네덜란드에서 16세기 후반부터 시작된 것으로 보고 있다.

1999년 뉴욕 소더비 경매장에서 엄청난 돈을 지불하고 이 작품을 구입한 사람은 디미트리 다스칼로풀로스라는 이름의 그리스 사람이었다. 그는 경매에서 그리스에 있는 자신이 좋아하는 미술관에 기증하려고 작품을 구입했고, 그의 생각에 그 작품은 향후 엄청난 가치를 부여받을 것이라고 말했다.

〈샘〉과 뒤샹 그리고 경매에 관한 일화는 예술 분야에서 한 사람의 평범한 예술가가 만든 작품이 어느 순간 미술사적으로 가치와 의미를 인정받게 되면 그가 만든 작품들의 값어치가 얼마만큼 상승할 수 있는지를 보여주는 것이다. 참고로 미술품 경매는 처음에는 주로 재산 상속 분할을 위한 수단으로 이용되었고, 17~18세기 이래 유럽에서 일반인의 수요와 작품을 연결하는 비법의 하나로 보급되었다. 특히 19세기 이후에는 특정 수집가의 매매, 화가 개인의 매매 혹은 미술상 상호간의 작품 교환 수단으로 각종 경매가 성행하였고 지금까지도 미술품의 유통과 가격 결정 등에 큰 역할을 하고 있다.

3) 〈만종〉은 기도하는 그림? 혹은 묵념하는 그림?

〈만종〉의 농부 부부는 하루 일과를 마치고 감사의 기도를 하고 있는 것인가? 아니면 땅속의 죽은 아기에게 묵념하고 있는 것인가?

〈만종〉은 관람객에게 숙연하고 신비한 종교적 기운을 느끼게 하는 그림으로 수많은 찬미자들이 있었지만 그중에서도 반 고흐와 살바도르 달리, 이 두 사람은 빼놓을 수 없다. 특히 에스파냐의 피게라스에서 어린 시절을 보냈던 달리의 경우에는 학교 벽에 걸려 있던 〈만종〉을 매일 보면서 좋아하는 것을 넘어 아예 새롭게 해석하려는 시도를 하기도 했다.

세상 모든 사람들이 밀레의 〈만종〉을 보면서 평범한 농부 부부가 하루 일과를 마친 후 신에게 감사의 기도를 드리는 그림이라고 볼 때 달리는 이 부부가 멀리서 울려 퍼지는 교회의 종소리를 들으며 기도하고 묵상하는 것이 아니고 땅속에 묻힌 아이에게 묵념을 하고 있는 것이라고 봤다.

살바도르 달리는 왜 밀레의 〈만종〉을 보고 그런 말도 안 되는 주장을 했던 것일까? 그 이유는 불행했던 달리의 가정사에서 찾아야 할 것 같다. 그가 어린 아기의 죽음에 깊이 매몰됐던 것은 달리 자신이 출생하기 전에 이름이 같았던 형이 죽었다는 사실을 알고 있었기 때문이었다. 이런 부분은 반 고흐도 마찬가지여서 고흐가 태어나기 1년 전에 빈센트라는 같은 이름을 가진 형이 죽었고 고흐의 어린 시절 매주 일요일이면 온 가족이 형의 무덤에 가서 묵념을 하곤 했다. 이런 개인적인 불행한 과거가 반 고흐와 달리로 하여금 죽은 아기에 관심을 갖게 했던 것이다.

특히 살바도르 달리가 〈만종〉을 놓고 부부의 감사 기도가 아닌 죽은 아기에 대한 묵념이라는 주장을 굽히지 않자 급기야는 1963년 당시로서는 가장 첨단 기법이었던 X선을 이용한 그림 분석을 시도하는 단계까지 이르게 되었다. 달리의 주장대로 X선을 이용해서 그림을 분석하자 놀라운 결과가 나왔는데 〈만종〉에서 부부가 기도하면서 고개 숙이고 있는 바구니 아래에 거무스름한 직육면체 물건이 덧칠되어 있다는 사실이었다. 달리는 이 거무스름한 직육면체 물건이 바로 죽은 아기가 담겨 있는 관의 밑그림이라고 주장했다.

재미있는 것은 당시 달리가 시도했던 X선 검사 결과를 본 많은 사람들과 과학자들이 달리의 주장에 적극 동의하지도 않았지만 그렇다고 해서 완전 허무맹랑한 이야기로 넘기지도 않았다는 점이다. 달리의 주장을 근거로 해서 그림을 보면 황량한 느낌의 벌판, 마치 아기 요람처럼 보이는 감자 바구니, 묵상하는 것처럼 볼 수도 있는 부부의 자세, 땅을 팠을 때 썼을 것 같은 쇠스랑, 그리고 마치 천국이 열리는 것 같은 하늘의 모습 등 실제 묘지에서 매장을 하고 난 다음 볼 수 있는 풍경들이 많았기 때문이었다. 게다가 결정적으로, 많은 예술가들이 〈만종〉을 미리 예고하고 있는 그림이라고 평가하는 밀레의 1855년 작품인 〈접붙이는 농부〉에도 농부 부부가 등장하는데, 여기서는 여인의 팔에 살아 있는 아기가 안겨 있다는 것도 근거가 된다. 그렇다면 〈접붙이는 농부〉를 그릴 때는 살아 있었던 아기가 〈만종〉을 그릴 때는 어디에 있었을까? 이에 대한 해답은 밀레 자신만이 알 것이다.

한 가지 놀라운 사실은 밀레가 〈만종〉을 처음 그렸을 때 기도하는 부부 옆에는 지금의 감자 바구니가 아닌 죽은 아이의 시체가 그려졌다고 한다. 그러나 그의 그림에서 죽은 아기의 시체를 본 친구가 당시 비평가들로부터 사회 고발적인 그림이라고 혹평을 받을 것을 염려해서 바구니 안에 죽은 아기 대신 감자를 그리도록 했다는 것이다. 이 말이 사실이라면 밀레의 〈만종〉은 정말 사회 고발적인 그림이 된다. 극심한 생활고에 시달리던 가난한 부부가 배고픔을 이기지 못해 세상을 뜬 아기를 땅에 매장하기 전에 마지막 기도를 하고 있는 것이기 때문이다. 이는 아기조차 먹을 것이 없을 만큼 부패한 나라에 대한 고발이 되고, 보수적인 사람들의 시각에서는 상당한 파장을 일으킬 수 있는 그림이 되는 것이다.

또한 밀레는 이 그림을 그린 후 친구에게 쓴 편지에서 〈만종〉에 대한 소회를 밝히기도 했다. "〈만종〉은 나의 옛 기억을 떠올리면서 그린 그림이네. 예전에 우리가 밭에서 일할 때 저녁종이 울리면 할머니는 한 번도 잊지 않고 일손을 멈추게 하고는 삼종기도를 올리게 했네. 우리는 모자를 손에 꼭 쥐고서 경건한 마음으로 저세상으로 떠난 불쌍한 사람들을 위해 기도를 드리곤 했지."

감자 바구니 대신 원래는 죽은 아기의 시체를 그렸다는 사실이나 친구에게 보낸 편지에서 삼종기도를 올리는 장면이라고 한 것은 얼핏 보면 서로 상충하는 것처럼 보이기도 한다. 〈만종〉에 얽힌 진실은 무엇일까? 살바도르 달리가 주장한 〈만종〉의 진실을 밀레 연구자들은 인정하지 않는다. 앞에서 달리의 주장에 의해 실시된 X선 분석에 대한 결과를 일부 과학자들이 전혀 엉뚱한 이야기로만 여기지는 않는다고 했었는데 밀레 연구자들의 반응은 다르다. 밀레 연구자들은 달리의 주장을 근거 없는 해석으로 여긴다. 일찍 세상을 떠난 형과 그로 인한 정신적 충격, 그리고 어린 시절부터 형의 존재를 대신해야 한다는 강박관념이 밀레의 작품을 죽음의 이미지와 연결시켜 해석했다는 것이다. 게다가 〈만종〉에 아기의 관과 비슷한 상자가 있는 것이 사실이어도 그것이 정말 아기의 관인지 아니면 그림을 그릴 때 단지 구도를 잡기 위한 밑그림인지는 알 수 없다는 것이다. 만약 달리의 주장이 옳다면 이 작품은 하루 일을 마치고 신께 감사 기도를 드리는 지극히 평화로운 그림이 아니라, 오히려 아기를 잃고 슬퍼하며 아기의 관을 땅에 묻기 전 마지막 기도를 올리는 매우 비극적인 그림이 된다. 때문에 달리와 밀레 연구자들의 서로 상반된 주장은 의외로 중요하다고 할 수 있다.

4) 밀레의 환상적인 동반자 : 루소

사람이 잘되고 성공하기 위해서는 본인의 출중한 능력 외에 필요한 것들이 있는 게 세상 이치다. 부모님의 재력을 바탕으로 한 뒷받침, 가문이나 집안의 눈에 안 보이는 도움, 절묘한 시대적 상황 등 많은 요인들이 있지만 그중 하나가 바로 조력자의 존재 유무다. 자신의 능력을 알아봐 주고 뒤에서 열심히 도와주는 친구나 선배가 있다면 좀 더 수월하게 성 공가도에 오를 수 있다. 그렇다면 예술계는 어떠한가?

밀레의 경우 〈만종〉을 비롯해서 수많은 명작들이 있으니 밀레 스스로 의 힘으로 성공했다고 생각할지 모르지만 그에게는 아름다운 우정을 나 눠주고 묵묵히 도와줬던 친구이자 인생의 동료가 있었는데 바로 테오도 르 루소[12]였다. 최고의 우정을 보여준 루소라는 친구가 없었더라면 아마 도 지금의 밀레도 없었을 것이고, 수많은 그의 명작들도 탄생하지 않았 을 것이다. 밀레에게 있어 루소는 인생의 조력자였다.

〈씨 뿌리는 사람〉〈이삭 줍는 여인들〉〈만종〉 등 수많은 명작을 만들 어낸 밀레는 아름다운 시골 전원과 일하는 농부들의 모습을 매우 사실적 으로 정감 있게 그려서 인기가 많고, 그래서 아마도 그가 항상 경제적 어 려움 없이 살았으리라 생각하지만 실상 밀레는 인생 대부분을 가난에 시 달리면서 살았던 화가였다. 그 이유는 당시 프랑스에서 유행하던 화풍과 밀레의 화풍이 많이 달랐고, 그래서 알아주는 사람도 없었고 그의 그림 을 사려는 사람도 없었기 때문이었다.

---

12) **테오도르 루소**(Théodore Rousseau, 1812~1867) : 파리에서 태어난 프랑스 화가로서 바르비종에서 사망. 어려서부터 네덜란드 풍경화를 배워 많은 풍경화를 옥외에서 제 작하였다. 10대 시절, 자연을 직접 관찰하면서 그리는 그의 시도는 획기적인 것으로 인정받았다. 특히 단순한 자연풍 경을 그리는 것이 아닌 숨 쉬는 자연의 생명을 표현 하려고 했던 것이 의미 있는 시도였다. 정식 화가가 된 이후에는 노르망디의 콩피에뉴 숲과 퐁텐블로 숲을 주로 그렸으나, 1836년 살롱에서 낙선하자 아예 퐁텐블로로 이주 해서 밀레보다 앞서 바르비종파의 기원(起源)을 만든다. 로맨틱한 정신이 지배하는 힘 찬 필촉과 밀도 높은 색채의 작품으로 당대 풍경화가의 중심인물이 된다. 나이 30대 중반을 넘어서던 1848년부터 프랑스 미술계에서 풍경화가로서 공식적인 인정을 받기 시작했으며 40세인 1852년에는 프랑스 최고의 문화예술 훈장인 레지옹 도뇌르 훈장 을 받음으로써 예술가로서의 전성기를 맞았다.

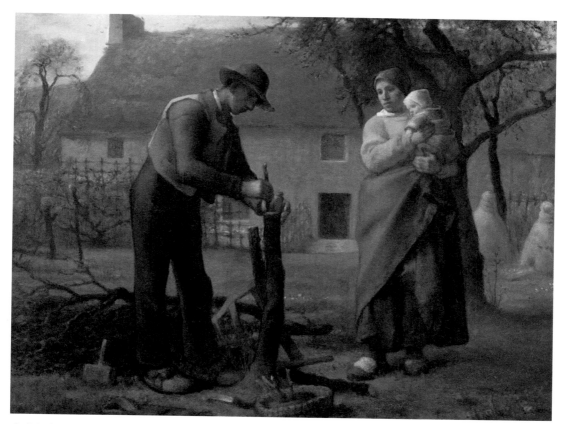

〈접붙이는 농부〉, 밀레, 1855, 뮌헨 알테 피나코테크

밀레는 20대 초반에 장학금을 받으며 청운의 꿈을 안고 파리에 진출하였다. 그러나 얼마 지나지 않아 장학금도 끊기고 이어지는 극심한 경제적인 압박에 시달리는 도중, 아내마저 잃고 그림은 주변 사람들에게 냉담한 반응을 얻는 참담한 상황까지 몰리게 된다. 그래서 나이 35세 때 파리를 떠나 물가도 싸고 집세도 저렴하며 파리보다 좀 더 전원적이고 한적하며 여유가 있는 바르비종으로 삶의 터전을 옮겼던 것이다.

당시 바르비종에는 나중에 밀레를 중심으로 '바르비종파'로 불리게 되는 여러 화가들이 있어서 그들과 교제하며 직접 농사를 지으면서 가난한 농부들과 시골 풍경을 화폭에 그리는 작업을 했다. 그러나 안타깝게도 바르비종에서도 밀레의 경제적인 상황은 별반 달라지지 않았다. 밀레의 그림과 경제적 어려움을 걱정한 친구들이 그의 그림을 팔기 위해 직접 파리의 화상들을 찾아다니기도 했고, 자신들의 주머니를 털어 가난과 싸우는 밀레를 돕기 위해 그림을 사주기도 했지만 크게 효과를 보지는 못했다. 그중에서도 너무도 가난한 상황에 지쳐 모든 것을 포기하고 싶었던 밀레를 다시 일으켜준 것이 그의 친구 루소였다.

밀레의 그림 중 앞에서도 언급한 〈접붙이는 농부〉(1855)가 있다. 오랜만에 밀레가 화단의 비교적 좋은 평가를 받았던 그림이었다. 그러나 이 그림은 화단의 호평에도 불구하고 밀레의 가난을 해결해줄 좋은 가격으로 팔리지 못한 탓에 밀레에게 큰 실망을 주었다. 사실 밀레의 그림을 눈여겨보았던 사람은 나중에 바르비종파를 형성하며 함께 명성을 쌓았던 테오도르 루소였다. 어느 날 루소가 〈접붙이는 농부〉를 좋은 값에 살 사람을 찾았고 대신 선금을 받아왔다면서 당시로서는 거금인 300프랑을 건넸다. 밀레는 거금을 보고 처음에는 루소를 의심했지만(왜냐하면 아직 밀레는 그림으로 그처럼 많은 돈을 한 번도 번 적이 없는 무명 화가였기에) 자신의 그림을 알아봐주고 좋은 값에 사겠다는 사람이 있다는 말에 기뻐하며 그림을 루소에게 건넸다. 사실 농촌을 배경으로 한 밀레의 그림들은 당시 그림 시장의 주 고객이었던 부르주아들에게 별로 인기가 없었는데 밀레의 그림과 시대적 상황이 잘 맞지 않았던 것도 하나의 이유였다.

밀레는 1849년 6월경에 콜레라와 높은 물가로 한창 기승을 부리던 파리에서 바르비종으로 이사를 왔고, 이걸 계기로 본격적인 농민화가로서의 삶을 시작했는데 이 당시 유럽에서 가장 관심을 끌었던 것은 영국에서 시작된 산업혁명이었다. 18세기 중반부터 시작된 산업혁명의 바람은 19세기 중반 영국에서 열린 만국박람회에서 절정을 이루었는데 이 100년 동안 농업은 사람들의 관심에서 조금씩 밀려났다. 그 영향으로 주로 평화로운 농부들의 모습이나 전원적인 풍경을 주로 그렸던 밀레의 그림들도 인기를 끌지 못하고 고객들의 외면을 받았던 것이다.

이런 상황에서 루소가 밀레에게 건넨 그 돈은 수입이 거의 없어 경제적으로 너무도 힘들었던 밀레에게 생명줄이자 희망줄이었다. 이때부터 자신의 그림이 좋은 가격에 팔릴 수 있다는 사실에 화가로서의 자부심을 갖고 더욱 열심히 그림 그리는 일에 몰두할 희망을 품게 되고, 덕분에 가난도 벗어날 수 있게 되었으며 유명 화가로서의 명성도 쌓을 수 있었다.

루소를 통해 그림을 좋은 가격에 판 이후부터 실제로도 밀레의 그림들은 서서히 화단의 좋은 평가를 받기 시작했으며 계속 찾는 사람들이 증가하면서 진짜 제대로 대접을 받는 화가가 될 수 있었다. 지독한 가난을 벗고 자신의 그림이 제대로 된 대접을 받는다는 사실에 고무되어 열심히 그림을 그리고 경제적으로도 여유가 생긴 밀레는 어느 날 루소의 집을 방문하게 되었다. 루소의 집에 들어선 밀레는 깜짝 놀랐다. 그에게 화가로서의 자신감과 함께 경제적 보상까지 가져다주었던 〈접붙이는 농부〉 그림이 루소의 집에 걸려 있었던 것이다.

루소는 물론 밀레의 그림이 마음에 들었기도 했지만 사실 너무도 어려운 상황에 처해 있는 친구를 돕기 위해서 선의의 거짓말을 한 것이었다. 밀레의 그림을 좋은 값에 사줄 사람이 있었던 것이 아니라, 루소 자신이 그 그림을 300프랑이라는 거금을 주고 산 것이었다.

예술가로서 밀레의 자존심을 지켜주면서 친구를 배려하기 위해 기꺼이 많은 돈을 루소가 지불했다는 사실을 안 이후부터 밀레와 루소의 우정은 평생토록 변치 않고 이어지게 되었다. 후에 61세의 나이로 일생을 마친 밀레는 자신보다 7년 먼저 세상을 떠난 루소를 그리워하다가 그의 옆에 함께 나란히 묻히는 것으로 우정을 이어갔다.

5) 동서양 유명인사들의 우정 : 베르디와 메렐리 그리고 세종대왕과 장영실

좋은 친구가 좋은 예술가를 만들 수 있다는 것은 밀레와 루소의 경우에서 봤는데 음악계에도 이처럼 아름다운 이야기가 있다.

오페라에서 모두가 첫손에 꼽는 최고의 작곡가는 푸치니도 모차르트도 바그너도 아닌 '오페라의 황제'라 불렸던 주세페 베르디(Giuseppe Verdi)일 것이다. 현재 전 세계 오페라극장에서 공연되는 작품만 해도 약 20여 편에 이를 정도니 작품 수로 보나 질로 보나 베르디를 빼고 오페라를 논할 수 없다. 이런 베르디를 오페라의 황제로 만드는 데 크게 일조한 사람이 있었으니 바로 친구 바르톨로메 메렐리(Bartolomeo Merelli)였다.

1813년 이탈리아 북부의 작은 마을인 론콜레(Roncole)에서 태어난 베르디는 어려서부터 음악에 소질을 보였고, 23세에 결혼해서 자녀 둘을 두기까지 했다. 그러나 기대와는 달리 베르디의 음악은 인기가 없어서 음악으로는 거의 돈을 벌지 못했다. 돈을 벌 줄 알았던 음악이 돈이 되지 않자 베르디의 가정은 극심한 경제적 고통에 빠질 수밖에 없었다. 얼마나 생활고가 심각했으면 두 자녀와 아내가 영양실조와 그에 이은 폐렴으로 세상을 떠났을 정도였다.

경제적 고통과 비극으로 치면 나중에 오페라의 황제가 되는 베르디의 과거가 밀레보다도 더 처참했다고 볼 수 있을 것이다. 가난으로 인해 인생 최대의 비극을 맛보며 서서히 음악의 길을 포기하려던 찰나, 다행히 그의 곁에는 그의 음악적 재능을 잘 알고 있었던 친구가 있었다. 밀라노의 라 스칼라(La Scala) 극장에서 제작 일을 하던 친구 메렐리는 음악의 길을 포기하고 매일 술에 찌들어 사는 베르디에게 끊임없이 음악에 대한

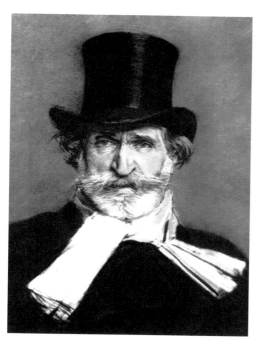
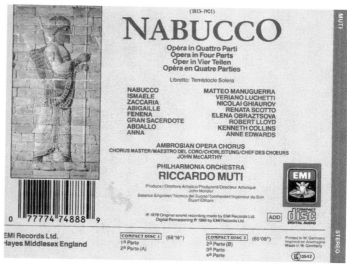

주세페 베르디(왼쪽)와 오페라 〈나부코〉 표지(오른쪽)

열정을 불어넣어준 친구였다.

　어느 겨울날, 평소처럼 삶의 의욕을 상실한 채 억지로 살아가던 베르디에게 메렐리가 대본 한 권을 건넸다. 별 생각 없이 펼쳐든 베르디는 밤을 새워 단번에 그것을 다 읽어버렸다. 특히 대본의 핵심인 히브리 노예들의 합창 부분에서 눈을 뗄 수가 없었다고 한다. 밤을 새워 대본을 여러 차례 읽어본 베르디는 삶에 대한 열정과 잃어버린 음악에 대한 열정을 동시에 다 회복했고 그 대본을 기반으로 멋진 오페라 한 편을 작곡해낸다. 그 오페라의 제목이 〈나부코(Nabucco)〉, 이 작품은 당대 평론가들과 대중에게 엄청난 인기를 얻고 대성공을 거둔다.

　메렐리가 건넨 대본은『구약성경』의「출애굽기」 중에서 특히 모세가 이스라엘 백성들을 이집트의 압제에서 탈출시키는 내용을 바탕으로 구성된 덕에 대중의 취향과 잘 맞았던 것이다. 히브리 노예들의 자유를 쟁취하는 과정을 그린 〈나부코〉는 당시 강대국인 오스트리아 합스부르크 왕가의 지배를 받던 북부 이탈리아인들의 마음에 큰 반항을 불러일으켰다. 오랫동안 자유와 독립을 갈망하던 이탈리아인들의 정서에 쉽게 부응하며 흔히 말하는 대박을 치게 됐고, 이 오페라에 나오는 히브리 노예들의 합창인 〈날아라, 금빛 날개를 타고〉라는 노래는 당시 이탈리아 대중에게 제2의 이탈리아 국가처럼 불려진다. 베르디의 상징처럼 여겨졌던 이 노래는 1901년 베르디가 죽은 후 그의 고향 론콜레에서 열린 장례식에서 수많은 사람들이 그의 죽음을 애도하고 눈물을 흘리며 함께 합창하면서 오페라의 황제를 떠나보냈던 노래이기도 하다.

프랑스의 밀레와 루소, 이탈리아의 베르디와 메렐리 그리고 독일 문학의 위상을 떨친 괴테와 실러 등 우리에게도 잘 알려진 서양의 유명한 위인들의 우정이 있었다면 우리나라에서는 세종대왕과 장영실의 신분을 초월한 우정을 언급할 수 있을 것이다. 다른 사람들의 우정과 달리 세종대왕과 장영실의 우정은 당대 최고 권력자인 왕과 가장 미천한 신분인 노비 사이에 있었던 우정이기에 그 가치가 남다르다 할 수 있겠다. 세종대왕이 베푼 우정 덕분에 부산 동래의 노비(관노)에 불과했었던 장영실은 조선 최고의 과학자가 될 수 있었고, 장영실이 만든 발명품은 세종대왕에게 민생 안정이라는 선물을 안겨주는 도구가 되었다.

어느 날 부산 동래의 관노 장영실이 세종대왕의 부름을 받아 궁궐로 들어간다. 장영실이라는 노비가 손재주와 머리가 좋아서 농기구와 무기들을 잘 만들고 천문학에도 재주가 있다는 말을 들은 세종대왕이 친히 부른 것이었다. 게다가 세종대왕은 그의 재주를 비상히 여겨 조선의 천문학자들이 중국(당시는 명나라)을 가는 길에 장영실을 함께 보내 공부를 할 수 있도록 배려를 아끼지 않았다.

당시 천문학 분야에서 선진국이었던 중국에서 공부하고 돌아오자마자 세종대왕은 장영실을 노비 신분에서 해방시켜주고 상의원의 별좌 벼

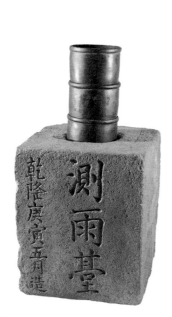
측우기

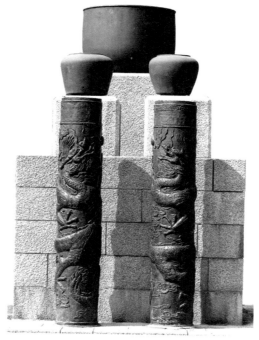
자격루

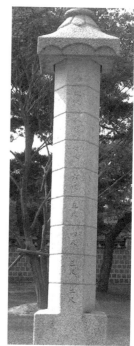
수표

슬도 함께 내려주었다. 엄격한 신분제도가 나라의 근간을 이루고 있던 조신시대에 비록 왕이라 하더라도 노비를 함부로 면천시키는 것은 결코 쉬운 일이 아니었을 것이다. 게다가 당시 조정에 있던 기득권 세력인 대신들 사이에서는 일개 노비에게 면천에 이어 벼슬까지 내리고 국가의 중요한 과학을 맡기는 것에 대해서 상당히 거센 반발이 있었다고 한다. 하지만 세종대왕은 대신들의 반발을 무릅쓰고 장영실을 중용했으며, 그는 대왕의 은혜와 신분을 초월한 우정에 힘입어 측우기[13]와 수표,[14] 자격루

---

13) **측우기** : 글자 그대로 비가 올 때 집 밖에 세워두고 삼등분된 원통 속에 고인 빗물의 양을 측정하던 도구이다. 세종 시절인 1442년, 장영실이 만든 것으로 세계에서 가장 먼저 사용된 도구라는 의의가 있다. 이탈리아의 가스텔리가 1639년에 서양 최초의 측우기를 만들었는데 이보다 거의 200여 년이나 앞선 것이다.

14) **수표** : 가뭄과 홍수를 미리 예견하기 위해 세종대왕이 장영실에게 명해서 만들었던 것으로 청계천과 한강의 수위를 측정하기 위해 6각 방추형 돌로 만든 하천 수위계이다. 돌기둥을 9등분해서 눈금을 그려놓았는데 평소 강물의 수위는 6척이 정상 수위이고, 맨 위에 있는 9척에 근접하면 강물의 범람이 임박한 것으로 보고 대비를 했었다. 현재 남아 있는 서울의 청계천에 있는 수표는 성종 때 화강암 사각 기둥에 눈금을 새겨놓은 것이다.

등의 발명품을 성공시키게 된다.

세종대왕의 전폭적인 지지와 총애를 받았던 장영실은 과학 분야에서 눈부신 업적들을 이룩했다. 그렇다면 세종대왕은 양반 관료들과 대신들의 거센 반발을 어떠한 방법으로 무력화시켰던 것일까? 알려진 바로는 세종대왕이 장영실을 중용할 수 있었던 것은 사심이나 개인적인 인기 혹은 왕의 세력 확장을 위해서가 아니고 오로지 조선의 발전과 과학기술의 발달만을 염두에 두었기 때문이라고 한다. 세종대왕은 끊임없이 반대하는 대신들의 마음을 권력이 아닌 꾸준한 노력과 겸손함으로 얻어내었다. 덕분에 노비를 면천시키고 벼슬을 내리고 총애하는 등의 과정이 별 무리 없이 진행될 수 있었고, 결과적으로 조선의 과학 발전에 획기적으로 공헌할 수 있게 된 것이다.

6) 〈만종〉의 감자 바구니는 원래는 아기 관이었다?

밀레의 〈만종〉이 유명해진 것은 하루 일과를 마친 부부가 평화로운 전원에서 신에게 감사 기도를 그리는 너무도 목가적이고 행복한 장면 때문이었는데 이 그림이 결코 평화롭지 않다고 이의를 제기한 화가가 앞에서도 말한 살바도르 달리이다. 에스파냐의 초현실주의 화가로 유명한 달리는 부부가 머리를 숙이고 내려다보고 있는 바닥에 놓인 감자 바구니에 이 그림의 숨겨진 비밀이 있다는 주장을 해서 큰 파문을 일으켰다.

---

15) **자격루 :** 물시계(Water Clock)는 작은 구멍을 만들어 일정한 속도로 물을 흘러내려 시간을 알 수 있게 하는 시계로 해시계, 별시계와 더불어 세계에서 가장 오래된 시계 중 하나이다. 우리나라에서는 통일신라 시대에 사용했다는 기록이 남아 있으며, 가장 유명한 것이 세종대왕 시절인 1434년에 장영실이 만든 이 자격루이다. 자동 시보 장치가 있는, 당시로서는 매우 획기적인 물시계였다.

달리 자신도 밀레의 그림을 좋아했기에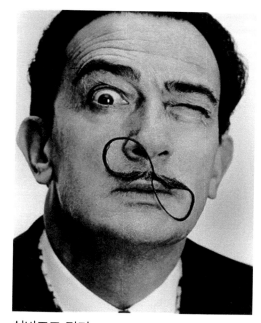
〈만종〉을 모작하기도 많이 했었는데도 불
구하고 그런 충격적인 주장을 했던 것이
다. 한마디로 달리의 주장은 〈만종〉의 감자
바구니는 그냥 감자 바구니가 아니고 사실
은 농부 부부의 아기 시신을 담은 관이었
을 거라는 주장이었다. 밀레는 물론이고
유명한 화가의 그림들을 두고는 역사 이
래로 수도 없이 위작, 모작 시비가 있었고
원작에 대한 의견들도 다양하게 나왔지만
〈만종〉에 대한 달리의 이러한 주장은 대단

살바도르 달리

한 파문을 불러일으켰다. 그 이유는 만약 달리의 주장이 사실이라면 평
화로운 농촌의 정경과 경건한 종교심을 보여주는 〈만종〉이 사실은 사랑
하는 아기를 잃은 농부 부부가 아기의 입관을 앞두고 슬픔에 찬 기도를
드리는, 우리가 그동안 알던 아름다운 시골 풍경을 그린 그림과는 전혀
다른 슬픔의 그림이 된다는 것이다. 그러니 달리의 이러한 주장이 당시
미술계를 얼마나 혼란스럽게 했을지는 충분히 짐작하고도 남을 것이다.

달리는 밀레의 그림을 연구하는 중에 원작에 대한 모작을 그렸는데
그가 그린 〈만종〉 모작도 〈밀레의 만종에 대한 고고학적 상상하기〉라는
그림이었다. 달리는 밀레의 그림을 모작하는 데 있어서 〈만종〉의 구도와
주제는 그대로 차용하면서도 자신만의 초현실주의 화풍으로 그림을 그
렸다고 한다. 원작의 배경인 평화로운 들판은 달리의 고향 에스파냐의
포르트 리가트 해변의 풍경으로, 농부 부부는 사람의 형상과 해변의 바
위의 모습으로 절묘하게 패러디했다. '괴짜 미술가'라는 당시 유럽 미술

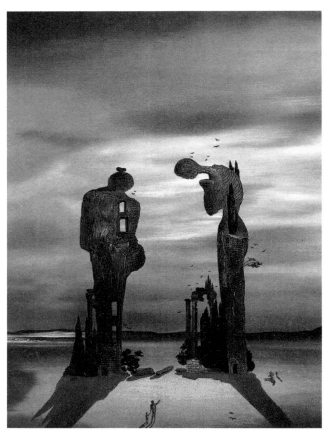
〈만종〉을 보고 그린 달리의 모작

계의 펄처럼 굉장히 독특한 화풍으로 그렸던 것이다.

달리는 어린 시절 부모님과 함께 루브르박물관에 가서 밀레의 〈만종〉을 처음 보자마자 비명을 질렀다고 한다. 달리의 눈에는 〈만종〉의 감자 바구니 밑에 아기의 관이 보였기 때문이라고 한다. 어린 시절부터 괴짜로 불린 아이였기에 당시에는 아무도 그의 말에 귀 기울이지 않았지만 그가 에스파냐를 대표하는 유명한 화가가 되자 이야기가 달라졌다.

달리는 어린 시절 밀레의 〈만종〉에서 받았던 그 충격에서 벗어나지 못하고 아예 밀레의 작품에 대한 연구를 논문으로 발표하기까지 했다. 1933년에는 밀레의 〈만종〉에 대한 연구물을 『미노타우로스(Mino-taur's)』지 제1호에 발표했고, 이어서 30년 후인 1963년에는 「밀레 〈만종〉의 비극적 신화」라는 연구물을 발표한다.

처음에는 밀레의 〈만종〉에 대한 달리의 계속되는 의문과 말도 안 되는 주장을 심각하게 받아들이지 않았는데, 나중에 파리 루브르박물관에서 밀레의 〈만종〉 원작 복원을 위해 그림을 X선으로 촬영하게 된다. 그러자 뜻밖에도 마치 달리의 주장을 뒷받침하기라도 하듯 감자 바구니 밑에 뭔가 이상한 흔적이 드러났는데 이것이 정말 아기의 관이 아닌가 하는 논란이 일어난 것이다.

　루브르박물관의 발표 이후에 정말 밀레가 감자 바구니 자리에 원래는 아기 관을 그렸다가 나중에 색을 덧칠해서 감자 바구니로 바꾼 것이 아니냐는 주장들이 힘을 얻기도 했는데 아쉽게도 감자 바구니 아래에 있는 흔적에 대해서는 아직도 명확히 밝혀진 것은 없다. 물론 밀레 연구자들은 달리의 이러한 주장을 터무니없는 망상으로 치부한다. 그들은 감자 바구니 밑에 있는 흔적이 밀레가 색을 칠하기 전에 그린 밑그림일 뿐이라고 주장한다.

　확실한 것은 〈만종〉을 완성한 후 밀레는 이런 말을 했다고 한다. "나는 평생 들판밖에 보지 못했기에 그것만을 충실하게 그렸을 뿐이다." 그렇다면 〈만종〉의 감자 바구니에 얽힌 진실은 무엇일까? 원작자인 밀레 자신이 그 논란에 대한 아무런 답을 내놓지 않았기 때문에 그 누구도 정확한 답을 줄 수는 없지만 진실 여부와 상관없이 논란 속의 스토리는 슬프기만 하다. 논란이 일어나기 전 〈만종〉을 본 사람들은 감자 바구니 속에 그날 수확한 씨감자와 밭일을 하는 데 필요한 농사 도구들이 들어 있을 것이라고 생각했지만, 이제 그 바구니 속에는 농부가 사랑했던 아기의 시체가 들어 있었고 농부 옆에 세워져 있는 긴 도구는 관을 묻기 위해 땅을 파려고 가져온 도구일 거라는 슬픈 연상이 떠오르기 때문이다.

　밀레의 대표작 〈만종〉을 바라보는 독자들의 생각은 어떠한가? 밀레의 말대로 그저 농촌의 삶을 보이는 그대로 최대한 전원적으로 그린 것처럼 보이는가? 아니면 달리의 말대로 아기 관이 있는 것처럼 보이는가?

　당시 프랑스의 농촌 상황은 열악했다. 가난한 농부들은 배고픔을 참고 씨감자를 아껴서 다음 해 봄에 밭에 심으며 살아갔는데 〈만종〉에 나오는 부부도 그런 삶을 살았을 것이다. 그 부부도 배고픈 아기를 위해 씨

감자를 주지 않고 버티다가 결국 아기가 배고픔을 이기지 못하고 죽는 바람에 감자 바구니에 아기 시신을 놓고 신에게 여러 가지 복잡한 심정을 담아 기도를 올리던 중일지도 모른다.

〈만종〉에 얽힌 진실은 아무도 모른다.

7) 반 고흐는 정말 모방과 모작의 대가였는가?

타인의 것을 흉내 내서 베끼는 것을 '모방'이라고 하며, 우리는 흔히 이러한 모방을 좋지 않은 것으로 여긴다. 그러나 대부분의 예술은 모방으로부터 출발한다. 특히 예술을 하는 데 있어 이런 모방을 매우 중요하고 반드시 필요한 것으로 여겼던 사람이 있었는데 바로 아리스토텔레스였다. 미술은 물론이고 연극의 기원도 모방에서 시작됐다는 것이 고대 그리스 최고의 철학가이자 사상가인 아리스토텔레스의 의견이었다. 연극의 기원에 관해서는 고대 종교적인 의식에서 비롯됐다는 '의식적 기원론'을 비롯해서 '스토리텔링 이론', '노동 이론' 등이 있지만 아리스토텔레스는 다른 무엇보다 연극은 모방이 중요하다고 하면서 이런 자신의 이론을 '모방 이론'이라고 했다.

연극에서는 모방이 매우 중요한데 그렇다면 회화와 화가들의 경우는 어떤가? 대부분의 화가들은 모방 혹은 모사란 낡고 진부한 방식이라고 생각한다. 그럼에도 모든 화가들은 자신이 좋아하는 화가의 그림을 모사해본 적이 있을 것이다. 왜냐하면 모방이나 모사는 모든 예술 활동의 초기, 즉 학습기에 하는 게 일반적이기 때문이다. 그중에서도 흔히 말하는 '대가 따라하기'는 예술가의 초년 시절에 통과의례처럼 당연히 행해지는 것이다. 초창기에 하는 모방은 대가의 작품을 통해 그들의 기법, 매너,

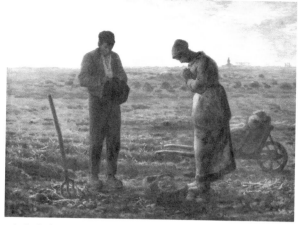

밀레의 〈만종〉

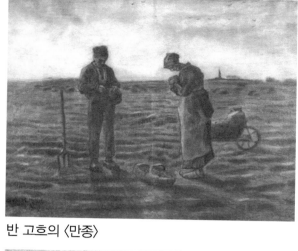

반 고흐의 〈만종〉

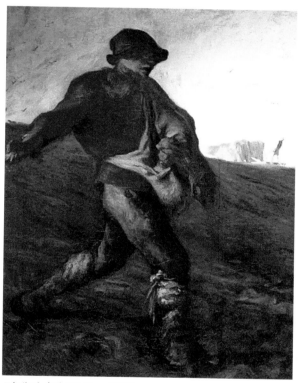

밀레의 〈씨 뿌리는 사람〉

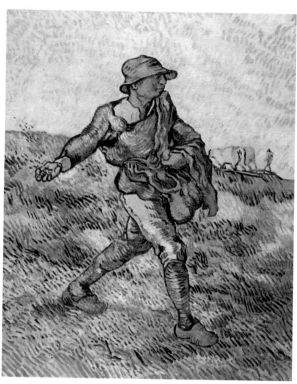

고흐의 〈씨 뿌리는 사람〉

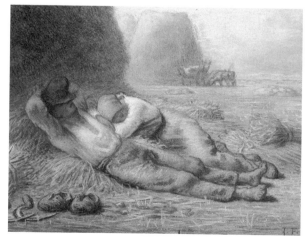

밀레의 〈휴식〉

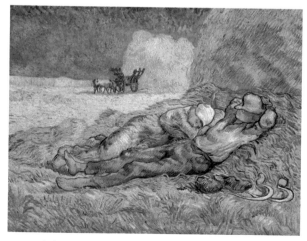

고흐의 〈휴식〉

마리아인〉도 모작하려고 해."

어떤가. 반 고흐의 편지를 보면 모방과 모작을 그가 얼마나 좋아했고 중요하게 생각했는지 알 수 있다. 반 고흐는 야외에 나갈 수 없는 궂은 날씨에는 특히 모방에 이은 모작에 열중하곤 했는데 그가 얼마나 밀레의 작품을 많이 모작했는지, 밀레의 작품 수보다 훨씬 더 많을 정도이다.

결국 반 고흐가 밀레의 작품을 모방해서 그린 작품은 무려 300여 점이나 되었다. 특히 밀레의 〈만종〉은 전 세계적으로 너무도 유명한 그림이어서 반 고흐뿐 아니라 에스파냐의 살바도르 달리도 그렸고, 우리나라의 화가 권여현도 〈만종〉을 모방해서 패러디한 그림을 그렸다.

앞의 그림들 외에도 반 고흐가 모방해서 그린 밀레의 그림들은 훨씬 많다. 그림을 잘 모르는 사람이 보면 밀레의 그림과 반 고흐의 그림을 정확히 구별하기가 상당히 어려울 정도로 반 고흐는 밀레 그림을 열심히 모방하고 모작했다. 사실 반 고흐는 생전에 밀레를 직접 만난 적이 없었다. 밀레가 사망하던 해인 1875년은 반 고흐의 나이가 고작 스물두 살로 본격적으로 그림을 그린다는 것은 아직 상상할 수 없었던 시절이었다.

반 고흐는 밀레가 죽던 해, 파리 뤽상부르 공원에서 열린 밀레의 파스텔과 소묘 경매에서 그의 그림을 보고 엄청난 충격을 받았다. 반 고흐의 표현대로라면 "자신이 서 있는 곳이 성스러운 땅이기에 신을 벗어야 한다고 느꼈을 정도"의 충격이었다고 했다. 다시 말해 마치 성경 속 모세가 시나이 산에서 하나님을 만난 듯한 충격이었다고 회고했다. 이때부터 반 고흐는 밀레를 마음의 스승이라고 부르며 마치 신앙의 대상처럼 숭배했으며 최대한 밀레의 그림을 많이, 비슷하게 모작하기 위해 애썼던 것이다. 즉 반 고흐는 밀레의 그림들을 최대한 비슷하게 모작하는 동안 자신만의 새로운 화풍을 정립할 수 있었다고 봐도 크게 무리가 아닐 것이다.

제7장

새로운 시대를 연 그림, 〈오르낭의 매장〉

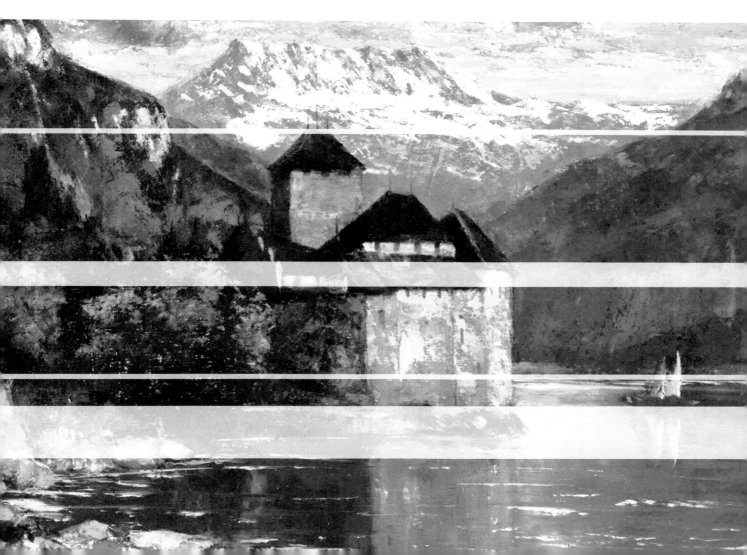

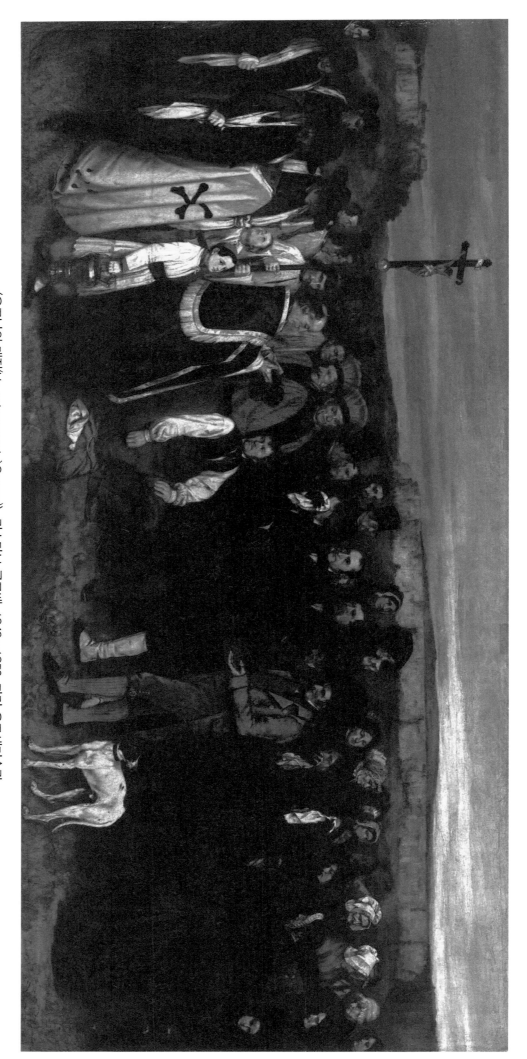

〈오르낭의 매장(Un enterrement àOrnans)〉, 귀스타브 쿠르베, 1849~1850, 파리 오르세미술관

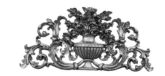

1. 사실주의 회화의 개척자 쿠르베

1) 귀스타브 쿠르베의 삶과 예술

쿠르베(Gustave Courbet, 1814~1875)는 19세기 프랑스 사실주의 (Realisme)[1] 운동의 선구자로 낭만주의 회화에 반발하여 근대의 일상을

---

1) **사실주의(리얼리즘)** : 사실주의는 신고전주의와 낭만주의에 이어서 1840년부터 1870년 정도까지 프랑스 미술계에 등장한 새로운 사조였다. 전통적인 그림들은 그림 속에 신, 자국의 영웅들, 그리고 유명한 왕이나 귀족들의 모습을 웅장한 기법으로 표현했는데 사실주의 시대에 와서 처음으로 그동안 외면받았던 사람들의 모습을 캔버스에 담기 시작했던 것이다. 즉 사회에서 철저한 약자로 존재감 없이 살아왔던 노동자들이나 시골의 농부들을 포함한 흔하고도 평범한 인물들 그리고 그들의 일상과 자연의 모습을 눈에 보이는 그대로 담기 시작한 것이 바로 사실주의의 특징이다. 특히 사실주의에서 중요한 것은 아름다움이 아니라 철저하게 사실적인, 있는 그대로의 현실의 모습이다. 그렇기에 사실주의 그림에서는 가난한 사람들의 울분에 찬 모습이나 혹은 약자들의 혁명 등을 적나라하게 표현했는데 이로 인해 사실주의는 혁명을 지지하는 사조로 여겨지기도 했으며 나중에 리얼리즘은 사회주의 리얼리즘으로 확대, 발전한다. 사실주의의 대표적인 화가로는 쿠르베, 도미에 그리고 〈만종〉의 밀레 등이 있다.

최대한 사실주의적인 화풍으로 그려낸 위대한 개척자로 평가된다. 그는 그림을 그리는데 있어 현실을 있는 그대로 직시하고 묘사하겠다는 생각 아래 주변에서 흔하게 볼 수 없는 일상을 어떠한 왜곡이나 과장 없이 그렸으며 이로 인해서 시각에 의거한 근대미술이 탄생하게 된다.

쿠르베는 1819년 6월 10일 프랑스 동부 프랑슈콩테(Franche-Comte) 주의 작은 시골마을 오르낭에서 부유한 대지주의 아들로 출생했다. 그가 태어난 프랑슈 콩테 지역은 동쪽 거의 끝에 있는 지역이라 파리보다도 오히려 스위스 국경에 가깝고 전체적으로 스위스의 영향을 많이 받는 지역 중 한 곳이다. 쿠르베의 아버지 엘레오노르 레지는 어려서부터 그의 그림 공부를 많이 후원했다. 할아버지는 종교적 권위를 싫어하던 공화주의자로 쿠르베의 현실적인 사상 형성에 많은 영향을 주었다.

아버지는 쿠르베가 그림 공부를 하는 것을 후원했지만 그렇다고 아들이 가난한 화가가 되거나 자신처럼 시골에서 농사를 짓기보다는 파리에 가서 법률가로 화려하게 살기를 원해서 파리로 유학을 보낸다. 그러나 아들을 법률가로 만들겠다는 소원을 품고 파리로 보낸 아버지의 마음과는 달리 쿠르베는 파리에서 법률이 아닌 그림에 더욱 흥미를 보인다. 화가가 되기를 원했던 쿠르베는 그림 공부를 위해 1839년 아틀리에와 아카데미에 들어갔으나 전통적인 미술 교육에 별다른 흥미를 느끼지 못했다. 그리고 나서는 루브르박물관을 다니며 에스파냐와 네덜란드 거장들의 그림을 보면서 공부를 하게 된다. 특히 다비드의 제자였던 플라줄로 (Charles-Antoine Flageoulot)에게 그림의 기초를 배워서 화가가 될 결심을 굳히게 된다. 결국 모사를 하면서 거의 독학으로 그림 기법을 익혔던 쿠르베는 아버지가 원하던 법률가가 아닌 사실주의 화풍의 대가로서 미술계에 한 자리를 차지하는 화가가 된다.

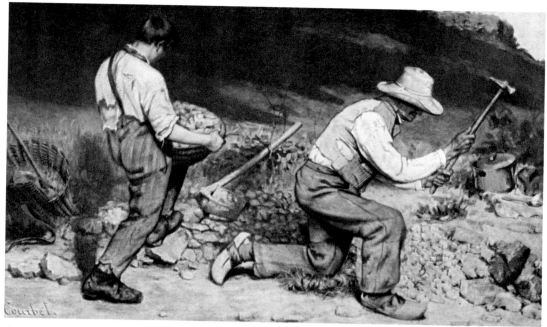

〈돌 깨는 사람들〉

　쿠르베가 그의 화가 인생을 통틀어서 가장 중시했던 것은 바로 '사실
성(Reality)'2)이라는 개념이었다. 실제로도 쿠르베의 그림들을 보면 하
나같이 실제로 세상에 존재하는 것들이고, 우리의 눈에 확실하게 보이
며 어떠한 인위적 조작도 거치지 않은 사실 그대로의 사람들과 풍경들이
다. 그래서 후대의 사람들이 쿠르베를 '사실주의 회화의 최고 대가'라고
부르고 있는 것이다. 특히 〈오르낭의 매장〉(1849)이나 〈돌 깨는 사람들〉
(1849) 등에는 가난한 노동자들과 농민들의 삶이 적나라하게 묘사되어

---

2)　**사실성 :** 사실성이라는 개념은 단지 미술에만 국한된 용어는 아니다. 미술은 물론이고
　　연극에서도 매우 중요한 개념으로 작용하는데, 16세기 이탈리아 르네상스 시대와 17
　　세기 프랑스 신고전주의 시대를 거치면서 더욱 강조됐던 개념이기도 하다. 쿠르베의
　　미술에서 사실성은 현실의 모습을 최대한 현실감 있게 그리고 과장 없이 정직하게 묘
　　사한다는 것이었지만 연극에서는 좀 더 다양한 의미로 오랫동안 사용되어 왔다. 예를
　　들면, 연극에서 비극적인 희극의 인물을 표현할 때는 최대한 인물 자체의 고유한 본성
　　에 적합해야 하고, 관객들이 인물이나 사물에 대해 갖고 있는 기존 이미지에 잘 맞게
　　표현해야 한다는 것이 바로 그것이었다. 또한 실제 삶에서 발생할 수 있는 것만을 표
　　현해야 한다는 것도 사실성의 개념이어서 현실에 존재하지 않는 신이나 유령, 그리고
　　관객들은 다 듣지만 바로 옆에 배우는 못 듣는 것으로 간주하는 방백과 독백 등도 무
　　대에서 사라지게 되었다.

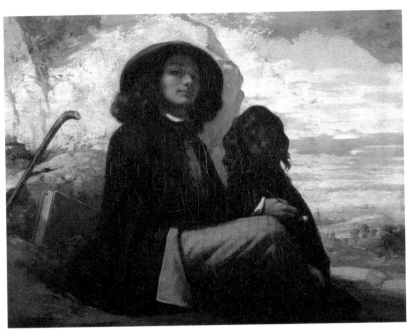

〈검은 개를 데리고 있는 쿠르베〉, 1849

있다. 사실 쿠르베가 초기부터 사실주의적인 그림만을 그렸던 것은 아니었고, 초기에는 성서나 문학 속에 있는 내용들을 그리거나 고향 풍경을 그리는 등 사실주의와는 크게 관계없는 그림들을 그리기도 했다.

1844년 〈검은 개를 데리고 있는 쿠르베〉라는 작품으로 살롱전에 입상한 이후부터 계속 다른 살롱전에서는 낙선을 거듭했으며 비평가들에게는 인기가 없어 많은 비난을 당하기도 했다. 그러나 낙선을 거듭하는 동안에도 급진적인 작가들이나 화가들 그리고 도전적인 평론가들에게는 서서히 이름을 알려가고 있었는데 그들은 역사나 신화를 다룬 기존의 그림들과 낭만주의 화풍을 싫어하던 사람들이었다. 쿠르베를 좋게 보던 그들은 "그림이란 것은 구체적인 예술이며, 현실적이고 세상에 존재하는 것만을 그려야 한다."는 쿠르베의 주장에 적극 동조했다. 쿠르베의 작업실 근처의 술집을 아지트로 정해서 자주 모이던 그 술집을 '사실주의의 화원'이라고 부르기도 했다.

천사를 그려달라는 사람에게 대꾸했다는 "나에게 천사를 보여다오, 그러면 천사를 그리겠다."는 한마디야말로 쿠르베의 모든 그림 인생을 가장 잘 함축한 표현이다. 쿠르베는 가난한 사람들을 사실적으로 표현한 것 때문에 수많은 비평가들에게 혹평을 받았는데, 특히 그동안은 역사화의 전유물로만 여겨졌던 장엄함, 엄숙함 등의 이미지를 평범한 사람들의 그림에 접목했다는 것이 그가 많은 비난을 받았던 큰 이유였다.

기존의 전통적인 역사화에서는 대부분의 화가들이 왕이나 신(神)과 같은 영웅을 주인공으로 삼아 엄숙하고 장엄하게 묘사하기 위해 애썼고 그것이 일반적인 역사화를 그리는 관례였다. 그런데 그런 오래된 관례를 무시하고 쿠르베가 아무런 존재감도 없던 가난한 농민이나 노동자들에게 왕을 묘사할 때나 사용하는 장엄함과 엄숙한 이미지를 부여했으니 기존 미술계 사람들의 심기가 불편할 수밖에 없었던 것이다.

쿠르베에게 회화라는 것은 매우 구체적인 예술이며, 그는 사물이나 현실을 있는 그대로 나타내는 것이 그 무엇보다 중요하다고 생각했던 화가였다. 고전주의의 형식이나 낭만주의의 감동에 의하지 않고 오직 우리 생활 현장에서 평범하게 볼 수 있는 장면들을 최대한 있는 그대로, 최대한 사실적으로 묘사하려고 애썼던 사람이기도 했다. 또한 쿠르베는 자신의 그림을 보는 사람들의 입장에서 그림을 보면서 스스로 현실을 있는 그대로 직관하고 냉철한 시각으로 보길 원했는데 그런 의미에서 그의 그림은 풍자적이라고도 할 수 있다.

쿠르베는 일찍이 사회의 부조리에 눈을 떴으며 밀레처럼 가난한 농촌 모습에도 관심을 갖고 그린 유명한 작품들이 많지만, 그중에서도 특히 〈오르낭의 매장(Un enterrement à Ornans)〉(1849~1850)은 보는 사람들에게 회화에서 사실성과 사실주의가 무엇인지를 확실하게 인식시키고 있다. 쿠르베는 고향에서 치러진 외할아버지의 장례식에 많은 사람들이 모여 시신을 매장하려는 장면을 엄청난 크기의 캔버스에 그렸다. 오르세 미술관에 있는 그 그림은 화폭의 크기가 무려 668cm×315cm나 되는데 보는 이들을 먼저 그 크기로 압도한다.

쿠르베는 화가였음에도 불구하고 사회문제와 정치문제에도 상당히 민감했다. 1848년 2월혁명을 기점으로 프랑스, 오스트리아, 프로이센 등 유럽 전역이 혁명의 소용돌이에 휘말렸는데 쿠르베 역시 당시 유행하는 사회주의 사상과 자유주의 열기에 휩싸였다. 또한 유명한 사회주의자들인 프루동, 플로베르, 도미에, 코로, 그리고 상플뢰리 같은 인물들과 긴밀한 친교를 맺으며 그들의 사상에 동조했다.

특히 프랑스와 프로이센(지금의 독일) 사이에 발발한 보불전쟁[3]에서 나폴레옹 3세를 앞세운 프랑스가 예상을 뒤엎고 허무하게 패배하자 프랑스 국내에서는 지도층에 대한 불만이 극에 달했었다. 결국 파리의 노동자들이 중심이 돼서 세계 최초의 노동자 정부인 '파리코뮌'을 만들었을 때 거기에 적극적으로 가담하기까지 했다. 사실 정치적 신념에 따라 파

---

3) **보불전쟁(프랑스-프로이센 전쟁) :** 1870년 7월 19일부터 1871년 5월 10일까지 진행된 전쟁으로 유럽 대륙에서 프랑스의 주도권에 종지부를 찍고 프로이센 주도의 통일 독일 제국을 성립시킨 전쟁이다. 당시 독일은 연방제 국가로서 여러 개의 나라로 나뉘어져 있었는데 프로이센은 북부 독일의 대부분을 차지한 나라였다. 이 전쟁의 직접적인 원인이 됐던 것은 에스파냐 왕위 계승이었다. 프랑스 출신의 부르봉 왕가가 에스파냐 혁명으로 인해 축출되고 왕위가 공석이 되었다. 이렇게 공석이 된 왕위에 프랑스 출신이 아닌 프로이센 왕실과 인척 관계에 있는 레오폴트 대공을 옹립하려 하자 당시 강대국이었던 프랑스가 강력 반발하며 나폴레옹 3세의 전격적인 선전포고로 인해 전쟁이 발발했다. 철혈재상으로 불렸던 당시 프로이센의 재상 비스마르크의 치밀한 군사 작전으로 프랑스는 전쟁 발발 불과 44일 후인 9월 2일 항복 선언을 하게 됐으며 이 전쟁에서의 패배로 인해 프랑스는 큰 후유증을 겪게 된다. 나폴레옹 3세는 패전의 책임을 지고 폐위됐고 급진적인 노동자들을 중심으로 파리에서는 세계 최초의 노동자 정부인 파리코뮌이 성립된다. 특히 이 전쟁의 패배가 프랑스 국민들에게 큰 치욕감을 준 것은 프랑스 영토였던 알사스 로렌 지방(스트라스부르그)을 프로이센에 넘겨준 것이었지만 그보다 더 치욕스런 일은 프로이센의 빌헬름 1세의 황제 대관식을 독일이 아닌 프랑스의 심장부인 베르사유 궁전에서 행한 것이었다. 이 전쟁을 승리로 이끈 프로이센은 이후 국호를 도이칠란트로 바꾸었고, 이를 계기로 유럽의 정치 질서는 기존의 프랑스 중심에서 독일로 넘어가게 되었다.

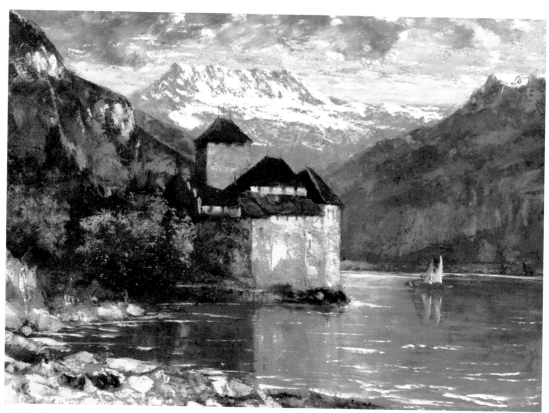

〈시옹성〉, 쿠르베, 1877

리코뮌에 가담했지만 이후 그들 코뮈니스트들의 지나친 과격함에 질려서 한 달 만에 나오게 된다. 그러나 백일천하로 코뮌 정부가 무너지고 그 후에 프랑스 정부군에 의해 파리코뮌파들이 체포될 당시 쿠르베도 함께 체포되었고 3개월간 감옥 생활도 하게 되었다.

석방된 쿠르베는 고향인 오르낭으로 돌아갔는데 주민들이 노동자 정부였던 코뮌에 발을 들인 자신을 경계하는 데다, 게다가 정부에 의해 재판에 회부되어 엄청난 벌금을 받을 것을 피하기 위해 프랑스를 떠나 1873년 7월 23일 스위스로 아예 망명을 한다. 그 후 스위스에서 계속 그림을 그리던 쿠르베는 1877년 자신이 머물던 시옹성과 알프스 산을 배경으로 한 그림 〈시옹성(Le chateau de Chillon)〉들을 남겼지만 이 시기 그림들은 쿠르베 혼자의 힘이 아닌 제자들의 힘을 빌려 그렸던 것이었다.

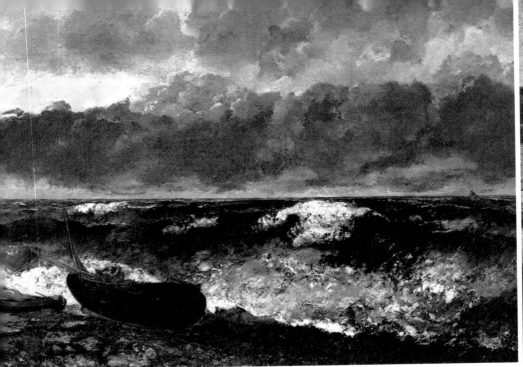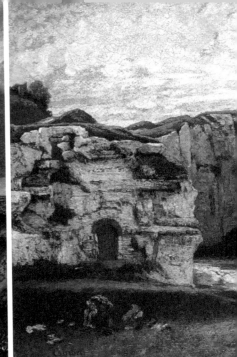

쿠르베가 즐겨 그린 절벽 그림. 왼쪽부터 〈파도〉, 〈에트르타〉

결국 조국인 프랑스로 돌아가지 못하고 쿠르베는 그곳에서 쓸쓸하게 삶을 마감한다. 쿠르베는 살아생전보다 사후에 화가로서의 명성이 더욱 높아졌으며 기존의 미술계와는 완전히 다른 예술관을 보여줌으로써 근대 회화의 새로운 문을 열었다는 칭송을 받게 된다.

쿠르베는 〈돌 깨는 사람들〉 〈오르낭의 매장〉 외에도 다양한 장르의 그림을 그렸는데, 특히 여성들을 따뜻한 시선으로 바라보는 여성찬미론자로서 따뜻한 느낌의 관능적인 그림을 통해 여성의 누드를 예찬하기도 했다. 다양한 풍경화들도 많이 그렸고 특히 고향 프랑슈콩테의 자연을 좋아해서 그곳의 숲, 샘, 바위, 절벽 등을 많이 그렸다.

1865년부터는 프랑스인들 사이에서 휴양지로 유명해진 대서양 연안 마을들, 에트르타(Etretat), 도빌(Dauville), 트루빌(Trouville) 등의 절벽을 많이 묘사했다. 이 그림들은 당시 프랑스 미술계를 놀라게 했고 사실주의에 이어 인상주의로 나아가는 길을 여는 계기가 됐다는 평가를 받는다. 쿠르베는 이 지역의 절벽을 그릴 때 대기의 흐름과 폭풍우가 몰아치

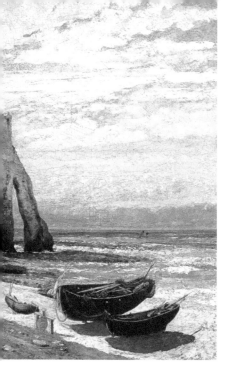

는 풍경, 햇살이 쏟아지는 풍경 등을 주의 깊게 관찰해서 그렸는데 그 결과로 좋은 평가를 받았던 것이다.

쿠르베의 대표작으로는 〈오르낭의 매장〉과 함께 〈돌 깨는 사람들〉이 가장 유명하고, 서양 미술에서 처음으로 여성의 신체를 너무도 사실적이고도 적나라하게 묘사해서 일대 센세이션을 불러일으켰던 〈세상의 기원(L'Origine du monde)〉(1866)이라는 작품도 있다. 참고로 〈세상의 기원〉은 당시 사람들에게 그 존재가 소문으로만 떠돌며 특정한 소수의 사람들만이 감상할 수 있었는데, 쿠르베 사후 100년이 지나서 파리의 오르세미술관이 그 그림을 공개하겠다고 나서서 엄청난 반향을 일으켰다.

2) 쿠르베는 정치적이고 도전적인 화가였다?

쿠르베는 정말 항간의 표현대로 시대와 정부와 사회 그리고 기존 미술계에 반기를 들었던 도전적인 사람이었는가? 결론적으로 쿠르베는 부유한 집안에서 태어나고 성장한 이력과는 달리 평생 국가권력과 전통적인 프랑스 미술계 등에 반발한 사람이었고 모든 규범과 규칙, 관습을 거부한 화가였다.

그가 얼마나 기존 체계에 거부감을 보였는지는 몇 가지 사례만 보아도 알 수 있는데, 기존의 전통적인 프랑스 미술계에 반발해서 '리얼리즘'이라는 전시회를 연 적이 있을 정도였고, 결국 그 덕분에 리얼리즘이라는 새로운 사조가 프랑스 화단에 등장하게 되었다.

그가 36세였던 1855년 파리에서 제1회 만국박람회⁴⁾가 개최됐다. 쿠르베는 이 박람회에 그동안 정성껏 그린 그림 13점을 출품했다. 이 13점의 그림 가운데 지금은 쿠르베의 명작으로 인정받는 〈오르낭의 매장〉과 〈화가의 작업실〉이 포함되어 있었다. 그런데 무슨 이유에서였는지 박람회 주최 측에 의해 그의 그림들이 전시 거부를 당하게 되었다.

여기에는 당시 미술계의 관례적인 화풍이 한몫을 했다. 당시까지만 해도 그림이라는 것은 당연히 위대한 인물들이나 신처럼 특별한 존재를 그린 것이어야 한다고 생각했기 때문이다. 그런데 쿠르베가 출품한 그림들은 하나같이 평범한 시골 사람들을 영웅처럼 캔버스 한가운데 배치하기도 하고, 〈돌 깨는 사람들〉에서는 석공의 모습을 너무도 사실적인 모습으로 묘사했으니 당시 박람회 심사위원들이 보기에 정상적인 작품이 아니었던 것이다. 오히려 당시 시대와 기득권에 대한 은밀한 반발로까지 보일 정도였으니 가장 보수적이었던 심사위원들이 쿠르베의 작품을 거

---

4) **만국박람회(World Exhiition)** : 각 나라의 문화와 정보를 교환하는 축제의 장으로 현대에 와서는 일명 '엑스포'라고도 불린다. 만국박람회에는 기본적으로 개최국의 문화와 예술, 경제를 자랑하고자 하는 의도가 숨어 있었다. 그 기원은 BC 2500년 페르시아 제국까지 거슬러 올라간다. 페르시아 제국이 강대국으로 군림할 때 자신들의 부를 자랑하고자 '부(富)의 전시'를 한 것이다. 『구약성서』에 보면 고대 페르시아 제국의 아하수에로 왕이 제국의 부와 영화를 다른 주변 국가에 자랑하고자 각국 대표들을 초청해서 6개월간 전시회를 열었는데 이것이 일종의 박람회였던 것이다. 그 후 과학기술의 발달과 함께 1569년 독일 뉘른베르크 시청에서 개최된 박람회가 산업박람회의 효시로 인정받고 있다. 그러나 근대적 의미의 최초의 박람회로는 1851년 영국 런던에서 개최된 만국박람회(일명 수정궁 박람회)를 꼽을 수 있다. 이후 1876년 미국 필라델피아 박람회에서는 벨의 전화가 소개되었고, 1885년과 1889년 파리에서는 파리박람회를 위해 에펠탑이 건설되었으며 1904년 미국 세인트루이스 박람회에서 자동차와 비행기의 실용화가 이루어졌다. 참고로 우리나라의 경우, 1900년 파리박람회에 대한제국이 민영찬을 파견해서 대한제국을 유럽 열강들에게 소개했다. 대한제국을 선포한 고종은 교육과 산업의 진흥을 추진하였고 외교 활동에도 적극적이었다. 고종은 이러한 외교 활동을 통해 대한제국이 독립국임을 강조하고 국제사회의 당당한 일원임을 인정받으려고 했던 것이다.

부한 것도 시대적 상황을 이해한다면 납득할 수 있는 일이었다.

기득권자들인 심사위원들이 염려하고 두려워했던 것은 구체적으로 무엇이었을까? 사실 쿠르베는 자신의 정치적 견해를 공공연히 밝히는 데 주저함이 없었으며 사회 참여적인 그림도 많이 그린 화가였다. 그리고 그는 너무도 사실적인 기법으로 가난한 농촌의 생활을 자주 그렸고 이런 행보는 당시 정부와 기존 미술계의 주목을 끌기에 부족함이 없었다. 또한 당시는 2월혁명5)의 여파로 국왕 루이 필리프가 물러난 지 얼마 되지 않은 시기였기에 정부에서는 제2의 대혁명이 발발하면 어쩌나 하는 걱정이 많았다. 게다가 그전까지만 해도 프랑스 화가들이 농촌이나 농부들을 묘사할 때는 아름답고 목가적이며 편안한 풍경으로 그렸었는데 쿠르베는 가난한 사람들의 모습을 있는 그대로 초라하고 비참하게 그렸으니 기득권 세력의 입장에서는 쿠르베가 다른 의도를 숨기고 있는 게 아닌가

---

5) **2월혁명** : 프랑스 2월혁명은 1848년 2월 22일에서 24일에 걸쳐 일어난 의회 내 반대파가 주도한 운동으로 이 혁명을 통해 루이 필리프의 7월 왕정이 해산되고 공화정이 수립되었다. 1830년 7월혁명이 일어나면서 샤를 10세가 퇴위하고 루이 필리프 1세가 입헌군주로서 즉위하였지만 입헌군주정은 초심과는 달리 소수의 부유한 지주 그룹이 권력을 잡은 체제였다. 7월혁명으로 즉위한 루이 필리프는 처음에는 '시민의 왕'을 자처할 정도로 국민들을 위한 정치를 하였고 언론과 신앙의 자유를 보장했지만 이런 정책은 오래가지 못했다. 당시 프랑스 사회는 은행가들을 비롯한 소수의 자본가 계급이 지배층을 이루고 있었고 선거권도 상류층이 독점하던 시대였기 때문이다. 하지만 그무렵, 산업혁명의 여파로 세력이 점차 커진 노동자들과 소시민들도 선거권을 요구하기 시작했고, 사회주의자들과 자유주의파들은 선거법 확대를 위한 정치적 개혁을 요구하기에 이르렀다. 루이 필리프 정부는 군대를 동원해서 이런 요구를 탄압하기 시작했고 탄압에 맞서 1848년 2월 22일 파리의 시민들과 노동자들이 합세하여 혁명을 일으켜 국왕을 아예 영국으로 추방하고 만다. 이것을 프랑스의 2월혁명이라고 불렀다. 2월혁명의 의의 중 중요한 것은 이 혁명의 영향으로 유럽 다른 국가들에서 자유주의 운동이 들불처럼 일어났다는 것이다. 오스트리아에서는 보수 세력이 쫓겨나고, 프로이센에서도 자유주의 운동이 일어나 헌법이 제정되었으며 이탈리아에서도 사르데냐 왕이 중심이 되어 비록 성공하지는 못했지만 오스트리아의 지배를 거부하며 저항하기에 이르렀다.

하는 의심이 갔던 것이다. 그래서 쿠르베가 만국박람회에 출품한 그림들을 주최 측은 의심의 눈길로 보게 됐고 정부의 주목을 받고 있는 작가의 그림을 거부하기에 이른 것이다.

이렇게 전시를 거부당한 쿠르베는 그대로 포기하지 않고 아예 박람회장 옆에 가건물을 짓고 자신의 그림들을 전시하기 시작했다. 당시 쿠르베가 가건물에 붙인 전시회 명칭이 바로 '리얼리즘'이었는데 쿠르베는 여기에 거부당한 자신의 작품들을 전시하면서 "내가 사는 시대의 풍속과 관념 그리고 사회상을 오직 나 자신의 평가와 판단에 의해 표현한다."는 선언문까지 발표했다. 이때부터 프랑스 미술계에서 리얼리즘에 대한 논의들이 나오게 됐고, 그때부터 쿠르베가 미술계에서 '최초의 리얼리스트'라고 불리게 되었다. 이것이 바로 쿠르베가 지닌 의미이다. 한마디로 당시 주류였던 프랑스 미술계의 고전주의와 낭만주의에 반발해서 시대와 불화하며 자신만의 독창적인 시각으로 세상을 바라보고, 연약한 약자들의 모습을 실감나게 그렸던 쿠르베가 있었기에 지금 우리가 흔하게 접하는 사실주의 그림들이 각광받을 수 있게 된 것이다.

쿠르베가 당시 주류 사회에 심각하게 도전했던 것은 비단 만국박람회장 옆에서 '리얼리즘'이라는 새로운 이름의 가건물 전시회를 열었던 것에 국한되지 않는다. 그는 평생을 국가권력이나 시대의 주류에 도전하고 반발했는데, 그가 51세였던 1870년에도 그런 일이 있었으니 국가가 수여하는 훈장을 거부했었던 일이다.

프랑스에는 국가에서 수여하는 여러 종류의 훈장이 있는데 그중에서도 누구나 인정하는 프랑스 최고의 훈장은 '레지옹 도뇌르 훈장'[6]이다.

---

6) **레지옹 도뇌르 훈장** : 프랑스의 레지옹 도뇌르(La Legion d'honneur) 훈장은 우리에게

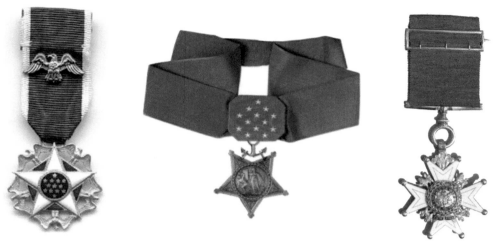

레지옹 도뇌르 훈장

정치, 경제, 사회, 문화, 예술 등 사회 각 부분에서 평생에 걸쳐 국가를 위해 큰 공헌을 한 사람들에게만 수여되는, 모든 프랑스 사람들이 가장 선망하는 최고의 훈장이 이것이다. 어떤 분야에서든 이 훈장을 받는다는 것은 그 분야에서 거의 최고의 경지에 올랐고 누구나 인정할 만큼 큰 공적을 쌓았다는 것을 의미하기 때문에 개인은 물론이고 가문에도 최고의

도 잘 알려진 훈장이다. '영광의 군단'이라는 의미를 가진 프랑스 최고 훈장으로 나폴레옹 1세가 1802년 제정했다. 처음 이 훈장을 제정했을 때는 '군단'이라는 이름처럼 전투에서 혁혁한 전공을 세운 군인을 위한 것이었지만 나중에는 문화적으로 경제적으로 큰 공헌을 한 민간인에게도 대통령이 직접 수여하는 훈장으로 범위가 확대되었다. 이 훈장을 받는다는 것은 개인은 물론 그 집안의 자랑거리가 될 정도로 큰 영광이고, 이 훈장을 단 사람은 사교클럽이나 각종 국가적 행사에서 특별한 예우를 받으며 군인들은 이 훈장을 단 사람을 보면 반드시 경례를 하도록 교육받을 정도이다. 이 훈장은 군대 계급을 반영해서 다음과 같은 2작위와 3등급으로 구분한다. 가장 큰 영예인 그랑크루아(Grand-Croix, 대십자가)부터 그랑오피시에(Grand-Officier, 대장군), 코망되르(Commandeur, 지휘관), 오피시에(Officier, 장교) 그리고 슈발리에(Chevalier, 기사)로 나눈다. 수훈자들은 슈발리에부터 시작해서 단계적으로 진급하게 되는데, 프랑스 국내인들의 경우에는 최소한 20년 이상의 공직 또는 25년 이상의 전문직에 종사한 경력이 있어야 슈발리에를 받을 수 있는 최소한의 자격이 생긴다. 최근에는 프랑스의 위상을 높인 문화예술인들이나 스포츠 스타들도 슈발리에를 받는 경우가 생기고 있고, 외국인들 중에서도 프랑스와의 교류에 큰 공헌을 한 사람에게는 레지옹 도뇌르 훈장 중에서 슈발리에 등급의 훈장을 수여하고 있다.

명예가 된다. 실적만 많다고 받을 수 있는 게 아니고 공직은 최소 20년, 민간은 최소 25년 이상의 전문적인 경력이 있어야만 추천받을 자격이 주어지기에 젊은 사람들은 능력이 있어도 이 훈장을 받는 게 불가능하다. 프랑스 국민이라면 누구나 레지옹 도뇌르 훈장의 권위를 인정하고 받기를 갈망한다. 그런데 이처럼 명예로운 훈장을 거부할 사람이 과연 몇이나 있을까? 바로 쿠르베가 이처럼 명예로운 훈장을 거부했던 것인데 이게 그의 나이 51세였던 1870년에 발생했던 사건이었다.[7]

2. 기득권으로부터 거부당한 〈오르낭의 매장〉

1) 이 그림은 왜 비난을 받았는가?

〈오르낭의 매장〉은 〈화가의 작업실〉이라는 또 다른 유명한 쿠르베의

---

7) **쿠르베의 훈장 거부** : 쿠르베가 일생의 영광이 될 수 있는 프랑스 최고의 문화예술훈장을 거부한 것은 평소 그의 성향을 비춰보면 충분히 이해가 가는 일이었다. 〈오르낭의 매장〉의 배경이 된 오르낭에서 출생한 쿠르베에게는 양초를 제조하며 많은 재산을 모은 아버지와 투철한 공화주의자로 혁명에 참여하기도 했던 할아버지를 비롯해서 가족 모두가 진보주의자들이었다. 집안의 영향으로 인해 쿠르베는 프랑스 미술계에서도 손에 꼽을 만큼 정치에 관심이 많은 화가였다. 평소 자신은 타고난 사회주의자이자 사회혁명가라고 할 정도로 스스로의 정치적 성향을 밝히는 것을 두려워하지 않았다. 쿠르베가 평소 자주 하던 말이 있었는데 "나는 자유인으로 자유롭게 살아왔다. 어떠한 당파, 교회, 단체, 아카데미에도 속하지 않고 내면의 내 목소리에 귀를 기울이고 오직 자유에 따라 살았다."라는 말이었다. 안락한 삶을 거부했던 쿠르베는 파리코뮌(시민들과 노동자들의 봉기에 의해서 수립된 혁명적 자치정부로 세계 최초의 노동자 정부)에 참여했다. 노동자 정부는 쿠르베를 예술가연합회 회장으로 뽑았는데, 나중에 파리코뮌이 붕괴하자 새 정부는 나폴레옹 기념탑 파괴 사건에 책임을 물어 쿠르베를 3개월간 투옥하고 전 재산을 몰수하기도 했다. 결국 쿠르베는 조국 프랑스를 떠나 스위스로 망명을 떠날 수밖에 없었다. 이런 전력의 쿠르베였기에 제2제정의 반동적인 미술 당국과 대립하며 오랜 기간 위험인물로 간주되기도 했다. 결정적으로 쿠르베는 공화정을 짓밟아버린 나폴레옹 3세에 대한 반감으로 훈장을 거부했던 것이다.

그림과 함께 1855년 제1회 파리 만국박람회에서 전시를 거부당함과 동시에 많은 혹평과 비난을 받았다. 캔버스의 가로 길이가 668cm, 세로 길이가 315cm에 육박할 정도의 대작인 〈오르낭의 매장〉은 단지 쿠르베가 고향마을 오르낭에서 있었던 장례식 장면을 사실적인 터치로 그린 그림일 뿐이었다. 그냥 사람 사는 곳이면 어디에서나 흔하게 볼 수 있는 장면으로, 오르낭 마을의 신부가 와서 장례를 집전하고 있고, 이웃 사람들 수십 명이 와서 십자가를 들고 있고, 무덤을 파서 매장을 하려는 모습을 그린 단순한 그림이다.

당시 쿠르베는 부모님과 여동생, 성직자, 동네 사람 등 주변 인물들을 모델로 이 그림을 그렸다. 아무리 눈을 크게 뜨고 자세히 살펴보아도 특별히 반정부적인 상징이나 정부를 뒤집으려는 불순한 의도를 찾기 불가능할 정도로 단순한 그림인데 도대체 당시 프랑스 미술계에서는 왜 이 그림을 그렇게 못마땅하게 봤던 것일까? 게다가 왜 많은 평론가들은 신랄한 비난들을 퍼부었던 것일까? 도대체 무엇이 프랑스 미술계와 기존 평론가들의 심기를 그토록 불편하게 했던 것일까?

첫째, '역사화'를 비꼰 점이다. 일반적으로 역사화는 그림 중에서도 특히 평범한 사람들의 것이 아니다. 오래전부터 역사화는 특별한 힘을 소유한 영웅들이나 위대한 신(神)의 전유물이었다. 위대한 인물들을 묘사하기에 스케일이 큰 캔버스에 주로 그려졌다. 그런데 쿠르베는 큰 캔버스에 역사적인 영웅들나 위대한 군주 혹은 신들이 아닌 시골 마을에서 흔하게 볼 수 있는 사람들의 모습을 그렸다. 뿐만 아니라 고귀한 성직자나 재판관, 공무원 등 신분이 특별한 사람들이라도 더 크게 그리지 않았고 일반 사람들과 똑같은 크기로 실제에 입각해서 그렸으니 기득권층의 반발을 불러올 수밖에 없었다.

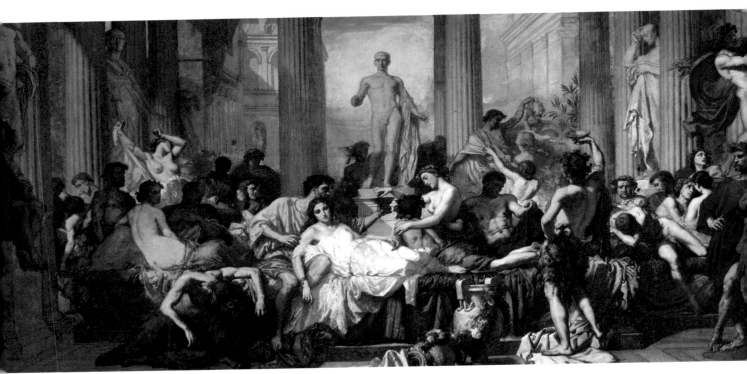

〈쇠퇴기의 로마인들〉, 토마 쿠튀르, 1847

당시의 상식에 의하면 이 정도로 큰 그림에는 당연히 위대한 신이나 국왕 혹은 당대의 영웅이나 역사적 위인들처럼 특별한 인물들을 그렸어야 하는데 오히려 너무도 평범한 시골 사람들을 그렸으니, 이러한 쿠르베의 행위는 역사화를 기만하거나 비꼬는 행동으로 비쳤던 것이다. 실제로 쿠르베에게 그러한 의도가 있었는지는 자신만 알겠지만 이 그림을 처음 그렸을 때 제목을 〈오르낭의 매장〉이 아닌 〈오르낭에 있었던 매장의 역사화〉라고 지었던 것은 의미심장한 일이었던 것이다.

당시 프랑스 사람들이 인정하는 역사화라고 하면 〈나폴레옹의 대관식〉이나 〈쇠퇴기의 로마인들〉처럼 평범한 인물들이 주인공으로 등장하면 안 되는 것이었다. 특히 쿠르베의 〈오르낭의 매장〉은 클로드 마네의 스승이면서 전형적인 역사화의 전형을 보여줬던 토마 쿠튀르의 〈쇠퇴기의 로마인들〉과 자주 비교되곤 했다.

토마 쿠튀르의 그림을 보면 지극히 이상화된 몸매의 남녀 군상이 고

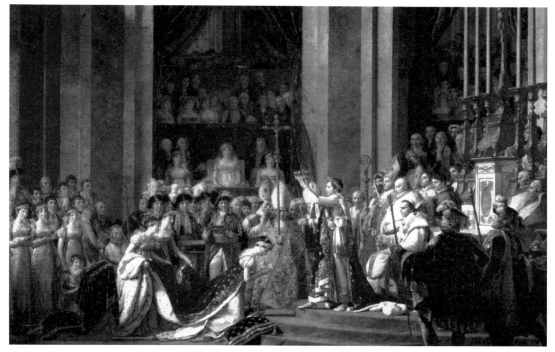

〈나폴레옹의 대관식〉(부분). 대관식 참가자들은 모두 한 곳을 보고 있다.

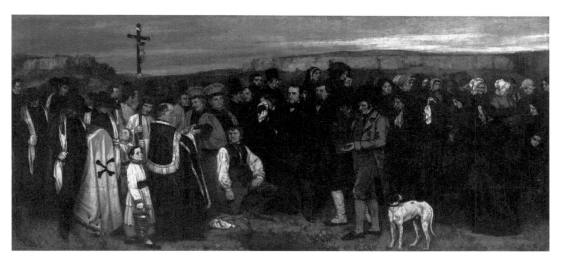

〈오르낭의 매장〉. 우측에 있는 사람들은 다른 곳을 보고 있다.

대 로마풍의 멋진 건축물과 조각상을 배경으로 뒤엉켜 질펀한 파티를 벌이고 있다. 이 그림을 통해 토마 쿠튀르가 말하고 싶었던 것은 한마디로 '로마의 몰락은 바로 이런 도덕적 타락에서 비롯됐다'는 것이다. 이와 같은 아카데미풍의 역사화를 통해 교훈을 얻는 데 익숙해진 사람들에게 아무런 교훈도 없는 것같이 보이는 쿠르베의 〈오르낭의 매장〉은 역사화에 대한 심각한 조롱과 기만으로 비춰졌던 것이다.

쿠르베의 〈오르낭의 매장〉과 다비드의 〈나폴레옹의 대관식〉을 비교하면 확실히 다른 점이 한 가지 있는데 바로 등장인물들의 시선이다. 〈나폴레옹의 대관식〉에서는 대관식에 참석한 모든 사람들의 시선이 한 곳으로 향한다는 것을 볼 수 있다. 당연히 모든 사람들의 시선을 한몸에 받고 있는 인물은 중앙에 있는 나폴레옹이다. 이처럼 전통적인 역사화라고 한다면 위대한 인물들을 부각시키는 것이 일반적인 것이다. 그런데 쿠르베는 〈오르낭의 매장〉에서 장례식에 참석한 인물들이 제각기 다른 곳을 바라보게 만들었으니 이 또한 전통적인 방식과 어긋났다.

그렇다면 기존의 역사화에 전혀 어울리지 않는 그림을 그려놓고 제목에 일부러 역사화라는 단어를 넣었다면 이것이야말로 역설의 묘미가 아니었을까. 크기로는 역사화에나 어울릴 것 같은 대작인데 내용을 보면 역사화에 전혀 어울리지 않는 평범한 시골 사람들의 모습을 캔버스 가득 그려 넣었으니 이것이 결국 문제의 단초가 됐던 것이다.

"진정한 역사는 일부 영웅이나 국왕들의 것이 아니라 일반 시민들의 것이다.'라는 쿠르베 자신의 생각을 전적으로 그림으로 표현했으니 당시 프랑스 미술계를 비롯한 기득권 세력들의 입장에서는 이 그림이 좋게 보일 리 없었다. "리얼리즘은 본질적으로 민주주의적인 미술"이라는 그의 평소 지론이 그림에 내포되어 있다고 여겼던 것이다. 그래서 국왕을 비롯한 프랑스 지배층들이 이 그림을 그토록 불편해했고 많은 비난을 하게 됐고 그러니까 파리 만국박람회 주최 측에서도 당연히 쿠르베의 그림들에 불경죄를 물어서 전시를 거부했던 것이다. 이것이 바로 당시 프랑스 미술계가 쿠르베의 그림 전시를 거부하고 격렬한 비난을 퍼부었던 첫 번째 이유였다.

둘째, 쿠르베의 그림을 본 프랑스 미술계가 크게 동요하고 격렬한 비난을 퍼부은 것은 당시의 시대적인 상황에서 연유한다고 볼 수 있다. 쿠르베가 〈오르낭의 매장〉과 〈화가의 작업실〉이라는 그림을 살롱에 공개한 것은 1850~1851년의 일로, 1848년 2월혁명의 기운이 가신 지 불과 2년 정도밖에 지나지 않았던 시기였다. 프랑스 역사에서 단 한 번도 역사의 주인공으로 각광받은 적이 없었던 소시민들이 강력한 정치의 주체로 나섰던 것이 바로 1848년의 혁명이었고, 당시 프랑스 기득권들이 받았던 마음의 상처는 아직 충분히 지워지지 않았다.

혁명의 결과로 프랑스의 모든 성인 남성들에게 드디어 평등한 투표권이 주어졌고, 반대로 전통적인 기득권자들 입장에서는 빈부와 신분, 지위, 계급의 격차가 무너지려는 위기의 순간이기도 했던 게 바로 쿠르베가 그림을 출품했던 시기였다. 그러니 프랑스 미술계와 많은 기득권자들이 혁명 당시를 떠올리며 느낀 불안이 쿠르베의 그림을 거부하게 만들었던 것이다.

과거, 왕정과 귀족, 위대한 신들의 치적을 자랑하기 위한 용도로 그려졌던 거대한 역사화 크기로 오랫동안 무시했던 가난하고 평범한 일반 민중이 캔버스를 가득 채우고 있는 그림을 그렸으니 그들은 앞으로의 시대가 더 이상 자신들의 시대가 아니고 엄청난 변화의 물결이 몰려올 수 있는 시대임을 그림을 통해 깨달았던 것이다. 이것이 바로 기득권들이 쿠르베의 그림을 거부한 이유였다.

이상의 지극히 현실적인 이유들로 인해서 쿠르베가 그린 〈오르낭의 매장〉이나 〈화가의 작업실〉등의 명화는 파리 만국박람회에 출품했지만 주최 측으로부터 작품의 전시를 거부당하게 되었던 것이다. 그러자 쿠르베는 박람회장 옆에 가건물을 지어서 '리얼리즘관'이라는 이름을 붙였고 거기에 자신의 거부당한 그림들을 전시하게 되면서 인기를 서서히 얻었고 결국 리얼리즘을 개척한 화가로 평가받게 됐던 것이다.

2) 종교적 이유와 혁명의 이념

이와 같은 현실적인 이유 말고도 사실은 쿠르베의 그림이 거부당할 수밖에 없었던 또 다른 이유가 있다. 종교적인 부분에서 이유를 찾을 수 있는데 프랑스는 물론이고 유럽 사회는 전통적으로 가톨릭(구교)과 기독교(신교)의 정신이 바탕에 깔려 있는 사회다. 그러므로 유럽 사람들에게 있어서 종교라는 것은 절대로 뗄 수 없는 부분이고 이런 종교를 무시한다는 것도 상상할 수 없는 일이다. 기존의 역사화나 종교화들은 종교를 묘사할 때 항상 그림의 중앙에 종교적 상징물이 오도록 그리는 것이 일반적이었고, 이것이 당대 사람들에게도 너무도 당연한 것이었다. 그런데 쿠르베의 〈오르낭의 매장〉은 어떠한가? 그의 그림에도 십자가에 매달린 예수 그리스도의 모습이 보이는데 쿠르베는 이러한 종교적 상징물을 어디에 위치시켰는가?

쿠르베의 그림에서 우리의 시선을 끄는 것은 매장을 하기 위해 모인 수십 명의 사람들보다도 그들의 뒤쪽 멀리 보이는 십자가에 달린 예수이다. 십자가와 예수야말로 그림의 소재 중 가장 종교적 상징성을 띠고 있는 재료인데 그 십자가에 달린 예수의 위치가 기존의 종교화와는 다르다. 게다가 쿠르베는 십자가에 달린 예수의 모습을 희미하게 그린 것이 아니고 누가 봐도 단번에 알 수 있도록 매우 구체적이고 사실적으로 묘사했다. 그런데 그런 십자가와 예수의 위치가 그림의 정중앙이 아닌 좌측으로 치우쳐 있다. 그 중요한 종교적 상징을 별로 중요하지 않은 것처럼 보이도록 그림을 그렸으니 문제가 된 것이다.

일반적으로 그림을 그릴 때는 중요한 사람이나 사물을 정중앙에 놓고 그리는 것이 보통이다. 종교적인 신념을 밑바탕으로 깔고 있는 당시 프랑스 사람들에게 십자가에 달린 예수의 모습만큼 중요한 것이 또 있었을까? 게다가 장례식을 묘사한 그림이니 죽은 사람의 구원을 기원하는 것이 매우 중요한 상황인데, 그런 그림이라면 당연히 십자가에 달린 예수의 모습을 정중앙에 배치하는 게 상식이다.

그런데 가장 중요한 존재로 당연히 그림의 가운데에 있어야 할 십자가에 달린 예수의 모습을 쿠르베는 의도적으로 중앙이 아닌 좌측 구석으로 몰아넣었다. 이것이 바로 당대 기득권 사람들의 심기를 상당히 불편하게 만든 한 가지 요인이 됐던 것이다. 의도했든 혹은 의도하지 않았든 (쿠르베의 성향으로 봐서는 당연히 의도했을 것이지만) 쿠르베가 〈오르낭의 매장〉에서 보여준 십자가에 달린 예수의 위치는 당시 관례에 비춰보면 상당히 파격적이었고 오랜 기간 이어져온 기독교적 질서를 한순간에 무너뜨리려는 시도로 보였다.

쿠르베 이전 대부분의 그림에서 당연히 정중앙에 왔었던 십자가와 예수의 모습을 좌측 구석에 자리 잡게 하면서 쿠르베는 기존의 형식을 단번에 허물었고 십자가를 별 의미 없는 단지 하나의 평범한 장식물처럼 전락시켰다. 게다가 기존 프랑스 미술계와 종교계가 보기에 쿠르베의 이러한 시도는 기존 종교가 만들어온 질서에 대한 명백한 도전이었고 반발이었던 것이다. 이러니 당시 기득권 사람들의 입장에서 이 그림을 좋아할 수가 없었을 것이고 그래서 전시를 거부한 것이다.

〈오르낭의 매장〉에서 화가 쿠르베의 도전적이고도 저항적인 성향을 짐작할 수 있는 요소가 또 한 가지 있다. 이 그림에서 또 하나 기존의 그림들과는 다른 부분이 눈에 띄는데 바로 등장인물들의 시선이 조금 특별하다는 것이다. 이 역시 쿠르베가 의도적으로 그렇게 한 것인데, 폭이 600cm가 넘는 대작에 등장하는 실제 오르낭 마을의 주민 46명이 모두 제각각 다른 곳을 바라보고 있다. 자세히 보면 왼쪽의 남성들이 관을 들고 오고 있고 땅에는 매장을 위한 구덩이가 파여 있다. 그런데 오른쪽에 주로 모여 있는 검은 상복을 입은 대다수의 여인들의 자세와 얼굴을 보면 하나같이 엇갈린 방향을 보고 있다는 것을 알 수 있다.

일반적으로 장례식장에서 가장 중요한 시신을 담은 관이 들어오면 모든 사람들은 예외 없이 관을 바라보게 된다. 그런데 지금 모여 있는 사람들은 관이 들어오고 있는 상황에서도 딴짓을 하거나 혹은 장례에 전혀 관심이 없는 사람들처럼 다른 곳을 바라보고 있는데 이것은 매우 이례적인 현상이다. 다른 모든 예술도 그렇지만 그림에서도 무엇인가 이례적이고 특별하다는 것은 곧 그것을 만든 사람이 특별한 목적이나 의도를 가지고 그렇게 했다고 봐야 한다. 특히 회화에서 어떤 특별한 기법이나 내용은 십중팔구 화가의 의도가 반영된 것이다. 그런 의미에서 〈오르낭의 매장〉에서 마을 사람들이 보여주고 있는 행동이나 관을 보지 않고 제각각 다른 곳을 보는 그들의 이상한 시선은 당연히 그림을 그린 쿠르베가 의도한 것이다.

쿠르베는 도대체 무엇을 의도했기에, 그림을 보는 사람들에게 무엇을 말하고 싶어서 그렇게 그렸을까? 정확한 화가의 의도는 본인이 말을 안했으니 알 수 없지만 여러 상황을 통해 충분히 유추할 수 있다.

우선 쿠르베가 그림을 그린 시기에 유의해 생각해보자. 〈오르낭의 매장〉이 그려진 때는 1849~1850년인데 이때는 프랑스대혁명(1789~)이 거의 끝나고 혁명의 이념인 평등, 자유, 박애 정신이 프랑스는 물론이고 전 유럽에서 착실하게 뿌리를 내린 시기였다. 게다가 1848년 2월혁명이 끝나고 1년밖에 지나지 않았기에 사회 각 부분에서 혁명의 이념들은 매우 중요하게 여겨졌다. 자유, 평등, 박애 등 프랑스가 중시하는 혁명의 이념들이 몇 가지 있지만 그중에서도 특히 평등이 매우 중요했다.

사회 모든 부분에서 평등이라는 개념은 매우 중요한 가치가 됐고, 또 사람들이 그것을 잘 누려야 한다고 믿던 시기였으니 이런 혁명의 이념이 쿠르베의 그림에도 적용됐다고 보는 것이다. 그림을 자세히 보면 〈오르낭의 매장〉에 등장하는 46명의 사람들 중에는 마을 시장도 있고, 교회의 사제도 보이고, 뒤치다꺼리를 해야 하는 노동자들과 평범한 아녀자들의 모습도 보인다. 흔히 그림을 그릴 때 주인공을 돋보이게 하는 방법으로는 명암과 색깔을 이용하는 방법이 있고, 주인공이 서 있는 위치를 이용하는 방법이 있다. 그러나 이 그림에서 쿠르베는 그 어떤 일반적인 방법으로도 주인공을 돋보이게 하지 않았고 오히려 그림에 있는 모든 사람들이 동등하게 보이게 하기 위해 수평선 구도로 그림을 그렸다.

우리에게 친근한 전통적인 그림 중에서도 특히 역사화 종류의 그림들에서는 평등의 개념이 적용되지 않아서 신이나 국왕, 사제 혹은 귀족들은 보통 정중앙에 위치하곤 했다. 게다가 프랑스대혁명을 통해 평등이라는 개념이 등장하기 전까지는 서구 사회는 엄연히 신분제가 공고하고 그에 따른 차별이 당연시되던 시대였다. 그러므로 그림에서도 당연히 신분에 의한 차별이 아무런 거부감 없이 받아들여졌던 것이다.

그러나 회화에 있어서 지금까지의 관례 혹은 묵인(그림에서의 신분 차별)을 깨뜨리고 그림 속에 평등의 이념을 넣으려고 했던 것이 바로 쿠르베의 〈오르낭의 매장〉이었으니 그의 그림이 위대한 평가를 받는 것은 어찌 보면 너무도 당연하다고 할 수 있다. 즉 쿠르베는 자신이 그린 〈오르낭의 매장〉이라는 그림을 통해 혁명의 이념이면서 동시에 반드시 실현해야만 하는 '평등'이라는 개념을 강조했던 것이다. 그래서 그는 모든 사람이 죽음 앞에 평등한 것처럼 신분의 높낮이로 정치인이나 사제들이 돋보이지 않고 모두가 동등하게 보일 수 있는 구도를 채택했던 것이다.

또한 쿠르베는 그림을 통해서 그동안 우대받았던 귀족이나 사제나 정치인들과 동등하게 평범한 소시민도 얼마든지 그림의 소재로 쓰이고, 그들의 평범한 일상도 충분히 작품의 내용으로 사용된다는 것을 말하려는 것이다. 아무리 가난하고 보잘것없는 인생을 산 촌부의 죽음이라 할지라도 그것이 영웅이나 위대한 역사가들의 죽음보다 못 하지 않고 동등한 가치를 가진다는 것이 바로 쿠르베의 생각이었던 것이다. 이것이 곧 사실주의이고 리얼리즘 회화가 아닌가. 그래서 쿠르베를 '리얼리즘 회화의 개척자'라고 칭송하는 것이다.

그러나 이러한 평등을 중시하고, 그동안 주목받지 못하고 소외되어 있었던 가난한 사람들의 일상을 당당하게 자신의 그림 속에 표현했던 쿠르베의 〈오르낭의 매장〉은 그래서 많은 기득권층의 반발을 불러일으켰던 것이다. 특히 쿠르베 사후 그의 이 그림이 루브르박물관에 입성할 때도 '쿠르베의 〈오르낭의 매장〉을 루브르처럼 신성한 곳에 들이는 것은 모든 미학에 대한 부정이다.'는 격렬한 반발을 끊임없이 받았던 것이다. 그러나 오늘날 현대 미술사가들은 쿠르베의 그러한 기득권 미술에 대한 반발 혹은 저항의 태도를 자기 시대의 진실을 표현하기 위해 노력한 근대적인 투쟁으로 가치 있게 여기고 있다.

3) 원래 장례식 그림은 이런 것이다?

쿠르베가 그린 〈오르낭의 매장〉은 시골 마을에서 치러진 이름 없는 사람의 흔한 장례식 모습을 그린 것이기 때문에 당시 기득권 사람들과 미술계로부터 많은 비난을 듣고 전시 거부를 당했다고 했는데, 그렇다면 원래 장례식 그림은 어떤 모습으로 그려야 했을까?

중세 이래로 유럽은 교회가 모든 것을 지배하고 있었고 사람들의 정신 상태도 역시 종교의 영향에서 벗어날 수 없었다. 그랬기에 그림을 그리는 화가들의 입장에서도 죽음이나 장례식 장면을 묘사한 그림을 그릴 경우에는 당연히 종교적인 영향을 받아서 종교적 메시지를 포함하는 그림을 그려야 했다. 이런 상황이 근 수백 년 동안 지속되어왔는데 느닷없이 쿠르베가 장례식 장면을 그림의 소재로 삼으면서도 전혀 종교적이지 않고 오히려 십자가와 예수의 모습을 천대하는 그림을 그렸으니 반발이 심했던 것도 당연했다.

〈오르가즈 백작의 매장〉은 에스파냐의 화가 엘 그레코(El Greco)의 16세기 말경 작품으로, 당대 전형적인 장례식 광경을 보여주는 유명한 그림이다. 오르가즈 백작은 13세기에 에스파냐에 살았던 실존 인물이며 살아생전 가난한 사람들을 구제하는 선한 일을 많이 했다. 엘 그레코의 그림은 실제로 그의 무덤 위에 걸려 있기도 하다. 그림을 보면 두 부분으로 나누어지는데 중간 아래쪽에는 시신을 매장하려는 사람들과 그것을 바라보는 추모객들의 모습이 있고, 위쪽으로는 백작의 영혼이 천상으로 올라가는 모습이 그려져 있다.

당시 장례식에는 백작의 선한 삶을 대변하듯이 성 스테파노와 성 아우구스티노의 환영이 임해서 백작의 시신 매장을 도왔다는 전설이 있는데, 화가는 화려한 복장을 한 두 성인을 그려서 당시의 전설을 재현하고 있다. 시신의 다리를 들고 있는 사람이 성 스테파노이고, 화려한 왕관을 쓰고 시신의 머리 쪽을 든 사람이 성 아우구스티노이다. 시신을 매장하

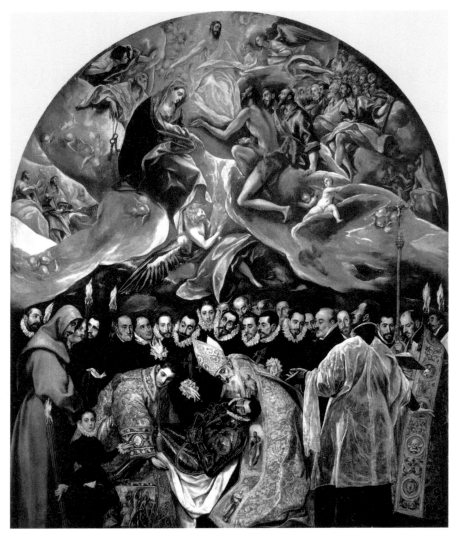

〈오르가즈 백작의 매장〉, 엘 그레코, 460cm×360cm, 1586〜1588, 성 토마스 성당(에스파냐 톨레도)

려는 그들의 위쪽으로 구름이 열리고 예수 그리스도와 성모 마리아가 기다리는 천상을 향해 작고 투명한 백작의 영혼을 두 팔로 감싸 안은 천사가 하늘로 올라가는 모습도 볼 수 있다. 이 그림을 감상하는 대부분의 사람들은 아마도 거룩한 성인의 죽음을 경건한 마음으로 추도하며, 선한 삶을 살아서 죽은 후에는 반드시 천국으로 가야겠다는 다짐들을 했을 것이다.

　어느 누가 보더라도 엘 그레코의 그림은 확실하고 분명한 종교적 메시지를 심어주고 있는데 이런 것이 바로 당시 유럽에서 가장 흔하게 볼 수 있는 종교성을 띤 그림이다. 특히 이 그림에는 재미있는 부분도 있는데 시신 아래쪽에 검은 상복을 입고 무릎을 꿇은 상태로 손가락으로 백작의 시신을 가리키고 있는 소년의 모습이 바로 그것이다. 백작을 가리키는 소년의 손가락은 살아서 행동으로 선한 일을 하고 구제에 앞장서는 삶을 실천했던 백작처럼 구원이라는 것은 성경책을 보는 것도, 믿음을 지키는 것도 아닌 행함이 중요하다는 것을 알려주고 있다. 이것이 당시 가톨릭의 신학 혹은 교리이기도 하다. 엘 그레코는 이러한 가톨릭 교리를 통해, 점점 위세를 넓혀가던 개신교에서 중시하던 '구원은 오직 믿음으로 가능하다'는 교리에 대한 비판의 메시지를 보여주었다는 해석이 있다. '행함'이 중요하냐 '믿음'이 중요하냐의 관점 중에서 화가는 행함이 더 중요하다는 가톨릭 교리 쪽의 손을 들어준 것이라는 해석이 바로 소년의 손가락에 있었다는 것이다.

엘 그레코의 〈오르가즈 백작의 매장〉에서 우리의 관심은 가톨릭 교리가 좋은지 혹은 개신교 교리가 좋은지가 아니다. 누구라도 그의 그림을 보면 즉각적으로 종교적인 경건함을 느끼고 사후 세계에 대한 확실한 메시지를 받는다는 것이 중요하다. 이것이 바로 당시 대부분의 사람들이 생각하던 종교적 의미를 함유한 그림의 전형이었던 것이다. 이런 관점에서 다시 한 번 쿠르베와 엘 그레코의 그림을 비교해보자.

쿠르베의 〈오르낭의 매장〉과 엘 그레코의 〈오르가즈 백작의 매장〉을 함께 감상하면 두 개의 그림이 주는 느낌이 확연히 다르다는 것을 느낄 수 있을 것이다. 그레코가 그린 그림에서 감상자의 시선을 단 번에 끄는 것은 검은 상복을 입고 서 있는 사람들이 아니고 화려한 복장을 한 성인들과 하늘의 모습이다. 반대로 쿠르베가 그린 그림에서는 아예 천상의 모습은 그리지도 않았고 시선을 끄는 주인공도 사제가 아닌 상복을 입은 평범한 사람들인 것이다. 게다가 성인들을 그림의 한가운데에 그린 그레코와 달리 쿠르베는 사제와 예수의 모습을 가운데가 아닌 좌측에 그려서 별로 중요하게 여기지도 않았다. 이것이 당시 기득권 사람들에게는 상당히 불쾌하게 여겨졌고, 쿠르베도 종교를 의도적으로 무시한 작가로 여겨지며 비난을 받았던 것이다.

4) 또 다른 유명 그림 : 〈화가의 작업실〉

"천사를 데려와서 내게 보여주면 천사를 그려주겠다."라고 말할 만큼 그림을 그리는 데 있어 최대한 실제 우리의 일상에 존재하는 것만을 충실하게 묘사했던 쿠르베는 당대 프랑스 미술계를 주도하던 낭만주의 회화에 반발해서 사실주의적인 그림을 그린 사람이다. 그런 그가 1855년 제1회 파리 만국박람회에 전시하기 위해 제출한 대표작이 바로 〈오르낭의 매장〉과 〈화가의 작업실〉이었다.

〈오르낭의 매장〉과 마찬가지로 〈화가의 작업실〉도 제출하자마자 당시 프랑스 미술계로부터 혹독한 비판을 받게 됐는데 그 주된 이유가 바로 너무도 사실적이고 평범하다는 것이었다. 당시 미술계 종사자들은 적어도 예술가라면, 그런 예술가가 심혈을 기울여서 그린 그림이라면 당연히 그것만의 특별한 아름다움을 가져야 한다고 믿었다. 그러니 어떠한 미적인 아름다움도 찾아볼 수 없는 〈오르낭의 매장〉이나 〈화가의 작업실〉은 제대로 된 예술품이 아니었던 것이다.

그의 또 다른 그림인 〈돌 깨는 사람들〉이나 〈오르낭의 매장〉도 그렇고 이 그림 〈화가의 작업실〉 또한 359cm×598cm에 이를 정도로 규모 면에서는 대작이다. 그럼에도 불구하고 대작에 어울릴 만한 그 흔한 영웅 한

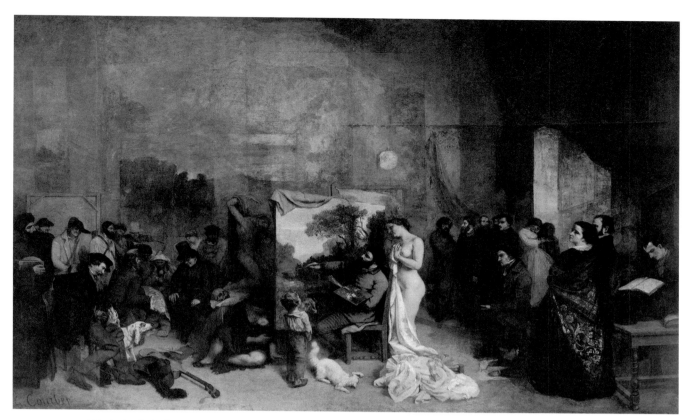

〈화가의 작업실〉

명 없는 그림에서 관객들이나 기성 미술계 사람들은 일종의 배신감을 느꼈을 것이다. 그런 사람들에게 쿠르베는 이렇게 말했다고 한다. "사실주의란 다른 그 무엇이 아니다. 오로지 사람들의 관념 속에 있는 이상을 거부하는 것일 뿐이다."

그림을 보면서 있는 그대로를 느끼기보다는 무언가 이상적인 것을 찾거나 도덕적인 교훈만 찾으려는 것은 현실을 올바르게 이해하는 데 방해가 된다는 것이 당시 쿠르베의 생각이었다. 이름 없는 촌부의 고된 노동이나 죽음이 영웅의 죽음보다 못하다고 볼 하등의 이유가 없다고 생각했기에 쿠르베는 그런 평범한 그림을 그렸던 것이다. 쿠르베에게 그림을 그린다는 것은 정직하게 자신이 경험하고 느낀 것을 최대한 사실에 입각해서 그리는 것이었다.

참고문헌

고종환, 『오페라, 역사를 노래하다』, 푸른사상사, 2016.

김광우, 『프랑스 미술 500년』, 미술문화, 2006.

김윤태, 『교양인을 위한 세계사』, 책과함께, 2010.

김정락 외, 『미술의 이해와 감상』, 한국방송통신대학교 출판부, 2009.

김종로 · 김익진, 『프랑스 뮤지컬의 이해』, 강원대학교 출판부, 2007.

박　제, 『그림에 나와 우리를 묻다』, 이숲, 2015.

──── , 『오후 네 시의 루브르』, 이숲, 2013.

송기형 외, 『프랑스 연극과 영화』, 한국방송통신대학교 출판부, 2003.

송재영 · 김미영, 『프랑스 문화와 예술』, 새길, 1996.

송정림, 『명작에게 길을 묻다』, 책읽는수요일, 2014.

오병욱, 『서양 미술의 이해』, 일지사, 1994.

이상각, 『인간관계를 열어주는 108가지 따듯한 이야기』, 들녘, 2015.

이은주, 『프랑스 문학과 미술』, 만남, 2008.

이영선, 『프랑스 미술관 산책』, 시공아트, 2016.

이주헌, 『프랑스 미술기행』, 중앙, 2001.

──── , 『프랑스 미술관 순례』, 랜덤하우스코리아, 2006.

──── , 『50일간의 유럽미술관 체험 1』, 학고재, 1996.

──── , 『50일간의 유럽미술관 체험 2』, 학고재, 1997.

윤선자, 『이야기 프랑스사』, 청아출판사, 2007.

정일영, 『프랑스 문화의 이해』, 신아사, 2014.

차기태, 『미술작품을 곁들인 에피소드 서양문화사』, 2014.

최경화, 『스페인 미술관 산책』, 시공아트, 2013.

최진기, 『인문의 바다에 빠져라 2』, 스마트북스, 2013.

한국사전연구사, 『미술대사전(인명편)』, 1998.

로버트 램,『그림과 함께 읽는 서양문화의 역사 I』, 이희재 역, 사군자, 2000.

—————,『그림과 함께 읽는 서양문화의 역사 II』, 이희재 역, 사군자, 2001.

—————,『그림과 함께 읽는 서양문화의 역사 III』, 이희재 역, 사군자, 2001.

마리 셀리에,『몽쁘띠 루브르미술관』, 최인경 역, 지엔씨미디어, 2004.

—————,『몽쁘띠 오르세미술관』, 최인경 역, 지엔씨미디어, 2004.

—————,『몽쁘띠 피카소미술관』, 최인경 역, 지엔씨미디어, 2005.

—————,『몽쁘띠 기메미술관』, 최인경 역, 지엔씨미디어, 2005.

미라 펠너,『공연예술산책』, 최재오 외 역, 시그마프레스, 2014.

밀리 S. 베린저,『서양연극사이야기』, 우수진 역, 평민사, 2001.

앙리 솔다니 외,『창해 ABC북 밀레』, 이정임 역, 창해, 2000.

에른스트 H 곰브리치,『곰브리치 세계사 1, 2』, 이내금 역, 자작나무, 1997.

장 프랑수아 세뇨,『명작스캔들 I』, 김희경 역, 이숲, 2011.

장 피에르 윈터,『명작스캔들 II』, 김희경 역, 이숲, 2013.

존 핀레이 작,『피카소 월드』, 정무정 역, 미술문화, 2013.

주자나 파르치,『현대미술에 관한 101가지 질문』, 홍은정 역, 경당, 2012.

짐 피터슨 외,『서양연극, 즐거운 예술』, 신일수 역, 시그마프레스, 2013.

표트르 바르소니,『피카소가 모나리자를 그린다면?』. 이수원 역, 내인생의책, 2013.

프랑스와즈 카생,『에두아르 마네』, 정진국 역, 열화당, 1990.

후쿠이 노리히코,『유럽은 어떻게 세계를 지배했는가』, 송태욱 역, 다른세상, 2008.

H.W. 잰슨,『서양미술사』, 이영 편역, 미진사, 1994.

Adrien Dansette, *Histoire de la libération de Paris*, Perrin, 1994.

Alain Descaux, *Histoire des françaises, la révolte*, Librairie Académique Perrin, 1982.

Charles De Monseignat, *Un Chapitre de La Révolution Française*, Notre siècle, 1995.

Guizot, François, *Cours D'Histoire Moderne, Vol.1: Histoire de La Civilisation en France*, Forgotten Books, 2010.

Martin, Henri, *Histoire de France, Vol.12: Depuis Les Temps Les Plus Recules Jusqu'en 1789*, Harchette, 1999.